Springer

Zahnarzthelferinnen-Lexikon

Zahnarzthelferinnen-Lexikon

Ute Springer
Oberstudienrätin

3., aktualisierte und erweiterte Auflage

Kiehl

Zur Herstellung dieses Buches wurde chlor- und säurefrei gefertigtes Recyclingpapier, zur Umschlagskaschierung eine Folie verwendet, die bei der Entsorgung keine Schadstoffe entstehen läßt. Mit diesem Weg wollen wir einen aktiven Beitrag zum Schutz unserer Umwelt leisten.

Die Deutsche Bibliothek – CIP-Einheitsaufnahme

Springer, Ute:
Zahnarzthelferinnen-Lexikon / Ute Springer. -3., aktualisierte und erw. Aufl. - Ludwigshafen/Rhein : Kiehl, 1998
ISBN 3-470-46573-8

ISBN 3 470 **46573** 8 · 3., überarbeitete und erweiterte Auflage 1998

Herstellung: Druckhaus BELTZ, Hemsbach

Vorwort zur 1. Auflage

In nur wenigen Berufen ist die Kenntnis einer derart großen Zahl von Fachbegriffen erforderlich wie in den Gesundheitsberufen. Die meisten Begriffe der Medizin und Zahnmedizin sind lateinischen oder griechischen Ursprungs. Immer häufiger werden aber auch Begriffe aus dem anglo-amerikanischen Sprachgebrauch angewendet. Hinzu kommen zahlreiche Abkürzungen, deren Kenntnis unerläßlich ist.

Die einwandfreie sprachliche Verständigung zwischen Zahnarzt und Helferin muß jederzeit gesichert sein. Das gilt in gleichem Maße für die Assistenz wie für die anfallende Verwaltungsarbeit. Jede Helferin muß sich daher die Fachbegriffe rasch aneignen und zweifelsfrei anwenden können.

Das Buch richtet sich in erster Linie an Auszubildende des Berufs Zahnarzthelfer/in. Es wird wegen seiner inhaltlichen Breite aber auch den Helferinnen mit bereits abgeschlossenem Examen, ebenso den Zahnmedizinischen Fachhelferinnen (ZMF), den Zahnmedizinischen Verwaltungshelferinnen (ZMV), den Stomatologischen Schwestern, sowie interessierten Laien eine verläßliche Hilfe sein.

Verfasserin und Verlag haben sich bemüht, eine Konzeption zu finden, die die Forderung nach lexikalischer Kürze und Prägnanz mit anschaulicher sprachlicher Darstellung verbindet. Besonderer Wert wurde daher neben einer verständlichen Sprache auf treffende Beispiele gelegt. Das Buch folgt der modernen didaktischen Intention ***"Fachlexikon zum Fachbuch"***. *Danach ist gezielter **rationeller Wissenserwerb*** und ***fächerübergreifendes Lernen*** nur möglich unter Einbeziehung eines, die Fachkraft während ihres gesamten Berufslebens begleitenden Fachlexikons.

Vorwort zur 3. Auflage

Das 1993 erstmals erschienene "Zahnarzthelferinnen-Lexikon" wurde von der Fachwelt erfreulich gut aufgenommen, so dass nun bereits nach 5 Jahren diese 3. Auflage vorgelegt werden kann. Das Buch gehört mittlerweile zur Standardausrüstung der Zahnarzthelferinnen in Schule und Praxis.

Für die 3. Auflage wurden nicht nur Fehler berichtigt, sondern etwa 300 weitere Begriffe aufgenommen, die meisten auf Wunsch von Benutzerinnen des Buches, sowie 23 Abbildungen. Ferner wurde die ab 1. August 1998 gültige Neuregelung der deutschen Rechtschreibung berücksichtigt.

Das Buch enthält nun mehr als ***4.000 Fachbegriffe***. Damit ist der fachliche Sprachschatz in einer Zahnarztpraxis weitgehend abgedeckt.

Für Hinweise und Verbesserungen sind Verfasserin und Verlag dankbar.

Stuttgart, im April 1998 *Ute Springer*

Zum Arbeiten mit diesem Buch

Die Begriffe sind nach folgendem Muster aufgebaut:

- In **Fettdruck** steht der Fachbegriff (Hauptbegriff). Wo fachsprachliche Fügungen das erlauben, handelt es sich um Substantive. Als Hauptbegriffe sind neben den Abkürzungen auch die in der Zahnmedizin üblichen Vor- und Endsilben, mit passenden Beispielen versehen, eingearbeitet.
- Die Fachbegriffe sind dort und in der Art eingedeutscht, wie es in der zahnmedizinischen Fachsprache heute üblich ist. In Zweifelsfällen sind mehrere Versionen angegeben.
- Hat ein Begriff eine weitere Bezeichnung, so folgt diese nach dem Hauptbegriff. Dazu zählen auch die fremdsprachlichen, insbesondere die lateinischen Begriffe. Diese sind *kursiv*, d.h. in schräger Schrift, dargestellt. Bei fremdsprachlichen Begriffen wird – mit Ausnahme solcher lateinischen Ursprungs – auf die Herkunftssprache verwiesen.
- Auf den Hauptbegriff folgt die Erklärung, möglichst mit einer Definition beginnend und gefolgt von Beispielen.
- Unterbegriffe sind durch Spiegelstriche gekennzeichnet.
- Kleinschreibung steht vor Großschreibung.
- Umlaute sind nach den Regeln des DUDEN jeweils nach den entsprechenden Buchstaben eingeordnet; Beispiel: Ät (Ätiologie) folgt auf At (Atherom).
- Wo Mißverständnisse möglich sind, wird eine Hilfe zur Aussprache gegeben (sprich: ...).
- Verweispfeile (→) weisen darauf hin, daß der betreffende Begriff im Buch aufgeführt ist und daß dort ggf. Ergänzungen geboten werden.

A.

Abk. für: → *Arteria;* (→ *Arterie),* z.B. bei *A. maxillaris.*

a..., A...

(auch: *an...),* verneinende Vorsilbe; Beispiel: → *atypisch.*

Aa.

Abk. für: Arteriae (Arterien; Mehrzahl von → *Arteria*); Beispiel: *Aa. cerebri* (Hirnschlagadern).

AAK

Abk. für: → *Antigen-Antikörper-Komplex.*

AAR

Abk. für: → *Antigen-Antikörper-Reaktion.*

ab..., Ab...

Vorsilbe mit der Bedeutung: ab-, ent-, miss-, vor-, weg-; Beispiele: → *abnorm;* → *Abusus;* → *Abrasion.*

ABC-Regel

Reihenfolge der Wiederbelebungsmaßnahmen bei Atemstillstand eines Patienten (Notfallregel):

A = Atemwege freimachen; Beispiel: Fremdkörper oder Erbrochenes entfernen;
B = Beatmen; Beispiel: Mund-zu-Mund-Beatmung (→ *Beatmung*);
C = Cirkulation (= Blutzirkulation), d.h. den Blutkreislauf überwachen und unterstützen; Beispiel: Blutdruck- und Pulskontrolle; → *Infusion anlegen!*

Abdruck

→ *Abformung.*

Abfallgesetz

(Abk.: AbfG), Gesetz über die Beseitigung von Abfällen; Gesetz, das die Grundsätze über die Vermeidung von Abfällen, die Zuordnung von Abfällen zu geeigneten Entsorgungswegen sowie die Entsorgung von besonders überwachungsbedürftigen Abfällen und Reststoffen und den Entsorgungsnachweis regelt.
Darüber hinaus gelten auch die Abfallgesetze der Länder und die Bestimmungen der Kommunen. Das AbfG regelt u.a. auch die Entsorgung von → *Sondermüll.*

AbfG

Abk.: für: → *Abfallgesetz* (Gesetz über die Beseitigung von Abfällen).

Abformmaterialien

Materialien für die → *Abformung.* Nach dem physikalisch-chemischen Verhalten des Abformmaterials *(→ irreversibel, → reversibel, → starr, → plastisch, → elastisch und → thermoplastisch)* unterscheidet man folgende Gruppen:

1. irreversibel-plastisch-elastische A.; Beispiele: → *Alginate, Polyäther (Polyether), Polysulfide, Silikone;*
2. irreversibel-starre A.: Beispiele: → *Gips,* → *Zinkoxid-Eugenol-(Paste), Kunststoffe;*
3. reversibel-thermoplastisch-elastische M.: Beispiel: → *Hydrokolloide;*
4. reversibel-thermoplastisch-starre M.: Beispiele: *Abform-Guttapercha, Stents,* → *Kerr.*

Abformung

(auch: Abdruck); durch die Abformung erhält man die Hohlform eines Kiefers, eines Kieferteils oder einzelner Zähne. Diese Hohlform wird mit → *Gips* ausgegossen. Dadurch entsteht ein der Wirklichkeit entsprechendes Modell. Man unterscheidet: → *Situationsabformung,* → *Funktionsabformung* und → *Doppelabformung.*

Abnahmeprüfung

ein Begriff aus der → *Röntgenverordnung* (RöV): Prüfung durch den Hersteller oder Lieferanten eines Röntgengerätes. Eine Abnahmeprüfung ist erforderlich vor Inbetriebnahme des Gerätes und bei jeder Änderung der Anlage, die auf die Bildqualität Einfluss hat.

Bei jeder Abnahmeprüfung werden u.a. Aufnahmen von dem → *Prüfkörper* gefertigt. Aufzeichnungen über die Abnahmeprüfung müssen mindestens 10 Jahre aufbewahrt werden.

abnorm

von der Norm abweichend (im Sinne von krankhaft); Beispiele: abnorm großer Kiefer; abnormer Gewichtsverlust.

AB-Null-System

(sprich: *a-be-null-system),* System zur Einteilung der klassischen → *Blutgruppen.*

Abrasion

Abtragung, Abrieb; in der Zhk.: Abrieb von Zahnflächen gegeneinander.

absolut

vollkommen; uneingeschränkt; Beispiel: absolute Trockenheit, d.h. Ausschluss von jeglicher Feuchtigkeit wie Speichel oder Atemluft aus einer → *Kavität.*

absorbieren

aufsaugen; "verschlucken"; Gegensatz: *reflektieren;* → *Absorption;* nicht zu verwechseln mit → *adsorbieren.*

Absorption

1. das Aufsaugen von Gasen oder Dämpfen durch Flüssigkeiten oder feste Stoffe; Beispiel: Atemkalk $Ca(OH)_2$ im Narkoseapparat bindet Kohlendioxid (CO_2), das der Patient ausgeatmet hat;

2. die Aufnahme von Flüssigkeiten oder Gasen durch Schleimhäute oder andere Körperzellen; Beispiel: Absorption von Flüssigkeiten und Nährstoffen im Darm; → *Resorption;*

3. das "Verschlucken" von Strahlungsenergie beim Auftreffen auf Stoffe; Beispiel: Absorption von Röntgenstrahlen durch Blei (Bleischutz).

Abszess

abgeschlossene Eiteransammlung in einem durch krankhafte Vorgänge entstandenen Gewebshohlraum; Gegensatz: → *Empyem.*

Abusus

Missbrauch, z.B. von Medikamenten (Medikamentenabusus) oder Alkohol (Alkoholabusus); nach → *WHO*: Anwendung von Arzneimitteln ohne medizinische → *Indikation.*

Abwehr

→ *Immunabwehr (Infektionsabwehr).*

Abwehrsystem, körpereigenes

→ *Immunsystem.*

Achterligatur

Drahtumschlingung in Form einer 8 zur Fixierung (→ *Fixation) eines Zahnes an den Nachbarzähnen, z.B. nach einer* → *Luxation.*

Acrylat

ein Kunststoff; Acrylat besteht aus Acrylsäure-Molekülen, die durch → *Polymerisation* miteinander verkettet werden; Verwendung: Acrylat ist Basismaterial für Prothesen (Farbe: rosa) und dient ferner als Füllungswerkstoff.

ACTH

Abk. für: Adrenocorticotropes Hormon; in der → *Hirnanhangsdrüse (Hypophyse)* gebildetes Hormon. Das ACTH steuert die Funktion der → *Nebennierenrinde.*

ad...

Vorsilbe mit der Bedeutung von: an, zu, hinzu; Beispiele: → *Adhäsion;* → *adsorbieren.*

Adamantoblasten

(auch: *Ameloblasten),* Schmelzbildner; Zellen des inneren Schmelzepithels der Zahnanlage. Die Adamantoblasten bilden den Zahnschmelz und das → *Schmelzoberhäutchen.* Sie gehen beim Zahndurchbruch zu Grunde.

Adaptation

(auch: *Adaption),* Anpassung von Sinnesorganen an äußere Reize; Beispiel: Adaptation des Auges an die Lichthelligkeit.

Adapter

in der Zhk.: Instrument zum Anpassen von Bändern (in der KfO.) bzw. Kronenbändern (in der Prothetik).

adaptieren

anpassen; → *Adaptation.*

Adaption

andere Bezeichnung für → *Adaptation.*

adenoid

(auch: *lymphoid),* drüsenähnlich; → *Adenom.*

Adenom

gutartige, von einer Drüse ausgehende Geschwulst (→ *benigner Tumor);* Beispiel: Adenom der Speicheldrüse.

Ader

→ *Blutgefäße.*

Adhäsion

"Anhangskraft" der Moleküle von Stoffen; führt zu einer Flächenhaftung; Beispiele:

1. Adhäsion von zwei feuchten Glasplatten;

2. Adhäsion zwischen der Basisplatte einer Prothese und der Gaumenfläche.

Visköser (zähflüssiger) Speichel erhöht die Haftung;

3. Adhäsion zwischen dem Rippenfell und dem Brustfell.

adhäsiv

haftend; anklebend; auf → *Adhäsion* beruhend; Beispiel: adhäsive → *Restauration*.

Adhäsiv

Haftmittel; das Adhäsiv wird zwischen Abformlöffel und Abformmaterial aufgetragen, damit das Abformmaterial sich nicht vom Löffel löst; → *Adhäsion*.

Adhäsiv-Technik

klebende Befestigung von Füllungen, → *Brackets* und Klebebrücken *(→ Maryland-Brücke)* am Zahnschmelz. Bei der Adhäsiv-Technik wird der Zahnschmelz durch Anwendung der → *Säure-Ätztechnik* angeraut und das Material angeklebt.

Adhäsiv-Verband

ein häufig verwendeter, modellierbarer *intraoraler* → *Zahnfleischverband* zum Schutz des *Parodontiums* nach chirurgischen Eingriffen; er besteht aus Pektin-Gelee (*Pektin* = Eiweißstoff) und haftet auch auf feuchter Schleimhaut.

Adrenalin

Hormon des → *Nebennierenmarks;* Wirkung (Beispiele): Adrenalin steigert die Pulsfrequenz, erhöht den systolischen Blutdruck (→ *Systole*) und den Blutzuckerspiegel (Gegenspieler des → *Insulins*). Adrenalin wird aus seinem Depot im Nebennierenmark ausgeschüttet, z.B. bei emotionaler Erregung wie Stress. Symptome eines erhöhten Adrenalinspiegels sind: Zittern, kalter Schweiß, Schwäche, Angst, Herzjagen (Tachykardie).

adsorbieren

anlagern von gelösten Stoffen auf der Oberfläche von festen Stoffen, bzw. verdichten von Gasen; Beispiel: medizinische Aktivkohle, z.B. in Form von Kohletabletten, absorbiert Gifte und Darmgase bei Vergiftungen bzw. Magen-Darm-Erkrankungen.

Adstringenzien

(auch: *Adstringentien;* Einzahl: das *Adstringens),* auf Schleimhäute und Wunden zusammenziehend wirkendes Mittel. Adstringenzien wirken ferner leicht blutstillend, antibakteriell und anästhesierend; Beispiele: Gerbsäure *(Tannin)*, ein Oxidationsmittel wie H_2O_2.

aerob

(sprich: *a-erob):* Sauerstoff benötigend; in Gegenwart von Sauerstoff lebend; Gegensatz: → *anaerob;* → *Aerobier*.

Aerobier

(sprich: *A-erobier*) Bakterienart, die nur in Gegenwart von Sauerstoff leben (wachsen) kann; Beispiele: → *Kolibakterien;* → *Staphylokokken;* Gegensatz: → *Anaerobier*.

Aerosol

in Luft oder Gasen schwebende, feinst verteilte Stoffe, z.B. zur Verteilung von Desinfektionsmitteln auf Flächen in Form eines Sprühnebels oder zur → *Inhalation.*

AEV

Abk. für: Arbeiter-Ersatzkassen-Verband; eine (der zwei Gruppen) der → *Ersatzkassen*; → *Krankenkassen.*

afferent

zuführend, hinführend (z.B. zu einem Organ); Beispiel: afferente Nervenbahnen (sensible → *Nerven)* führen zum Gehirn; Gegensatz: → *efferent.*

Agglutination

Zusammenballung, "Verklumpung" von Zellen, z.B. von Bakterien oder Blutkörperchen, durch Antikörper bzw. → *Blutgruppen-Antikörper.* Agglutination von → *Erythrozyten* führt zu deren Zerstörung *(→ Hämolyse).*

agglutinieren

zusammenballen; verklumpen; verkleben; → *Agglutination.*

Agglutinin

im Blutserum gebildeter Stoff (Antikörper), der die → *Agglutination* von Blutkörperchen und Bakterien bewirkt.

aggressiv

angreifend; streitsüchtig; Beispiel: Phosphorsäure ist aggressiv, greift organische Stoffe an und zerstört z.B. Hautgewebe.

Agonist

der "bewirkende" Teil eines gegeneinander wirkenden Paares; Gegensatz: → *Antagonist.* Agonist ist der Zahn, der bei der → *Okklusion* auf seinen "Gegenspieler", den → *Antagonisten,* trifft. Agonist ist auch der Muskel, der die entgegengesetzte Wirkung hat wie der zugehörige Antagonist. Beispiel: Der Armstreckmuskel (*Trizeps*) ist Agonist, der Armbeugemuskel (*Bizeps*) ist sein Antagonist (und umgekehrt).

Agranulozytose

allergisch bedingte, innerhalb weniger Stunden einsetzende Verminderung der → *Granulozyten*; Verlauf: Beginn mit Schüttelfrost und *Tachykardie* ("Herzrasen"), weitere Symptome: charakteristische Schleimhautnekrosen, vor allem im Rachen, an den Tonsillen sowie im Genital- und Analbereich.

AIDS

Abk. für: *Acquired Immune Deficiency Syndrome* (erworbene Immunschwächekrankheit).

Das Krankheitsbild ist gekennzeichnet durch häufige Infektionen und spezielle → *Malignome*, z.B. *Kaposi-Sarkom).*

Erreger: Humanes Immunschwäche-Virus; → *HIV.*

Die Ansteckung erfolgt meist über sexuelle Kontakte (Samenflüssigkeit, Schleim der Scheide) und über Blutkontakte (Beispiel: "Austausch" von Blut beim "Fixen"). Erst 4 bis 6 Wochen nach der Ansteckung ist durch den Antikörpertest eine Diagnose möglich. Der Patient gilt dann als HIV-positiv.

Nach einer Inkubationszeit von einem halben Jahr bis 3 Jahren (und darüber) bricht die Erkrankung aus und führt zum Tod durch Unfähigkeit des Körpers zur → *Immunabwehr.*

Akkommodation

Anpassung eines Organs an die Veränderung eines Reizes; Beispiel: Akkommodation des Auges an Nah- bzw. Ferneinstellung durch Veränderung der Linsenkrümmung.

Akne

(auch: *Akne vulgaris*), von den Talgdrüsen ausgehende Hauterkrankung, insbesondere in der Pubertät auftretend.

Akromegalie

entstellende Vergrößerung der Gesichtsschädelstrukturen, u.a. des Kinns sowie der Hände und Füße, nach Abschluss der Wachstumsperiode; Ursache: Ausschüttung eines Wachstumshormons durch Hypophysen-Tumor.

Aktin

körpereigenes Muskeleiweiß; Bestandteil der → *Myofibrillen.*

Aktinomykose

Strahlenpilzkrankheit, hervorgerufen durch → *Aktinomyzeten.*

Aktinomyzet

(auch: *Aktinomycet*), Strahlenpilz (zu den Fadenbakterien gehörend); in der Mundflora lebende, stäbchenförmige Erreger, die unter pathogenen Voraussetzungen, z.B. bei Bestehen eines chronischen Entzündungsherdes an einem Zahn oder den Tonsillen, zur → *Aktinomykose* führen. Aktinomyzeten dringen meist von der Mundhöhle aus in die Haut der Wangen und des Halses ein. Dabei entstehen brettharte, bläuliche Stellen und Abszesse.

aktiv

tätig; wirksam; chemisch besonders reaktionsfähig; Beispiel: aktive Platte (→ *Schwarz-Platte);* → *Aktivator;* Gegensatz: → *inaktiv;* → *passiv.*

Aktivator

1. Behandlungsgerät der KfO zur → *Kieferregulierung;*
2. Substanz, um chemische (enzymatische) Prozesse zu beschleunigen (z.B. als Härter von Abformmaterialien oder als → *Enzym* bei der → *Verdauung);* Gegensatz zu 2: → *Inhibitor.*

aktive Platte

→ *Schwarz-Platte.*

Aktivierung

(in der KfO. und Proth.): in Spannung setzen, z.B. Klammern, Schrauben oder Federn; → *Schwarz-Platte.*

Aktivität

(einer radioaktiven Substanz), Anzahl der radioaktiven Umwandlungen; Einheit: → *Becquerel (Bq).*

1 Becquerel ist 1 radioaktiver Zerfall je Sekunde; frühere Einheit: → *Curie.*

Akupressur

ein mit der → *Akupunktur* verwandtes Verfahren, bei dem durch kreisende Bewegungen der Fingerkuppen unter leichtem Druck über bestimmte Körperpunkte sich z.B. Schmerzen beseitigen lassen.

Akupunktur

altchinesische Methode, durch Stiche (Nadeln) an besonderen Punkten des Körpers Schmerzen zu lindern bzw. Krankheiten zu heilen, z.B. bei *Trigeminus-Neuralgie.*

akustisch

das Gehör betreffend; den Schall betreffend; hörbar.

akut

plötzlich auftretend; heftig; rasch; von heftigem und kurzdauerndem Verlauf; Beispiel: akute Blinddarmentzündung mit plötzlich einsetzenden Schmerzen, rascher Verschlechterung des Allgemeinbefindens und stark erhöhter Anzahl an → *Leukozyten;* Gegensatz: → *chronisch.*

Akzessoriusnerv

→ *Nervus accessorius.*

Albumin

Eiweißstoff, der in Körperzellen, vor allem in Körperflüssigkeiten, z.B. im → *Blutplasma*, reichliche vorkommt. Albumine stabilisieren das Plasmavolumen und transportieren z.B. Stoffwechselprodukte, *Enzyme* und *Hormone* an den Ort des Bedarfs.

-algesie

Endsilbe mit der Bedeutung von Schmerz: Schmerzempfindlichkeit; Beispiel: → *Analgesie.*

-algie

Endsilbe mit der Bedeutung von: Schmerz; Schmerzzustand; Beispiel: → *Neuralgie.*

Alginat

irreversibel-plastisch-elastisches Abformmaterial, (Mischung) aus dem Salz der Alginsäure (aus Meeresalgen gewonnen). Alginat besteht zu 20 % aus Alginsäure und zu 80 % aus Füllstoffen; Verwendung: → *Situationsabformung*, z.B. für Planungsmodelle sowie für Modelle zur Herstellung des individuellen Löffels.

A-Linie

Grenzlinie zwischen hartem und weichem Gaumen. Die Bezeichnung “A” (auch: Ah) stammt vom gesprochenen, gedehnten Laut “A”. Wenn man diesen Laut ausspricht, wölbt sich der weiche Gaumen nach oben und gibt den Blick auf die hintere Rachenwand frei.

alkalische Reaktion

(auch: *basische* Reaktion), wird durch Überschuss an OH^--Ionen in wässriger Lösung hervorgerufen; färbt Lackmuspapier *blau*; Beispiel: Laugen; → *pH-Wert*; Gegensatz: → *saure Reaktion.*

Allergen

→ *Antigen*, das die Überempfindlichkeitsreaktion → *Allergie* auslöst. Zu den Allergenen gehören Hausstaub, Pflanzenpollen, Tierhaare, bestimmte Nahrungsmittelbestandteile wie Hühnereiweiß und Arzneimittelbestandteile wie Penizillin, bestimmte Metalle (Prothesenwerkstoffe und Schmuck) sowie Chemikalien (z.B. in Kosmetika).

Allergene können
1. eingeatmet werden, z.B. über aufgewirbelten Hausstaub,
2. über den Verdauungskanal in den Körper gelangen, z.B. als Allergene in Nahrungs- und Arzneimitteln,
3. mit der Haut oder Schleimhaut in Kontakt kommen, z.B. als Kosmetika oder über Prothesen und Schmuck.

Allergie

durch Kontakt mit körperfremden Stoffen (Antigenen) - hier → *Allergene* genannt - erworbene oder vererbte abnorme Bereitschaft des Körpers, nach erneutem Kontakt mit dem entsprechenden Allergen zu reagieren; Beispiele: krankhafte Erscheinungen wie Schnupfen, Entzündung der Bindehäute, Entzündung der gesamten Haut; → *anaphylaktischer Schock.*

allergisch

überempfindlich gegen bestimmte Stoffe, z.B. Tierhaare oder Pollen; → *Allergene.*

allergisierend

eine → *Allergie* auslösend; Beispiel: durch erneuten Kontakt mit Blütenpollen (→ *Allergene)* kommt es zu Pollenallergie ("Heuschnupfen").

Allgemeinanästhesie

→ *Anästhesie;* → *Narkose.*

Allopathie

Heilmethode der sog. Schulmedizin, ein von *Samuel Hahnemann* (1755 bis 1843) geprägter Begriff (Gegensatz zur → *Homöopathie*).

Alloy

quecksilberhaltige (voramalgamierte) → *Feilung* des Silber-Amalgams; → *Amalgam.*

Alpha-Amylase

(*α-Amylase;* früher: *Ptyalin*), im Speichel enthaltenes Verdauungsenzym. *α*-Amylase baut Vielfachzucker (Stärke) zu Doppelzucker ab.

Aluminium-Silico-Poly-Acrylzement

→ *Glasionomer-Zement.*

Alv

Abk. nach BEMA: → *Alveolotomie.*

Alveolarfortsatz

(Processus alveolaris), der Teil des Kiefers, in dem sich die → *Alveolen* befinden (der zahntragende Teil des Ober- und Unterkiefers). Beim zahnlosen Kiefer schwindet der Alveolarfortsatz bis auf einen knöchernen Wulst, den man → *Alveolarkamm* nennt.

Alveolarkamm

Bezeichnung für den Oberrand des → *Alveolarfortsatzes.*

Alveole

1. knöchernes Zahnfach im → *Alveolarfortsatz.* Die Alveole ist Teil des → *Zahnhalteapparates;*

2. → *Lungenbläschen.*

Alveolotomie

teilweise Abtragung des → *Alveolarfortsatzes.*

Alzheimer-Krankheit

nach dem deutschen Neurologen *Alois Alzheimer* (1864 bis 1915) benannte → *progressive* → *Demenz* mit zunehmendem Schwachsinn; Ursache: Schwund der Gehirnzellen.

Amalgam

Legierung des Quecksilbers mit einem oder mehreren anderen Metallen (z.B. Silber, Zinn, Kupfer oder Zink). Der Quecksilberanteil beträgt etwa 50%. Verwendet wird hauptsächlich → *Non-Gamma-2-Amalgam (Non-γ-2-Amalgam).*

Zubereitung von Amalgam:
1. Im Dosier- und Mischgerät; Gerätebezeichnungen: Dentomat, Duomat;
2. Im Rüttler werden Kapseln mit vordosiertem Amalgam zubereitet.

Amalgame können allergische Reaktionen auslösen und dürfen daher nicht mit bloßen Fingern berührt werden!

ambulante Behandlung

Behandlung des Patienten ohne Aufnahme in die Bettenstation eines Krankenhauses; Gegensatz: → *stationäre* Behandlung.

Ameloblasten

→ *Adamantoblasten.*

Amelogenesis

Bildung (Entstehung) des Zahnschmelzes.

Amelogenesis imperfecta

angeborene Fehlbildung des Zahnschmelzes; → *Hypoplasie* des Zahnschmelzes.

Aminfluorid

→ *Fluoride.*

Aminosäuren

kleinste Eiweißbausteine; sie enthalten Kohlenstoff (C), Wasserstoff (H_2), Sauerstoff (O_2) und Stickstoff (N). Bei allen natürlich vorkommenden Aminosäuren (im Gegensatz zu den chemisch synthetisierten) befindet sich die NH_2-Gruppe an den der Carboxylgruppe (–COOH) benachbarten C-Atomen. Man nennt sie daher auch α-Amino-Carbon-Säuren.

Essentielle Aminosäuren sind Aminosäuren, die der menschliche Organismus nicht selbst bilden kann. Der Mensch ist auf Zufuhr essentieller Aminosäuren mit der Nahrung angewiesen; Beispiele: Leucin; → *Phenylalanin.*

Amitose

direkte Zellteilung (ohne Längsteilung der → *Chromosomen); Gegensatz:* → *Mitose.*

Amnesie

Gedächtnisverlust, Gedächtnislücke; Beispiel: Amnesie nach einer Schädelverletzung.

amöboid

amöbenartig, d.h. nach dem Aussehen und der Bewegung der Amöben (tierische Einzeller); der Begriff *amöboid* hat hier die Bedeutung von "eigenbeweglich".

Ampulle

bauchiges Gefäß, bauchige Flasche; zugeschmolzenes Glasröhrchen (für Injektionslösungen).

Amputation

operative Abtrennung eines Körperteils; in der Zhk.: Abtrennen der Kronenpulpa eines Zahnes (wobei die Wurzelpulpa zurückbleibt); → *amputieren;* → *Mortalamputation;* → *Vitalamputation.*

amputieren

durch eine → *Amputation* abtrennen.

Amylase

→ *Alpha-Amylase.*

An

Abk. nach BEMA: → *Analgesie* durch → *Inhalation.*

Anabolikum

(Mehrzahl: *Anabolika), ein den* → *Stoffwechsel* beeinflussendes Hormon; "Doping-Mittel".

Anabolismus

(auch: Aufbaustoffwechsel); → *Assimilation.*

anaerob

(sprich: *an-a-erob),* ohne Sauerstoff lebend; → *Anaerobier;* Gegensatz: → *aerob.*

Anaerobier

(sprich: *An-a-erobi-er),* Kleinstlebewesen, das ohne Sauerstoff leben kann; Gegensatz: → *Aerobier.*

Beispiel 1: *Botulinum-Bakterien* vermehren sich auch in luftdicht verschlossenen Konservendosen. Sie bilden Gase, die eine Wölbung des Dekkels der Konservendose nach außen verursachen. Würde der Inhalt einer derartigen "aufgetriebenen" Dose verzehrt, käme es zu einer akuten, oft tödlich verlaufenden Lebensmittelvergiftung (Botulismus).

Beispiel 2: Fäulniserreger in der Pulpa führen zu einer → *Gangrän* der Pulpa. Durch Gasbildung in der Pulpa entstehen heftige Schmerzen.

anal

(auch: *rektal),* den After *(→ Anus)* betreffend.

Analeptikum

(Mehrzahl: *Analeptika),* belebendes Mittel; Beispiel: Koffein.

Analgesie

Aufhebung der Schmerzempfindung durch ein → *Analgetikum.*

Analgetikum

schmerzstillendes Mittel; Beispiele: Opiate (z.B. *Morphium),* Schmerztabletten oder Lachgas *(→ Narkose).*

analog

1. entsprechend, ähnlich, gleichartig;
2. stufenlos (bei der Anzeige von Messwerten); Messinstrumente mit einem Zeiger sind Analog-Instrumente; Gegensatz zu 2: → *digital.*

Analyse

1. Systematische Untersuchung eines Gegenstandes oder Sachverhaltes; Beispiel: Analyse einer Röntgenaufnahme (Befundanalyse); Gegensatz: → *Synthese*;

2. Ermittlung der Einzelbestandteile von zusammengesetzten Stoffen; Beispiel: Blutanalyse.

Anämie

umgangssprachlich: Blutarmut; Verminderung der → *Erythrozyten* und/ oder des → *Hämoglobins.*

Anamnese

Vorgeschichte einer Krankheit nach den Angaben des Patienten.

anaphylaktischer Schock

heftiger, oft tödlich verlaufender → *Schock* infolge Überempfindlichkeit gegenüber körperfremden, →*Allergie* erregenden Stoffen *(→ Allergenen).*

Alarmsymptome des anaphylaktischen Schockes sind:
Großflächige Hautrötung, heftiger Juckreiz an Kopfhaut und Zunge, Atemnot, Erbrechen, Schweißausbruch. Es besteht *akute Lebensgefahr,* wenn der Blutdruck zu stark absinkt und die Pulsfrequenz dabei ansteigt.
Sofortmaßnahmen:

1. Patienten flach lagern;
2. → *Infusion* anlegen;
3. Sauerstoff-Beatmung (→ *Beatmung);*
4. Notfallkoffer bereit legen;
5. Medikamente: u. a. → *Antihistaminikum*, → *Calcium* 10 %ig.

Anästhesie

Unempfindlichkeit gegen Schmerzreize, Berührungsreize und Temperaturreize, z.B. als Folge einer Störung des Nervensystems; Beispiel: Verletzung eines sensiblen Nervs oder als Ergebnis der → *Lokalanästhesie* und der → *Narkose.*

1. lokale (örtliche) A. (Lokalanästhesie, auch: Regionalanästhesie):

- *Oberflächen-A.*: Hautoberfläche (meist Schleimhaut) wird durch ein Oberflächen-Anästhetikum oder früher durch → *Vereisung* mit → *Chloräthyl* unempfindlich gemacht;
- *Infiltrations-A.(auch: → terminale → Infiltrationsanästhesie):* Blockierung der Schmerznerven durch Injektion eines Lokalanästhetikums;
- *Leitungs-A.:* die Leitfähigkeit eines Nervenastes wird an geeigneter Stelle unterbrochen durch *Injektion* eines Lokalanästhetikums am Nerv selbst;

2. allgemeine (zentrale) A. (Allgemeinanästhesie): → *Narkose* (Betäubung des → *zentralen Nervensystems).*

anästhesieren

betäuben; die Schmerzempfindlichkeit ausschalten.

Anästhetika

Mittel, um den Schmerz auszuschalten: *1. lokal* (örtlich): z.B. die Präparate *Novocain, Ultracain, Xylestesin;* → *Lokalanästhetika;*
2. allgemein (zentral), d.h. auf das → zentrale Nervensystem wirkend: → *Narkotika.*

Anastomose

1. netzartige natürliche Verbindung zwischen Blutgefäßen, Lymphgefäßen und Nerven untereinander; Beispiel: Anastomose der Alveolar-Nerven, die die Unterkieferzähne sensibel versorgen;
2. operativ hergestellte Verbindung zwischen zwei Hohlorganen, z.B. zwischen Magen und Dünndarm nach teilweiser Magenentfernung.

Anatomie

Lehre vom Bau des (menschlichen) Körpers und seiner Organe.

anatomisch

die → *Anatomie*, d.h. den Bau des menschlichen Körpers betreffend.

Androgene

männliche Sexualhormone. Das wichtigste Androgen ist das *Testosteron.* Es wird in den männlichen → *Keimdrüsen* gebildet.

Angina

wörtlich: Enge;
1. Infektion der Gaumenmandeln *(Tonsillitis);*
2. *Angina pectoris*: Durchblutungsstörung der Herzkranzgefäße mit schmerzhaftem Beengungsgefühl im Brustbereich.

Angle, E.H.

amerikanischer Kieferorthopäde (1855 bis 1930); → *Angle-Klassifikation.*

Angle-Klassifikation

Einteilung der Gebissanomalien (→ *Anomalie)* in drei Klassen entsprechend der Verzahnung der ersten → *Molaren.*

Klasse I: *Neutralbiss* (= Regelbiss);
Klasse II: → *Distalbiss (= Rückbiss);*
Klasse II Abt.1: mit → *Protrusion* der oberen Schneidezähne (= obere Spitzfront);
Klasse II Abt.2: mit → *Retrusion* der oberen Schneidezähne (= obere Flachfront);
Klasse III: → *Mesialbiss* (= Vorbiss).

Angulus

Winkel; Beispiele: *Angulus oris* (Mundwinkel); *Angulus mandibulae* (Unterkiefer-Winkel).

Angulus infectiosus oris

schlecht heilende Einrisse in den Mundwinkeln (entzündeter Mundwinkel; → *Perléche);* mögliche Ursachen: → *Diabetes mellitus,* Eisenmangel (→ *Anämie*), Allergie gegen ein bestimmtes Prothesenmaterial.

Angulus mandibulae

Unterkieferwinkel; Winkel, der zwischen dem Unterkieferkörper und den Unterkieferästen gebildet wird.

Angulus oris

der Mundwinkel.

Anheizzeit

→ *Sterilisation.*

animales Nervensystem

→ *Nervensystem.*

Anker

Befestigungselement, das nach der Art eines Druckknopfs funktioniert; Beispiele: Bona-Kugelanker und *CEKA*-Anker.

Ankylose

Gelenksteifigkeit infolge von Knochen-, Knorpel- oder Bindegewebsverwachsungen.

Anode

positive (+) Elektrode (positiver Pol) einer Stromquelle, z.B. einer Batterie; Gegensatz: → *Katode* (Kathode).

Anodontie

(sprich: *An-odontie)*, angeborenes Fehlen aller Zahnanlagen (meist zusammen mit anderen Fehlbildungen), wie zum Beispiel: Fehlbildungen des Nasenskeletts, Wulstlippen, Pigmentstörungen, fehlende Schweißdrüsen.

anomal

nicht der Regel entsprechend; regelwidrig; nicht normal; → *Anomalie;* Gegensatz: → *normal.*

Anomalie

Regelwidrigkeit; Abweichung von der Norm (ins Krankhafte); geringfügige Entwicklungsstörung; Beispiele: offener Biss, → *Progenie,* → *Prognathie,* oder Anomalien der Zähne wie abweichende Anzahl der Zähne oder der Zahnform.

anorganisch

unbelebt; nicht von Lebewesen stammend oder nicht durch sie entstanden; Gegensatz: → *organisch.*
Beispiel 1: Knochen und Zahnhartsubstanzen enthalten viele anorganische Stoffe, z.B. → *Hydroxylapatit;*
Beispiel 2: Anorganische Werkstoffe in der zahnärztlichen Praxis sind z.B. die Zemente und Gips.

Anoxie

Sauerstoffmangel; Beispiel: Anoxie in Zellen und Geweben, z.B. als Folge einer Embolie oder eines Infarkts.

Antagonist

wörtlich: "Gegenspieler"; Antagonist ist der Zahn, der bei der → *Okklusion* auf seinen "Gegenspieler", den → *Agonisten* trifft.

Antagonist ist auch der Muskel, der die entgegengesetzte Wirkung hat wie der zugehörige Agonist; Beispiel: Der Armstreckmuskel *(Trizeps)* ist Agonist, der Armbeugemuskel *(Bizeps)* ist sein Antagonist (und umgekehrt).

anterior

vorn gelegen; Gegensatz: → *posterior;* eine Lage- und Richtungsbezeichnung; Beispiel: Röntgenaufnahmen mit Strahlenrichtung von vorne nach hinten nennt man *“anterior - posterior”* (AP-Aufnahme).

anti..., Anti...

Vorsilbe mit der Bedeutung: gegen; entgegenwirkend; Beispiele: → *antibiotisch;* → *Antibiotikum.*

Anti-Arrhythmikum

(Mehrzahl: Anti-Arrhythmika), Mittel gegen *Arrhythmien* (→ Herzrhythmusstörungen); Präparat: z.B. *Sotalex.*

antibakteriell

gegen → *Bakterien* gerichtet; mit wachstumshemmender oder abtötender Wirkung auf Bakterien.

Antibiotikum

Stoff aus Stoffwechselprodukten von → *Mikroorganismen,* die das Wachstum von bestimmten Krankheitserregern hemmen oder diese vernichten können; Antibiotika verabreicht man zur Behandlung von bakteriellen Infektionen. Es gibt → *bakteriostatisch* wirkende Antibiotika (z.B. *Sulfonamide, Chloramphenicol, Tetrazykline)* und → *bakterizid* wirkende, z.B. → *Penizillin;* → *Breitbandantibiotikum.*

antibiotisch

von wachstumshemmender oder abtötender Wirkung auf → *Mikroorganismen* und Körperzellen.

Antidepressivum

Arzneimittel gegen → *Depressionen.* Antidepressiva zählen zu den → *Psychopharmaka.*

Anti-Emetikum

(Mehrzahl: Anti-Emetika), Mittel gegen Übelkeit und Erbrechen, z.B. bei Schwangerschaft; Präparat: *Vomex-A.*

Anti-Epileptikum

(Mehrzahl:Anti-Epileptika), Mittel zur medikamentösen Behandlung der → *Epilepsie;* zur Vorbeugung und Behandlung epileptischer Anfälle; → *Epileptiker.*

Antigen

Stoff, der von einem lebenden Organismus als fremd erkannt wird, z.B. Bakterien-Antigen und der im Körper die Bildung von → *Antikörpern* auslöst; → *Immunabwehr.* Antigene, die eine → *Allergie* auslösen, nennt man → *Allergene.*

Antigen-Antikörper-Komplex

(Abk.: AAK) ist eine Verbindung aus einem bestimmten → *Antigen* mit seinem → *Antikörper.* Der Antigen-Antikörper-Komplex entsteht während der → *Antigen-Antikörper-Reaktion.*

Antigen-Antikörper-Reaktion

(Abk.: AAR), der → *Antikörper,* der zu einem bestimmten → *Antigen* gebildet wurde, lagert sich an dieses Antigen an und bildet dabei den → *Antigen-Antikörper-Komplex.* Die Antigen-Antikörper-Reaktion kann als Test verwendet werden, bei dem man bestimmte Antigene oder Antikörper im Blut nachweisen kann; Beispiel: AIDS-Test.

Antihistaminikum

Mittel gegen allergische Reaktionen, z.B. gegen Juckreiz; → *Histamin*; Präparate: *Tavegil, Fenistil.*

Antikoagulanzien

(auch: *Antikoagulantien;* Einzahl: das *Antikoagulans);* Mittel zur Verzögerung der Blutgerinnung (bei der Behandlung z.B. von → *Thrombose*, Herzinfarkt oder → *Embolie);* Medikamente (Auswahl): → *Marcumar* oder *Tromexan* und *Heparin*. Bei Behandlung mit Antikoagulanzien wird die verzögerte "Blutgerinnungszeit" regelmäßig kontrolliert. Diese Verzögerungszeit wird mit dem → *Quicktest* gemessen und durch den → *Quickwert* oder durch die → *INR* ausgedrückt.

Antikonzeptivum

(auch: Kontrazeptivum) Mittel zur Empfängnisverhütung (die *"Pille".)*

Antikörper

Immunkörper, Immunglobuline; Reaktionsprodukt der Leukozyten als Reaktion auf → *Antigene*. Antikörper werden von → *Plasmazellen* produziert und an das Blutplasma abgegeben. Die Plasmazellen werden durch → *Makrophagen* sowie durch T- und B-Lymphozyten gesteuert.

Antimykotikum

(Mehrzahl: Antimykotika), Mittel gegen Pilzerkrankungen; Beispiel: Medikament zur Bekämpfung der → *Candidose* (auch: Candida-Mykose oder Soor-Mykose).

Antiphlogistikum

Mittel zur Behandlung lokaler Entzündungen; Präparate: *Tanderil, Reparil.*

antiphlogistisch

entzündungshemmend; → *Antiphlogistikum.*

Antipyretikum

fiebersenkendes Mittel; Präparat: *Benuron.*

antipyretisch

fiebersenkend; → *Antipyretikum.*

Antisepsis

Zustand der Keimarmut nach Abtötung bzw. Verringerung von Krankheitskeimen (z.B. in Wunden), meist mit chemischen Mitteln; → *Antiseptikum.*

Antiseptik

Maßnahmen zur Keim*minderung;* → *Desinfektion* (z.B. einer Wunde) durch Abtötung bzw. Verringerung von Wundinfektionserregern wie → *Streptokokken.*

Antiseptikum

keimtötendes Mittel (insbes. zur Wundbehandlung, vor allem → *bakteriostatisch* wirksam). Als Antiseptika werden in der Zahnarztpraxis z.B. H_2O_2 (→ *Wasserstoffperoxid)* oder ChKM (→ *Chlorphenol-Kampfer-Menthol)* verwendet.

Antitoxin

Gegengift; → *Antikörper,* mit der Fähigkeit, → *Toxine* (Gifte) von Krankheitserregern (z.B. das Tetanustoxin) und Toxine von Pflanzen oder Tieren (z.B. Schlangengifte) zu binden und zu neutralisieren.

Antrum

Körperhöhle; Knochenhöhle; in der Zhk.: Kurzbezeichnung für die Kieferhöhle.

Antrum Highmori

(auch: *Sinus maxillaris), die* → *Kieferhöhle;* benannt nach dem englischen Arzt *Nathan Highmori* (1613 bis 1685).

ANUG

Abk. für: akute nekrotisierende ulzerierende → *Gingivitis.*

Anus

der After.

AOK

Abk. für: Allgemeine Ortskrankenkasse; eine *Primärkasse*; → *Krankenkassen.*

Aorta

die große Körperschlagader; größte → *Arterie* des Körpers. Ursprung der Aorta ist die linke Herzkammer.

Aortenklappen

→ *Taschenklappen.*

AP

Abk. für: Anterior-Posterior-(Röntgenaufnahme); → *anterior.*

Apathie

krankhaft bedingte Teilnahmslosigkeit, Gleichgültigkeit, z.B. Apathie bei hohem Fieber.

apathogen

nicht krankmachend; Beispiel: Milchsäurebakterien gehören zu den apathogenen Mikroorganismen; Gegensatz: → *pathogen.*

Apatit

Stoff, der am Aufbau der Zahnhartsubstanzen wesentlich beteiligt ist; Beispiele: → *Fluorapatit;* → *Hydroxylapatit.*

Apektomie

→ *Wurzelspitzenresektion.*

Apex

Spitze; in der Zhk.: Kurzbezeichnung für Wurzelspitze eines Zahnes.

Apex linguae

Zungenspitze; → *Apex.*

Apex radicis dentis

(kurz: *Apex)*, Wurzelspitze eines Zahnes; → *Apex.*

Aphthe

von einem → *Virus* hervorgerufene Schleimhautveränderung der Lippen und/oder der Mundschleimhaut in

Form von gelblich-weißen Gewebsdefekten.

API

Abk. für: → *Approximalraum-Plaque-Index.*

apikal

(auch *apical*), an der Wurzelspitze (Apex) gelegen, in Richtung der Wurzelspitze, die Wurzelspitze betreffend.

apikales Granulom

→ *Parodontitis apicalis chronica.*

Aplasie

Fehlen von Gliedmaßen oder Organen durch Entwicklungshemmung; Beispiele: Fehlen der Gallenblase oder die typischen Thalidomid-Fehlbildungen (Thalidomid = Wirkstoff im *Contergan*, der zu → *Embryopathien* führte).

Apnoe

(sprich: *apnö),* Atemstillstand; Beispiel: Apnoe in einer Notfallsituation; Abhilfe: → *ABC-Regel.*

Apoplexie

(auch apoplektischer Insult), Schlaganfall; akut auftretende Ausfallserscheinung des Nervensystems, z.B. durch Hirnembolie (→ Embolie) oder Hirnblutung; Halbseitenlähmung mit oder ohne Bewusstseinsverlust.

Appendektomie

Entfernung des Wurmfortsatzes; → *Appendix;* → *Ektomie.*

Appendix

der → *Wurmfortsatz* (des Blinddarms).

Applikation

1. Verabreichung, Anwendung (von Medikamenten);
2. In der Zhk.: Auftragen, Einbringen (von Füllungs-)Materialien.

applizieren

1. anwenden; Verabreichen von Heilmitteln, z.B. von *Dontisolon,* in eine Zahnfleischtasche;
2. In der Zhk.: Einbringen von Füllungsmaterialien in die → *Kavität.*

Approbation

staatliche Zulassung zur Berufsausübung für Ärzte, Zahnärzte und Apotheker.

approximal

benachbart; dem Nachbarzahn zugewandte Fläche.

Approximalflächen

Flächen zweier benachbarter Zähne, also → *mesial* oder → *distal*; → *approximal.*

Approximalkaries

(auch *Interdentalkaries*) → *Karies* an einer Kontaktfläche zu einem Nachbarzahn. Die Approximalkaries kann mit einer → *Bissflügelaufnahme* festgestellt werden.

Approximalraum

(auch: *Interdentalraum*), Raum zwischen benachbarten Zähnen.

Approximalraum-Plaque-Index

(Abk.: API), Maßnahme zur Beurteilung der Mundhygiene; es wird dokumentiert, ob an den getesteten Zähnen im → *Approximalraum* → *Plaque* zu finden ist oder nicht (Test mit Ja/Nein-Entscheidung).

Aq. dest.

Abk. für: → *Aqua destillata.*

Aqua destillata

(Abk.: aq. dest.), durch Destillation (verdampfen und kondensieren) gereinigtes Wasser (sogenanntes "destilliertes Wasser"). Aqua destillata ist *nicht keimfrei!* Es enthält jedoch weniger Kalksalze (demineralisiertes Wasser); Verwendung: im → *Autoklaven.*

äquatorial

zum Äquator gehörend; in der Mitte angeordnet; Beispiel: bei der Zellteilung ordnen sich die Chromosomen in der Mitte der Zelle an, in der sog. Äquatorialebene.

äquivalent

gleichwertig; → *Äquivalent.*

Äquivalent, das

Gegenwert; Ausgleich; Beispiel: Menge eines Stoffes, der in Bezug auf die chemische Reaktionsmöglichkeit einem anderen gleichwertig ist.

Äquivalentdosis

1. gleichwertige → *Dosis* (Einzelgabe eines Medikaments);

2. biologische Wirkungsdosis von ionisierenden → *Strahlen;* → *Sievert.*

Arbeitslosenversicherung

→ *Sozialversicherung.*

Arbeitsmedizin

Fachgebiet der Medizin, das sich mit Arbeitsunfällen und Berufskrankheiten befasst.

Arbeitsschutz

Maßnahmen zur Gestaltung des Arbeitsplatzes zum Schutz der Arbeitnehmer im Betrieb (Arbeitsbedingungen); Zweck: Schutz des Arbeitnehmers gegen arbeits- und berufsbedingte Erkrankungen und gegen Unfälle. Gesetzliche Grundlagen des Arbeitsschutzes sind die → *Arbeitsstättenverordnung*, das Arbeitssicherheitsgesetz (ASiG) und die → *Arbeitsschutzbestimmungen*.

Arbeitsschutzbestimmungen

Rechtsverbindliche Bestimmungen zum Schutz der Arbeitnehmer im Betrieb, z.B. in Praxis und Labor. Die Arbeitsschutzbestimmungen werden überwacht durch die

- Gewerbeaufsichtsämter,
- Berufsgenossenschaften (→ *BG*),
- Technische Überwachungsvereine (TÜV) und
- Betriebsräte.

Arbeitsstättenverordnung

(Abk.: ArbstättV), vollständige Bezeichnung: Verordnung über Arbeitsstätten; Inhalt: sichere Gestaltung von Arbeitsräumen und Arbeitsplätzen.

Arbeitsstoffverordnung

(Abk.: ArbStoffV) regelt den Umgang mit gefährlichen Arbeitsstoffen wie Teer, Benzol, Nitrite, Quecksilber (→ *MAK*) und schreibt für die Mitarbeiter/innen arbeitsmedizinische Untersuchungen vor.

Arbeitsunfähigkeit

(Abk.: AU); ein Patient ist arbeitsunfähig, wenn er wegen Krankheit oder Behinderung zum gegenwärtigen Zeitpunkt nicht in der Lage ist, vertragsgemäß seiner Arbeit nachzugehen oder wenn sich durch die Arbeit sein Gesundheitszustand verschlechtern würde. AU wird nur befristet bescheinigt.

ArbStoffV

Abk. für →*Arbeitsstoffverordnung*.

Archivierung

systematische Erfassung von Unterlagen, z.B. Röntgenaufnahmen, Karteikarten, EDV-Daten.

Arkansas-Stein

feinkörniger, weißer Schleifkörper, z.B. zur Bearbeitung von → *Composites* oder als feiner Schleifstein für Parodontalinstrumente; → *parodontal*.

ARPA

(auch: Arpa); Abk. für: Arbeitsgemeinschaft für Parodontologie.

Arretierung

Sperrvorrichtung, z.B. für Bohrer im Winkelkopf, Nadelhalter oder Tuchklemme.

Arrhythmie

→ *Herzrhythmusstörung*.

Artefakt

(das), Kunsterzeugnis (von Menschenhand erschaffen); in der Medizin: nicht durch Krankheitsvorgänge entstandener Schaden.

artefiziell

künstlich herbeigeführt; künstlich entstanden; → *Artefakt*.

Arteria

→ *Arterie* (Abk.: A.), z.B. *A. carotis externa*.

Arteria buccalis

Wangenschlagader.

Arteria carotis

(kurz: Karotis), große Halsschlagader; auch: Kopfschlagader; führt O_2-reiches Blut zum Kopf; → *Karotispuls*.

Arteria carotis externa

äußere Halsschlagader (auch Kopfschlagader). Sie versorgt insbesondere die Kiefer mit sauerstoffreichem Blut.

Arteria carotis interna

innere Halsschlagader (auch Kopfschlagader). Sie versorgt insbesondere das Gehirn mit sauerstoffreichem Blut.

Arteria facialis

Gesichtsschlagader.

Arteria lingualis

Zungenschlagader.

Arteria pulmonalis

Lungenarterie (Lungenschlagader). Die Lungenarterie ist die einzige Arterie, die CO_2-reiches Blut transportiert. Sie führt von der rechten Herzkammer zur Lunge.

Arterie

(Abk.: A.; *Arteria)*, Schlagader; Blutgefäß, das vom Herz weg führt. Der Name der betreffenden Arterie gibt meist an, zu welchem Organ die Arterie führt. Beispiel: Die *Arteria maxillaris* führt zur *Maxilla* (zum Oberkiefer).

Arteriolen

kleinste Arterien; die Arteriolen verzweigen sich in die → *Kapillaren.*

Arteriosklerose

krankhafte Veränderung der Gefäßinnenhaut durch Kalk und Fetteinlagerungen mit Verengung und Elastizitätsverlust ("Arterienverkalkung").

Arthritis

akute Gelenkentzündung.

Arthron

(auch: *Articulatio*), das → *Gelenk.*

Arthropathie

Sammelbezeichnung für alle Gelenkerkrankungen.

Arthrose

→ *degenerative* Gelenkerkrankung ("Abnützung"). Verlust der Knorpelsubstanz, die beim gesunden Gelenk die → *Gelenkflächen* bedeckt; Folgen: Der Belastungsschmerz wird zum Dauerschmerz und die Beweglichkeit des Gelenkes wird eingeschränkt.

Articulatio

(auch: *Arthron),* das → *Gelenk.*

artikulär

ein → *Gelenk* betreffend; Beispiel: intraartikuläre Injektion (= Einspritzung in ein Gelenk).

Artikulation

1. Bildung von Lauten mit Hilfe der Sprache;
2. Gleitbewegungen der Zahnreihen aufeinander.

Artikulationsausgleich

Versuch des Zahnarztes, einen Zustand zu erreichen, bei dem der Kaudruck möglichst gleichmäßig auf alle Zähne verteilt wird, z.B. durch → *Einschleifen* des Gebisses; → *Artikulation.*

Artikulationspapier

rot, grün oder blau gefärbtes Spezialpapier oder -Seide wird auf die Kaufläche gelegt. Der Patient muss die Zähne gegeneinander reiben (oder "klappern"). Durch den Druck der Kauflächen aufeinander werden die Berührungspunkte auf den Kauflächen der Zähne gefärbt; → *Artikulation.*

Artikulator

Gerät zur Nachahmung von → *Okklusion* und → *Artikulation* ("Gelenksimulator"). Mit dem Artikulator lassen sich alle Bewegungen des Kiefergelenkes simulieren (nachahmen).

Arzneimittel

(auch: Medikamente; auch Heilmittel) sind natürliche oder chemische Wirkstoffe; Anwendung:

- *äußerlich:* Verwendung als Salben (Beispiel: *Dontisolon*), Lösungen zum Spülen (Beispiel: *Hexoral*), Umschläge oder Bäder;
- *innerlich:* Verwendung durch Einnehmen (Lutschen, Schlucken) von Tabletten, Dragees oder Kapseln (z.B. → *Analgetika*), Einatmen, Einführen (→ *Suppositorien*) oder als Lösungen zur → *Injektion* oder → *Infusion.*

ascendens

(auch: aszendens), aufsteigend; Beispiel: *Colon ascendens (→ Dickdarm);* Gegensatz: → *descendens.*

Asepsis

Keimfreiheit aller Gegenstände, die mit einer Wunde in Berührung kommen können; Beispiele: Instrumente, Verbandmaterial, Medikamente; Gegensatz: → *Sepsis.*

Aseptik

Maßnahmen zur Verhütung von → *Infektionen* durch Keimfreiheit, z.B. durch → *Sterilisation* des Instrumentariums.

aseptisch

(auch: *steril*), keimfrei; → *Asepsis;* Gegensatz: → *septisch.*

Aspekt

Ansicht; Blickrichtung; Gesichtspunkt; Beispiel: → *ästhetischer* Aspekt der Zahn- bzw. KfO-Behandlung.

Asphyxie

drohende Erstickung durch Sauerstoffmangel, z.B. durch Behinderung der Atmung durch Fremdkörper oder infolge einer Lähmung des Atemzentrums. Der Patient verfärbt sich blau ("blaue Asphyxie"; → Zyanose) oder blass ("weiße Asphyxie"); → *Notfall!: ABC-Regel anwenden!*

Aspiration

1. Ansaugen von Luft oder anderen Gasen bzw. Flüssigkeiten, z.B. beim Aufziehen einer Spritze;

2. Einatmen eines Fremdkörpers in die Luftwege, z.B. von Erbrochenem, Zahnersatzteilen oder Kleininstrumenten. Zu 2: *Notfall!: ABC-Regel anwenden!*

aspirieren

ansaugen; einatmen; → *Aspiration.*

Assimilation

Anpassung; "Ähnlichmachung"; in der Biologie: Erster Teil des Metabolismus (→ *Stoffwechsel)*; Umwandlung von aufgenommenen Nahrungsstoffen in körpereigene Stoffe.

Assistent

weiblich: Assistentin; Gehilfe/Gehilfin; Mitarbeiter/Mitarbeiterin.

Assistenz

(Mehrzahl: Assistenzen), Mitarbeit; Mithilfe; Unterstützung; Beispiel: Assistenz bei der Behandlung.

assistieren

mithelfen, mitarbeiten; → *Assistenz.*

Assoziation

Vereinigung; Zusammenschluss; Beispiel: Vereinigung mehrerer gleichartiger Moleküle; Gegensatz: → *Dissoziation.*

Ästhetik

Lehre vom Schönen, von Gesetzmäßigkeit und Harmonie in Natur und Kunst; → *ästhetisch.*

ästhetisch

ausgewogen; schön; geschmackvoll; ansehnlich; ansprechend; (→ *Ästhetik):* Beispiel aus der Zhk.: Füllungsmaterialien bzw. Prothesenzähne sollen ästhetisch aussehen.

Asthma

in Anfällen auftretende Atemnot.

Asymmetrie

Ungleichmäßigkeit; Ungleichseitigkeit; Gegensatz: → *Symmetrie.*

asymmetrisch

ungleichmäßig; ungleichseitig; → *Asymmetrie;* Gegensatz: → *symmetrisch.*

Atemfrequenz

Zahl der Atemzüge in der Minute. Die Atemfrequenz ist altersabhängig; Beispiele:
– Neugeborene: 50 je Minute;
– 6-jähriges Kind: 25 je Minute;
– Erwachsene: 16 bis 20 je Minute.

Atemmuskeln

Zwischenrippenmuskeln und Zwerchfell; die Atemmuskeln bewirken bei der → *Einatmung* eine Vergrößerung des Brustraumes.

Atemnot

ein vom Patienten als bedrohlich empfundener Luftmangel, z.B. bei einem Asthma-Anfall.

Atemstillstand

(Apnoe), Folge einer Atemlähmung, z.B. durch Schädigung des Atemzentrums im Gehirn oder als Folge einer Fremdkörper-Aspiration; → *Apnoe*; erfordert → *Reanimation.*

Atemwege

Organe, durch die die Atemluft zwischen Umwelt und Lunge ausgetauscht wird.

Man unterscheidet:
1. Obere Atemwege: Nasenhöhle mit Nasennebenhöhlen und Rachen, wo sich Atemweg und Speiseweg kreuzen;
2. Untere Atemwege: Kehlkopf, Luftröhre und Verzweigungen des Bronchialbaumes.

Atherom

gutartige Talgdrüsengeschwulst.

Ätiologie

Lehre von den Ursachen, insbesondere von Krankheitsursachen; Beispiel: Ätiologie der Karies.

Atlas

der oberste Halswirbel (→ *Wirbel)*. Der Atlas hat eine Gelenkverbindung zum zweiten Halswirbel (→ *Axis)* und zum Hinterhaupt(s)bein.

Atmung

- *äußere Atmung:* → *Einatmung* und → *Ausatmung* durch die Atmungsorgane und Vorgang in der Lunge, bei dem das *Blut* durch die Wand der → *Lungenbläschen* (Alveolen) Sauerstoff (O_2) aufnimmt und die Endprodukte des Stoffwechsels, Kohlendioxid (CO_2) und Wasser (H_2O), abgibt (sog. Gasaustausch);
- *innere Atmung:* "Gewebeatmung"; O_2 wird im Kapillargebiet vom Blut an die Zellen abgegeben. In den Zellen des Körpers wird z.B. Traubenzucker mit Hilfe von Sauerstoff oxidiert (verbrannt). Dabei entstehen als Endprodukte CO_2 und H_2O.

($C_6H_{12}O_6 + 6\ O_2 \rightarrow 6\ H_2O + 6\ CO_2$ + Energie).

Die Endprodukte CO_2 und H_2O werden ins Blut aufgenommen und zur Lunge transportiert.

Atmungsorgane

die Organe des Atmungssystems sind: → *Nase*, → *Rachen*, → *Kehlkopf*, → *Luftröhre*, → *Bronchien* und → *Lunge*.

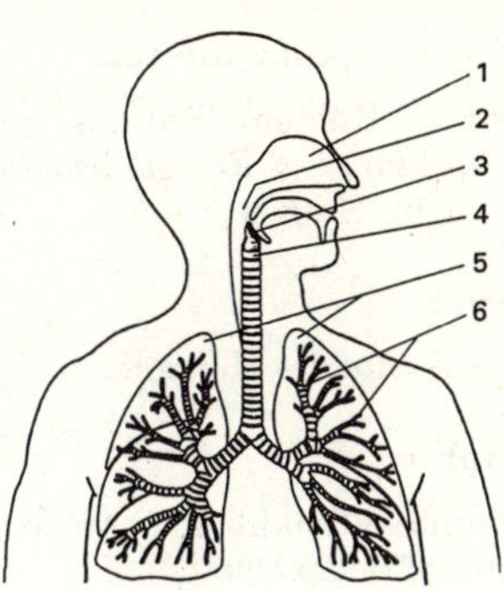

Abb.: Atmungsorgane

1 = Nase *(Nasus)*
2 = Rachen *(Pharynx)*
3 = Kehlkopf *(Larynx)*
4 = Luftröhre *(Trachea)*
5 = Lunge (Ez. *Pulmo*, Mz. *Pulmones*)
6 = Bronchien

Atomiseur

in der Zhk.: Mundusche mit pulsierendem Wasserstrahl.

atraumatisch

ohne eine Wunde oder Verletzung verlaufend; gewebsschonend; Beispiel: atraumatisches Nahtmaterial. Beim atraumatischen Nahtmaterial sind Faden und chirurgische Nadel miteinander verschweißt (ohne Nadelöhr). Folge: die Einstichstelle bleibt (fast) unsichtbar; Gegensatz: → *traumatisch*.

atrioventrikulär

zwischen dem Herzvorhof *(Atrium)* und der Herzkammer *(Ventrikel)* gelegen.

Atrioventrikularknoten

(Abk.: AV-Knoten), Teil des → *Erregungsbildungs- u. Erregungsleitungssystems* im Herzen.

Atrium

der → *Vorhof* des Herzens.

Atrophie

Schwund; allmählicher Abbau von Organen; Beispiele:
- Atrophie des Alveolarknochens bei der → *Parodontose;*
- Atrophie der Muskeln bei Lähmungen bzw. nach länger andauernder Ruhigstellung von Gliedmaßen, zum Beispiel durch “Gipsverband”.

atrophisch

im Abbau begriffen; → *Atrophie.*

Atropin

in der Tollkische enthaltenes Gift; ein Arzneimittel; Wirkung (Beispiele): Pupillenerweiterung, Hemmung der Speichel- und Schweißsekretion. Atropin wird hauptsächlich zur → *Prämedikation* verwendet.

attached Gingiva

(auch: *Gingiva propria),* → *Zahnfleisch, anhaftendes.*

Attachment

Befestigung;
1. in der Parodontologie: Befestigung der → *Gingiva* auf dem → *Alveolarkamm;*
2. in der Prothetik: Geschiebe (Verbindungselemente) bestehend aus → *Patrize* und → *Matrize;*
3. in der Kieferorthopädie: Befestigung von festsitzenden Apparaturen; → *Brackets.*

Attest

ärztliche Bescheinigung (schriftlich) über einen Krankheitsfall oder Untersuchungsbefund.

atypisch

vom → *Typ* , vom Durchschnitt abweichend; nicht dem normalen Verlauf entsprechend; Beispiel: atypischer Verlauf einer Wundheilung; Gegensatz: → *typisch.*

Ätztechnik

→ *Säure-Ätztechnik*; → *Total-Etch-Technik.*

Aufbaufüllung

→ *Füllung* zur Vorbereitung eines zerstörten Zahnes vor dessen Überkronung.

Aufklappung

umgangssprachliche Bezeichnung für → *Osteotomie.*

Auge

ein Sinnesorgan; der Augapfel liegt in der mit Fettgewebe und einer Bindegewebshaut ausgekleideten Augenhöhle. Das Auge, die Augenmuskeln (zur Bewegung des Auges), die Augenlider und die Tränendrüse bilden das Sehorgan.

Die wichtigsten Bestandteile des Auges sind:

- *Hornhaut,*
- *Regenbogenhaut* (Iris), farbstoffhaltige, bindegewebige Platte, die in der Mitte eine kreisrunde Öffnung (→ *Pupille*) hat;
- *Linse* (durch Zusammenziehen und Entspannen des Ringmuskels um die Linse wird diese gewölbt bzw. abgeflacht; dadurch wird Nah- und Fernsehen möglich;
- *Glaskörper* zwischen Linse und Netzhaut;
- *Netzhaut* enthält lichtempfindliche Sinneszellen;
- *Sehnerv* leitet die in elektrische Reize umgewandelten Lichtreize zum Gehirn.

Ausatmung

(Exspiration), Vorgang, bei dem der Brustkorb im Anschluss an die Einatmung wieder in seine Ausgangslage zurückkehrt. Dabei wölbt sich das → *Zwerchfell* nach oben und die Atemluft strömt aus der Lunge.

Ausgleichszeit

→ *Sterilisation.*

Auskultation

Abhören von Körpergeräuschen zur Diagnose von Krankheiten, insbesondere bei Herz-, Atem- und Darmgeräuschen.

auto..., Auto...

Vorsilbe mit der Bedeutung: selbst, eigen; Beispiele: → *autonom;* → *Autodestruktion.*

Autodestruktion

Selbstzerstörung; in der Zhk.: Verursachung von parodontalen Schäden durch Knirschen.

autogen

selbsttätig; unmittelbar;
Beispiel: → *autogenes Training.*

autogenes Training

Methode nach I.H.Schultz zur Entspannung des Körpers.

Autoklav

Dampfdrucksterilisator (wörtlich: “Selbstschließer”); Hochdrucksterilisator, dient der → *Sterilisation* mit Hilfe von gespanntem Dampf unter einem Druck von 1 bis 3 bar. Bevorzugtes → *Sterilisationsgut* sind Instrumente, Bürsten, Wäsche und Verbandstoffe.

Nach dem Deutschen Arzneimittelbuch sind folgende → *Sterilisationszeiten* vorgeschrieben:

Bei 120 °C und 2 bar: 20 min;
bei 134 °C und 3 bar: 5 min;
→ *Sterilisator.*

automatisch

selbsttätig; unwillkürlich; zwangsläufig.

Automaton

Gerät zum Trockenhalten der *unteren* Zahnreihen, z.B. beim Legen einer Füllung. Mit dem Automaton werden Watterollen und Zunge fixiert.

autonom

selbständig; unabhängig; nach eigenen Gesetzen lebend; Beispiel aus der Medizin: autonomes → *Nervensystem.*

autonomes Nervensystem

auch: vegetatives → *Nervensystem.*

Autopolymerisat

selbsthärtender Kunststoff für Prothesen bzw. KfO-Geräte.

AV

1. Abk. für: → *atrioventrikulär;* Beispiel: AV-Knoten; → *Atrioventrikularknoten.*

2. Abk. für: Arbeitslosenversicherung; → *Sozialversicherung.*

Avitaminose

Vitaminmangelkrankheit, verursacht durch Fehlen oder ungenügende Zufuhr eines oder mehrerer → *Vitamine.*

axial

in Richtung der (Körper-)Achse, z.B. der Zahnachse.

Axis

der zweite Halswirbel (→ *Wirbel).*

Axon

andere Bezeichnung für → *Neurit.*

b

Abk. für: vorhandenes Brückenglied (im → *HKP*).

B

Abk. für: geplantes Brückenglied (im → *HKP*).

Bakteriämie

Vorhandensein von → *Bakterien* im Blut; Bakteriämie ist eine Form der → *Sepsis.*

Bakterien

einzellige pflanzliche Lebewesen, die sich ungeschlechtlich durch Längs- oder Querteilung vermehren; Beispiele: Kugel-Bakterien (→ *Kokken*), Stäbchen-Bakterien (z.B. → *Bazillen*) und Schrauben-Bakterien (→ *Spirillen*). Bakterien bestehen aus einer Zellmembran, dem → *Zytoplasma und* Kernmaterial. Unter den Bakterien gibt es → *Aerobier* und → *Anaerobier.*

Bakterienflora

Anwesenheit von → *Bakterien* auf der Oberfläche bzw. im Innern eines gesunden → *Organismus*; Beispiele: Darmflora, → *Mundflora;* → *Flora.*

Bakteriologie

Wissenschaft von den → *Bakterien;* Erforschung der Bakterien. Die Bakteriologie ist ein Teilgebiet der → *Mikrobiologie.*

Bakteriophagen

bakterienzerstörende Viren; → *Virus.*

bakteriostatisch

das Wachstum und die Vermehrung von → *Bakterien* hemmend;

Beispiel 1: → *Antibiotika* (z.B. *Tetrazyklin);*
Beispiel 2: → *Antiseptika* (z.B. *ChKM).*

bakterizid

bakterienvernichtend; bakterientötend.

Ballaststoffe

sind Nahrungsbestandteile, die der menschliche Darm chemisch nicht abbauen kann, weil er für diese Art der Kohlenhydrate (Gruppe der Polysaccharide) keine Verdauungsenzyme besitzt; Beispiel: Zellulose. Ballaststoffe regen die Darmtätigkeit an, indem sie das Darmvolumen vergrößern.

Bandscheiben

(Zwischenwirbelscheiben), knorpelige Verbindung zwischen zwei → *Wirbeln.*

Bar, bar

zulässige Einheit des Druckes (neben → *Pascal,* Pa); 1 bar = 100 000 Pa (Pascal) = 100 000 N/m^2 (Newton je Quadratmeter); → *Autoklav;* Ausnahme: → *Blutdruck.*

Barbiturat

starkes Schlafmittel (→ *Hypnotikum);* der Dauergebrauch von Barbituraten kann zur Abhängigkeit führen.

basal

unten; an der Grundfläche (→ *Basis)* eines Körperteils liegend.

Basaliom

(auch: *Basalzellenepitheliom*), von den → *Basalzellen* der Haut, insbes. den Haarfollikeln ausgehender, → *semimaligner* Hauttumor (→ *Tumor).* Das Basaliom entsteht meist im Gesicht. Es bildet keine → *Metastasen.*

Basalzellen

unterste Schicht des mehrschichtigen Plattenepithels; Basalzellen sind zylindrische Zellen. Ihre Aufgabe ist die → *Regeneration* der Haut.

Basen

Metallhydroxide, z.B. NaOH (Natronlauge) oder KOH (Kalilauge). In wässriger Lösung nennt man eine Base → *Lauge*; Gegensatz: → *Säure.*

Basis

Grund; Grundfläche; Grundlage; Beispiele:

- Unterkieferbasis (die Grundfläche des Unterkiefers);
- Schädelbasis (die Grundfläche des Schädels);
- Prothesenbasis (der schleimhautbedeckende Teil einer Prothese).

Basisbrücke

→ *Brücke*, deren Brückenkörper auf der Schleimhaut aufliegt; Gegensatz: → *Schwebebrücke.*

basisch

andere Bezeichnung für alkalisch; → *alkalische Reaktion.*

Bass-Methode

eine Methode der Zahnreinigung; → *Zahnputzmethoden.*

Bauchfell

(Peritoneum), Schleimhaut, die die Bauchhöhle auskleidet sowie Magen und Därme umkleidet. Nieren, Harnleiter, Blase, Eierstöcke und Gebärmutter liegen hinter bzw. unterhalb des Bauchfells (→ *retroperitonal)*.

Bauchspeicheldrüse

(das *Pankreas*), im Oberbauch hinter dem Magen liegende Drüse. Sie erstreckt sich vom → *Zwölffingerdarm* bis zur Milz. Die Bauchspeicheldrüse produziert als *exokrine* Drüse den Bauchspeichel. Der Bauchspeichel (Pankreassaft) enthält Enzyme für die → *Verdauung* von Eiweiß, Fett und Kohlenhydraten. Er wird über einen Ausführungsgang in den Zwölffingerdarm abgegeben.

Die in der Bauchspeicheldrüse liegenden *endokrinen* Zellen, die sogenannten → *Langerhansschen Inseln*, produzieren die → *Hormone Insulin* und *Glukagon* und geben sie an das Blut ab. Mit Hilfe dieser Hormone steuert die Bauchspeicheldrüse den Blutzuckerspiegel.

Baustoffwechsel

→ *Stoffwechsel* einer Zelle; wichtig für den Aufbau und den Ersatz der Zellen, z.B. beim Wachstum und bei Heilungsvorgängen.

Bazillus

stäbchenförmige, sporenbildende → *Bakterie;* Beispiel: *Tetanus-Bazillus.*

BBiG

Abk. für: Berufsbildungsgesetz.

BCG

Abk. für: Bacille Calmette-Guerin; Impfstoff gegen → *Tuberkulose;* benannt nach den französischen Tuberkuloseforschern A. Calmette und C. Guerin; Bacille (franz.) = Bazillus.

BDSG

Abk. für: Bundesdatenschutzgesetz.

BDZ

Abk. für: Bundesverband der Deutschen Zahnärzte e.V.

Beatmung

(auch: künstliche Beatmung), Unterstützung oder Ersatz der natürlichen Atemtätigkeit in Notfällen, während der Narkose oder bei der Intensivpflege Schwerstkranker. Die Beatmung erfolgt durch:

- *Atemspende (→ ABC-Regel),*
- *Handbeatmungsgeräte,* z.B. *Ambu-Atembeutel,*
- *Narkoseapparat* oder
- automatischer *Beatmungsapparat (→ Respirator).*

BEB

Bundeseinheitliche Benennungsliste für zahntechnische Leistungen.

Becquerel

Einheit der → *Aktivität* (einer radioaktiven Substanz); 1 Becquerel = 1 Bq = 1 radioaktiver Zerfall je Sekunde = 1/s; frühere Einheit: → *Curie.*

Beitragsentlastungsgesetz

(Abk. BeitrEntlG) mit Wirkung vom 1.1.1997 zur Entlastung der Beiträge in der gesetzlichen Krankenversicherung (GVK). Es begrenzt den Zahnersatz-Zuschuss für Versicherte, die nach dem 31.12.1978 geboren sind und bestimmt, dass implantologische Leistungen ausschließlich Privatleistungen sind.

BEK

Abk. für: Barmer Ersatzkasse; eine VdAK-Ersatzkasse; → *VdAK*; → *Krankenkassen*.

BEMA

(auch: Bema), Abk. für: einheitlicher Bewertungsmaßstab (für kassenzahnärztliche Leistungen).

benigne

gutartig (bei → *benignen Tumoren)*; Gegensatz: → *maligne*.

benigne Tumoren

gutartige Geschwülste; Beispiele: → *Epulis*; → *Odontom*. Benigne Tumoren wachsen meist langsam und nicht infiltrierend, sondern → *verdrängend*. Sie sind zum Nachbargewebe gut abgegrenzt; Gegensatz: → *maligne Tumoren*.

Ber

Abk. nach BEMA: Beratung eines Kranken, auch fernmündlich.

Berufsgenossenschaften

→ *BG*; → *Sozialversicherung*.

Beruhigungsmittel

→ *Sedativum*.

Betäubungsmittel

stark schmerzstillende Medikamente, die das Bewusstsein rauschähnlich verändern. Betäubungsmittel erzeugen Abhängigkeit (Suchtmittel); Beispiele: *Dolantin, Polamidon, Opium, Morphium*. Betäubungsmittel müssen auf besonderen Rezeptvordrucken (Betäubungsmittelrezept) verordnet werden.

Betäubungsmittelgesetz

(Abk.: BtMG), enthält eine Liste aller durch Arzt oder Zahnarzt verschreibungsfähigen *Betäubungsmittel*.

Betäubungsmittelverschreibungsverordnung

(Abk.: BtMVV), regelt die Verschreibung, Abgabe und den Nachweis über den Verbleib von *Betäubungsmitteln* nach dem → *Betäubungsmittelgesetz* (BtMG).

Betriebsstoffwechsel

→ *Stoffwechsel* einer Zelle; Abbau und Verbrennung (→ *Oxidation*) der (zur Energiegewinnung) mit der Nahrung zugeführten Nährstoffe.

Bewegungsapparat

→ Halte- und Bewegungsapparat.

Bewertungszahl

Zahl, die das Wertverhältnis einzelner vertragszahnärztlicher Leistungen zueinander ausdrückt. Die Bewertungszahl ist jeder Leistung des → *BEMA* zugeordnet; Beispiel: eine einflächige Füllung hat die Bewertungszahl 20.

Das Honorar für die Leistung ergibt sich aus der Multiplikation der Bewertungszahl mit dem → Punktwert.

Bewusstlosigkeit

Verlust des Bewusstseins (Wachsamkeit), z.B. im → *Koma*.

Bewusstseinsstörung

Sammelbegriff für unterschiedlich starke Einschränkung des Bewusstseins (Wachsamkeit), z.B. Benommenheit infolge eines Schocks.

BG

Abk. für: Berufsgenossenschaft; die BG ist Träger der Unfallversicherung (→ *Sozialversicherung*) und damit ein "Sonstiger Kostenträger"; → *Krankenkassen*; → *BWG*.

BGA

Abk. für: Bundesgesundheitsamt (in Berlin).

BGA-Liste

vom Bundesgesundheitsamt (BGA) herausgegebene Liste, auf der alle von diesem Amt geprüften und anerkannten Arzneimittel und andere Mittel, wie Desinfektionsmittel für den Seuchenfall, verzeichnet sind.

BGB

Abk. für: Bürgerliches Gesetzbuch.

BGBl

Abk. für: Bundesgesetzblatt.

BGS

Abk. für: Bundesgrenzschutz; ein "sonstiger Kostenträger"; → *Krankenkassen*.

BGW

Abk. für: Berufsgenosenschaft für Gesundheitsdienst und Wohlfahrtspflege (mit Sitz in Hamburg); → *Berufsgenossenschaft*; Unfallversicherung für Beschäftigte im Gesundheitsdienst, z.B. in Praxen, sowie für Friseure. Die BGW gibt die für ihre Mitglieder verbindlichen → *Unfallverhütungsvorschriften* (UVV) heraus.

bi..., Bi...

Vorsilbe mit der Bedeutung: zwei-, doppel-; Beispiel: → *Bifurkation;* → *Bikusbidat;* → *bilateral.*

Bifurkation

Gabelung der Zahnwurzeln bei zweiwurzeligen Zähnen; Beispiel: die unteren Molaren haben eine *Bifurkation.*

Bikuspidat

der "zweispitzige" Zahn; Bezeichnung für → *Prämolar.*

bilateral

zweiseitig; zwei Seiten besitzend; beidseitig; Beispiel: bilaterale → *Extraktion* bei einer → *Kompressionsanomalie.*

Bilirubin

Abbauprodukt des → *Hämoglobins.* Bilirubin wird in der Leber produziert und mit der Galle, zu einem kleinen Teil auch mit dem Urin, ausgeschieden.

bimaxillär

beide Kiefer *(Maxillae)* betreffend (Ober- und Unterkiefer).

BImSchG

Abk. für: Bundes-Immissionsschutzgesetz (Gesetz zum Schutz vor schädlichen Umwelteinwirkungen durch Luftverunreinigungen, Geräusche, Erschütterungen und ähnliche Vorgänge).

Binde- und Stützgewebe

ist aufgebaut aus Zellen (→ *Fibrozyten)* und der von ihnen gebildeten → *Interzellularsubstanz* mit den darin eingelagerten, kollagenen elastischen Fasern. Neben den ortsgebundenen Fibrozyen gibt es die sog. → *Histiozyten;*
Beispiel für ein typisches Bindegewebe: → *Fettgewebe;*
Beispiel für ein typisches Stützgewebe: → *Knorpel* und → *Knochengewebe.*

Biochemie

Wissenschaft, die sich mit den chemischen Vorgängen im Organismus befasst, z.B. mit dem Stoffwechsel.

Biokatalysator

→ *Katalysator*, der Lebensvorgänge steuert; Beispiel: Verdauungsenzyme.

Biokompatibilität

Verträglichkeit *(Kompatibilität)* zwischen einem (biologischen) Gewebe, z.B. Knochengewebe, und einem Werkstoff, z.B. → *Implantat.*

Biologie

Wissenschaft von den Lebewesen (Menschen, Tiere, Pflanzen).

biologische Sterilisationskontrolle

→ *Sporenpäckchen.*

Bionator

KfO-Gerät (nach Balters) mit Lippen- und Zungenbügeln zur Beseitigung von Fehlfunktionen.

Biopsie

Entnahme von Gewebe aus dem lebendem Körper für → *histologische* Untersuchungen; Beispiel: Biopsie der Leber.

Biss

→ *Bissanomalie;* → *Bisslage.*

Bissanomalie

Anomalie (Abweichung) der normalen Verzahnung in der Schlussbissstellung der Zähne (Fehlstellung); Beispiele:
a) in → *vertikaler* Richtung:
Beispiel: *Tiefer Biss (*die Schneidezähne greifen mehr als 2 mm übereinander; Bild);
Beispiel: *Offener Biss* (die Schneidezähne klaffen auseinander; Abb.);

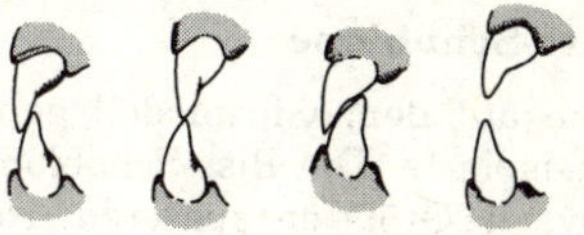

Abb.: Bissanomalien

b) in → *transversaler Richtung:*
Beispiel: *Kreuzbiss* (verkehrter seitlicher Überbiss);
Beispiel: *Kieferkompression* (Schmalkiefer) oder *Kieferexpansion* (Breitkiefer).

Bissflügel-Aufnahme

→ *Bite-wing.*

Bisslage

Lage des Oberkiefers zum Unterkiefer in → *Okklusionsstellung;* → *Bissanomalie.*

Bissregistrierung

(auch: *Bissnahme*) Feststellung der Bisslage; Methoden:

- *Handbissnahme:* mit Hilfe von → *Biss-Schablonen* und darauf aufgebauten Wachswällen wird am Patienten die Bisshöhe festgelegt;
- *intraorale Bissregistrierung* (auch: Pfeilwinkelregistrierung): mit Hilfe eines höhenverstellbaren Registrierstiftes, der die Vor- und Seitwärtsbewegung des Unterkiefers auf einer Metallplatte markiert;
- *extraorale Bissregistrierung*: mit Hilfe eines → *Gesichtsbogens* wird die Lage der Kiefer zum Schädel auf einen → *Artikulator* übertragen (→ *Gnathologie).*

Biss-Schablone

eine auf dem Gipsmodell geprägte Basisplatte. Die Biss-Schablone hat etwa die Größe der späteren Prothese und besteht aus Kunststoff oder → *thermoplastischem* Material, z.B. aus Schellack. Auf der Biss-Schablone wird zur → *Bissregistrierung* ein Wachswall befestigt.

Bite-wing

(sprich: *bait-wing),* Bissflügelaufnahme; Röntgen-Aufnahmetechnik zur Aufdeckung von z.B. → *approximaler* Karies. Bei der Bite-wing-Technik werden obere und untere Zahnkronen auf einem Röntgenfilm gleichzeitig erfasst.

BK

Abk. für: Braunschweiger Kasse; eine AEV-Ersatzkasse; → *AEV*; → *Krankenkassen.*

BKK

Abk. für: Betriebskrankenkasse; eine *Primärkasse*; → *Krankenkassen.*

BKN

Abk. für: Bundesknappschaft; ein → *Kostenträger*; → *Krankenkassen.*

Black, G.V.

amerikanischer Professor der Zhk.;
1. Einteilung der → *Kavitäten* nach *Black* (Klasse I bis V);
2. *Black*-Regeln der *Kavitätenpräparation.*

-blasten

Endsilbe mit der Bedeutung von: Zellen bildend; Beispiel: → *Odontoblasten.*

Bleibende Zähne

(Dentes permanentes), die bleibenden Zähne des Menschen, deren → *Dentition* im 5. bis 7. Lebensjahr beginnt

und etwa im 15. Lebensjahr abgeschlossen ist.

Die bleibenden Zähne sind größer als die → *Milchzähne*; ihre Farbe ist gelblich; → *Gebiss*.

Bleigleichwert

Begriff aus dem Strahlenschutz; der Bleigleichwert gibt die Dicke eines Materials in mm an, die Röntgenstrahlung ebenso schwächen würde wie Blei von 1 mm Dicke.

Blinddarm

Anfangsteil des → *Dickdarms*.

Blut

(lat.: *sanguis*; griech.: *Häm*); die Blutmenge eines Erwachsenen beträgt 5 bis 6 Liter, das ist etwa 1/12 seines Körpergewichtes. Das Blut besteht aus → *Blutplasma* (≈ 55 % der Gesamtblutmenge) und den → *Blutkörperchen* (≈ 45 %).

Blutbild

(Hämatogramm; auch: *Hämogramm)*, mikroskopische Untersuchung der → *Blutkörperchen*. Das Blutbild gibt Aufschluss über Anzahl, Art und Reifegrad der Blutzellen.

Blutbildung

(Hämatopoese), Bildung der → *Blutkörperchen*. Beim Erwachsenen erfolgt die Bildung von Erythrozyten, Thrombozyten, Monozyten und Granulozyten im Knochenmark der platten Knochen; → *Knochenarten*. Die im Knochenmark liegenden Blutstammzellen (→ *Reticulumzellen*) können zu jeder der vier Arten von Blutkörperchen ausreifen. Nach der Ausreifung werden sie ins Blut eingeschleust.

Die Bildung von → *Lymphozyten* erfolgt in den → *lymphatischen* Organen. Auch sie werden nach der Ausreifung in das Blut, vorwiegend aber in die → *Lymphe* aufgenommen.

Blutdruck

Druck des Blutes auf die Wand der Blutgefäße. Man misst zwei Werte des Blutdrucks, den → *diastolischen* Wert (unterer, tiefster Wert) und den → *systolischen* (oberer, höchster Wert). Der Blutdruck wird in der Medizin nicht in → *Pascal*, sondern noch in der früher allgemein üblichen Einheit mmHg (Millimeter Quecksilbersäule) gemessen; Beispiel: Blutdruck 120/80 mmHg.

Blutfarbstoff, roter

(Hämoglobin), eisenhaltiger Farbstoff der roten → *Blutkörperchen (Erythrozyten)*. An den roten Blutfarbstoff wird der Sauerstoff für den Transport zu den Zellen gebunden.

Blutflüssigkeit

→ *Blutplasma*.

Blutgefäße

(umgangssprachlich: Adern), Sammelbezeichnung für → *Arterien*, → *Arteriolen*, → *Venen*, → *Venolen* und → *Kapillaren*.

Blutgerinnung

(Koagulation), Vorgang, bei dem flüssiges Blut fest wird (koagulieren = ausflocken, gerinnen). Die Gerinnungszeit des Blutes beträgt beim gesunden Menschen etwa 6 Minuten. Das Blut gerinnt durch das Zusammenwirken der verschiedenen → *Gerinnungsfaktoren*. Dabei entsteht aus dem → *Fibrinogen* des Blutplasmas das → *Fibrin*. Fibrin bildet ein Fasernetz, in dem die Blutkörperchen aufgefangen werden. Daraus entsteht das Blutgerinnsel *(Koagulum)*.

Blutgruppen

vier charakteristische Grundtypen des Blutes, die durch erbliche und zeitlebens unveränderliche Merkmale festgelegt sind.

Man unterscheidet die 4 sogenannten klassischen Blutgruppen (AB-Null-System) und deren Untergruppen. Die Blutgruppen unterscheiden sich durch ihre Erythrozyten-Eigenschaften, die sogenannten → *Blutgruppen-Antigene* und durch die im → *Blut-serum* befindlichen → *Blutgruppen-Antikörper*.

Blutgruppe	Antigen	Antikörper
0 (Null)	–	A + B
A	A	B
B	B	A
AB	A + B	–

Blutgruppen-Antigen

ein erbliches Merkmal der → *Erythrozyten*. Die an der Oberfläche der Erythrozyten befindlichen Antigene können sich mit den passenden → *Blutgruppen-Antikörpern* verbinden. Dadurch kommt es zur → *Agglutination*. Beispiel: Erythrozyten der Blutgruppe A agglutinieren durch den → *Blutgruppen-Antikörper* A der Blutgruppe B oder 0 (Null).

Blutgruppen-Antikörper

befinden sich im Blutserum und führen zur → *Agglutination* der → *Erythrozyten*, wenn sie mit dem passenden → *Blutgruppen-Antigen* zusammenkommen. Weil das Blutgruppen-Antigen A nicht mit dem Blutgruppen-Antikörper A zusammenkommen darf, ebenso das Blutgruppen-Antigen B nicht mit dem Blutgruppen-Antikörper B, darf nur Blut derselben → *Blutgruppe* übertragen werden.

Blutkoagulum

→ *Koagulum*.

Blutkonserve

Blut, das für eine → *Bluttransfusion* bereitgestellt ist und haltbar gemacht wurde.

Blutkörperchen

(auch: Blutzellen; → *Blut*); man unterscheidet die *roten* und die *weißen* Blutkörperchen sowie die *Blutplättchen*.

- *rote* Blutkörperchen (*Erythrozyten*): bikonkave (beiderseits nach innen gewölbte) Scheiben, sind Blutzellen ohne Zellkern. Sie enthalten den roten → *Blutfarbstoff Hämoglobin*; Aufgabe: O_2-Transport; Anzahl: 4 bis 5 Mio/mm³, d.h. je µl; Lebensdauer: etwa 100 Tage;

- *weiße* Blutkörperchen (*Leukozyten):* Sie enthalten einen Zellkern und sind farblose, eigenbewegliche Zellen. Zu den weißen Blutkörperchen gehören → *Granulozyten* und → *Monozyten* (Aufgabe: → *Phagozytose*) sowie → *Lymphozyten* (Aufgabe: → *Immunabwehr*); Anzahl: 6000 bis 8000 je mm³, d.h. je µl; Lebensdauer: wenige Tage;
- *Blutplättchen (Thrombozyten)*: farblose, unregelmäßig geformte Zellen. Die Blutplättchen leiten die → *Blutgerinnung* ein, indem sie das Enzym → *Thrombokinase* freisetzen; Anzahl: 200 000 bis 300 000 je mm³, d.h. je µl; Lebensdauer: wenige Tage.

Blutkörperchensenkungsgeschwindigkeit

(Abk.: BSG), Geschwindigkeit, mit der die → *Blutkörperchen* absinken. Die BSG ist ein Hinweis auf eine entzündliche Erkrankung.

Blutkreislauf

→ *Zirkulation* (auch: *Cirkulation*) des Blutes durch die → *Blutgefäße*. Man unterscheidet:

- *Lungenkreislauf* (auch: kleiner Kreislauf; Bild): Von der rechten Herzkammer über die → *Lungenarterien* zur Lunge und von dort über die Lungenvenen zurück zum linken Herzvorhof;

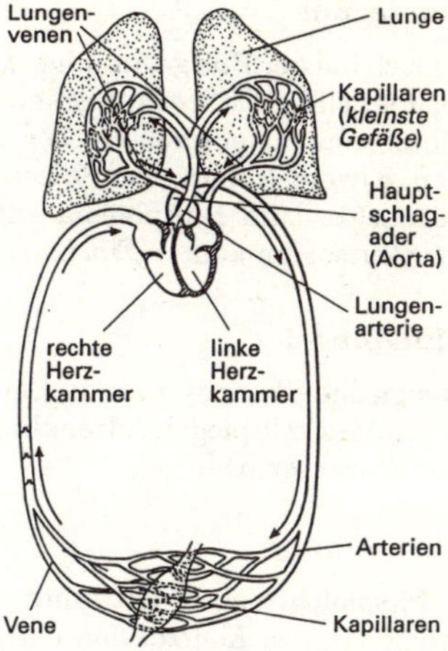

Abb.: Blutkreislauf

- *Körperkreislauf* (auch: großer Kreislauf; Bild): Von der linken Herzkammer über die → *Aorta* und anschließende Arterien zu den Organen und von dort über → *Venen* und schließlich die beiden Hohlvenen zurück zum rechten Herzvorhof.

Blutplasma

Blutflüssigkeit; etwa 55 % des Blutes besteht aus Blutplasma. Blutplasma setzt sich aus → *Blutserum* und → *Fibrinogen* zusammen.

Blutplättchen

(Thrombozyten), farblose, unregelmäßig geformte Zellen (Blutkörperchen). Sie leiten die → *Blutgerinnung* ein, indem sie das Enzym → *Thrombokinase* freisetzen.

Blutserum

die sich bei der Blutgerinnung absondernde gelblich-klare Flüssigkeit. Das Blutserum besteht aus Wasser, gelösten Eiweißstoffen und Salzen. Im Gegensatz zum Blutplasma enthält das Blutserum kein → *Fibrinogen.*

Blutspiegel

Menge eines Stoffes im Blut; Beispiele: Blutzuckerspiegel; Adrenalinspiegel; Cholesterinspiegel.

Blutstillung

1. Physiologische Blutstillung durch selbsttätige → *Kontraktion* der Blutgefäße und → *Blutgerinnung*;
2. Verfahren zur Stillung einer arteriellen oder venösen Blutung, z.B. als Folge eines Unfalls oder eines chirurgischen Eingriffs; Beispiele: → *Tamponade*, Naht der Wunde, Abbinden (→ *Ligatur*), → *Knochenbolzung*, medikamentös durch → *Hämostyptikum*.

Die Blutstillung verhindert weiteren Blutverlust.

Bluttransfusion

Übertragung von Blut eines Menschen (in Form einer → *Blutkonserve*) auf einen anderen.

Blutung

(Hämorrhagie), Austritt von Blut aus Blutgefäßen in das Gewebe (→ *Hämatom*) oder an die Körperoberfläche.

Blutungs-Index

Anzeigemöglichkeit (→ *Index*) für Blutungsneigung der → *Gingiva* im Zusammenhang mit der Mundhygiene; Beispiele:
→ *Papillen-Blutungs-Index* (PBI),
→ *Sulkus-Blutungs-Index* (SBI),
→ *Quigley-Hein-Index.*

B-Lymphozyten

(thymusunabhängige → *Lymphozyten*), Vorläufer der Antikörper bildenden → *Plasmazellen.*

bMF

Abk. nach BEMA: Besondere Maßnahmen beim Präparieren oder Füllen (z.B. Separieren, Beseitigen störenden Zahnfleisches, Anlegen von Spanngummi, Stilllegen einer übermäßigen Papillenblutung).

BMV-Ä

Abk. für: Bundesmantelvertrag – Ärzte.

BMV-Z

Abk. für: Bundesmantelvertrag – Zahnärzte.

Bolus

Bissen; Klumpen; in der Medizin: Bissen, der im Munde zum Schlucken vorbereitet ist.

Bonding-(Agent)

(sprich: *bonding-eidschent*), Haftvermittler (Klebemittel), z.B. für Composite-Füllungen. Das Bonding wird im Anschluss an die → *Säure-Ätztechnik* angewendet; → *Composites.*

Bonusheft

dient dem Versicherten als Nachweis für seinen Anspruch auf erhöhte Zuschüsse zum Zahnersatz nach § 30 Abs. 2 SGB V (Sozialgesetzbuch 5). In das Bonusheft werden eingetragen:
- zahnärztliche Untersuchung und
- Erhebung des → *Mundhygienestatus.*

Botenstoffe

→ *Hormone.*

Bq

Kurzzeichen für: → *Becquerel.*

Bracket

(von *bracket,* engl. = Arm, Träger, Stütze), festsitzendes Befestigungselement der KfO. Brackets werden entweder auf Bändern oder direkt auf dem Zahn befestigt.

Bradykardie

Verlangsamung der Herzfrequenz auf einen Wert von unter 60 je Minute.

Branchen

(sprich: *brangschen*; franz.), Teile einiger zahnärztlicher Instrumente; Beispiele: die beiden Greifarme (Branchen) von Zangen, Klemmen, Nadelhaltern.

Breitband-Antibiotikum

→ *Antibiotikum,* das gegen fast alle Bakterien und große Viren wirksam ist.

bronchial

die → *Bronchien* betreffend.

Bronchien

(Einzahl: der Bronchus), Äste der → *Luftröhre.* Die beiden Stammbronchien bilden zusammen mit den weiteren Verästelungen den sogenannten Bronchialbaum. An seinen Endästen befinden sich die → *Alveolen.*

Bronchiolen

kleine Äste der → *Bronchien.*

Brücke

(meist) festsitzender, an beschliffenen Zähnen bzw. an Wurzeln befestigter Zahnersatz. Die Teile einer Brücke sind: → *Brückenpfeiler,* → *Brückenkörper* und → *Brückenanker* (Abb.). Man unterscheidet → *Endpfeilerbrücke,* → *Freiendbrücke* und → *Schwebebrücke;* → *Inlaybrücke.*

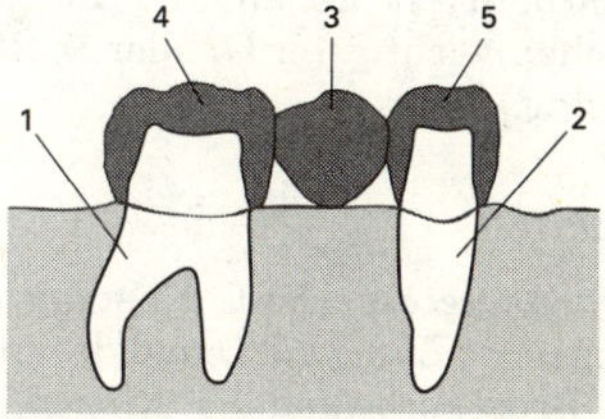

Abb.: Brücke
1 und 2 = Brückenpfeiler
3 = Brückenkörper
4 und 5 = Brückenanker
3, 4 und 5 = Brückenglieder

Brückenanker

der Teil einer Brücke, der → *Brückenpfeiler* und → *Brückenkörper* miteinander verbindet.

Brückenglieder

sind → *Brückenanker* (Symbol K), und → *Brückenkörper* (Symbol B). Die Brücke KBBK besteht aus zwei Brückenankern und zwei Brückenkörpern, ist also eine viergliedrige Brücke.

Brückenkörper

der Teil einer → *Brücke*, der die fehlenden Zähne ersetzt.

Brückenpfeiler

Teil einer → *Brücke*; Zahn, der zur Befestigung der Brücke dient. Der Zahnhalteapparat der Brückenpfeiler nimmt den Kaudruck auf, mit dem die Brücke belastet wird.

Brustbein

(Sternum), platter → *Knochen*. Das Brustbein ist neben den Beckenknochen wichtigster Ort der → *Blutbildung*.

Brustfell

(Pleura); *seröse* Haut, Überzug der Lungen (→ *Lungenfell*) und der inneren Brustkorbwand (→ *Rippenfell*). Zwischen Brustfell und Rippenfell befindet sich ein schmaler Spalt mit etwas Flüssigkeit. Durch die Haftung (Adhäsion) zwischen Lungen- und Brustfell wird die Lunge bei der Vergrößerung des Brustkorbs mitgedehnt (→ *Einatmung*).

Brustkorb

(Thorax), umschließt den Brustraum. Der Brustkorb wird gebildet durch die Brustwirbelsäule, die → *Rippen* und das → *Brustbein*.

Bruxismus

gewohnheitsmäßiges Knirschen mit den Zähnen; eine → *Parafunktion*.

BSE

Abk. für: *Bovine spongiform encephalopathia* (engl.), bei Rindern vorkommende, spongiforme (schwammartige) Viruserkrankung des Gehirns.

BSeuchG

Abk. für: → *Bundesseuchengesetz*.

BSG

Abk. für: → *Blutkörperchensenkungsgeschwindigkeit* (auch: Blutsenkungsgeschwindigkeit, auch Blutsenkungsreaktion; BSR).

BSHG

Abk. für: Bundessozialhilfegesetz.

Bst

Abk. nach BEMA: (Infrarot-) *Bestrahlung*, eine Wärmetherapie.

BtMG

Abk. für: Betäubungsmittelgesetz (Gesetz über den Verkehr mit Betäubungsmitteln).

BtMV

Abk. für: → *Betäubungsmittelverschreibungsverordnung*.

Bucca

die → *Wange*, Backe.

Bugo-Ä

Abk. für: Bundesgebührenordnung für Ärzte.

Bugo-Z

Abk. für: Bundesgebührenordnung für Zahnärzte.

BuK

Abk. für: Buchdrucker-Krankenkasse; eine AEV-Ersatzkasse; → *AEV*; → *Krankenkassen*.

bukkal

(auch: *buccal)*, in Richtung zur Wange (Backe).

Bundesseuchengesetz

(Abk.: BSeuchG): Gesetz über die Verhütung und Bekämpfung von übertragbaren Krankheiten beim Menschen (von 1982).

Bundeszahnärztekammer

(BZÄK) Zusammenschluss der Landeszahnärztekammern mit Sitz in Köln; Aufgabe: Förderung und Vertretung der gesundheitspolitischen und beruflichen Interessen der deutschen Zahnärzte.

BUrlG

Abk. für: Bundesurlaubsgesetz (Gesetz über den Mindesturlaub für Arbeitnehmer).

BVG

Abk. für: Bundesversorgungsgesetz.

BW

Abk. für: Bundeswehr; ein "Sonstiger Kostenträger"; → *Krankenkassen*.

BWS

Abk. für: Brustwirbelsäule.

BZÄK

Abk. für: → *Bundeszahnärztekammer*.

BZK

Abk. für: Bezirkszahnärztekammer.

Ca

1. Abk. für: *Carcinoma (→ Karzinom);*
2. chem. Zeichen für → *Calcium*.

CAD

Abk. für: Computer Aided Design (computerunterstützte dreidimensionale Darstellung); in der Zhk.: computerunterstützte Erfassung von Kavitäten mit anschließender computergesteuerter Fertigung eines *Inlays*.

Cadmium

chemisches Element; Zeichen: Cd; Schwermetall; Cadmium wirkt als → *Allergen*.

Caecum

Blinddarm; das Caecum ist der Anfangsteil des → *Dickdarms*.

Calcitonin

→ *Hormon* der → *Nebenschilddrüse*. Calcitonin senkt den Calcium-Spiegel im Blut; → *Blutspiegel*.

Calcium

(auch: Kalzium), ein Metall; chemisches Element; chem. Zeichen: Ca.

Calcium ist wichtig für die Blutgerinnung (Gerinnungsfaktor) sowie für die Erregung von Nerven und Muskeln. Es ist unentbehrlicher Baustein von Knochen und Zahnhartsubstanzen, v. a. in Form von → *Hydroxylapatit* (Calciumphosphat). Calcium ist ferner Bestandteil von Gips und von Medikamenten zur Pulpaüberkappung, → *Calciumhydroxid*.

Calciumhydroxid

(auch: *Kalziumhydroxid)*, $Ca(OH)_2$; Kalkwasser; gelöschter Kalk; Mittel zur Anregung der Bildung von Sekundärdentin (→ *Reizdentin*); Anwendung: bei Behandlung der → *vitalen* Pulpa; Präparate: *Dycal, Reogan.*

Calor

Wärme; Hitze (insbesondere als Symptom einer akuten Entzündung. Der Calor ist eines der fünf klassischen → *Entzündungszeichen.*

Canalis

Rinne; Kanal; röhrenförmiger Durchgang für Gefäß- und Nervenbündel durch einen Knochen.

Canalis incisivus

Nervenkanal im Oberkiefer hinter den mittleren Schneidezähnen; er endet am → *Foramen incisivum.*

Canalis mandibulae

(auch: *Canalis mandibularis),* der → *Unterkieferkanal*; er liegt zwischen dem → *Foramen mandibulae* und dem *Foramen mentale.*

Canalis radicis dentis

→ *Wurzelkanal* des Zahnes. Im Wurzelkanal befindet sich die → *Wurzelpulpa.*

Cancerophobie

(auch: Kanzerophobie), krankhafte Angst vor einer Krebserkrankung; → *Karzinom;* → *Phobie.*

Candida albicans

(weißer) Pilz, der vor allem auf der Schleimhaut vorkommt; Erreger der Infektionskrankheit → *Candidose.* Der Erreger wird erst durch besondere Bedingungen pathogen, z.B. nach Einnahme von Antibiotika, u. U. bei Einnahme der "Pille", in der Schwangerschaft und bei Abwehrschwäche, z.B. AIDS und Leukämie.

Candidose

(auch: Candida-Mykose oder Soor-Mykose), Pilzerkrankung durch Candida-Pilze (Familie der Sprosspilze); Beispiele: Candidose der → *Mundschleimhaut* oder der Scheide.

Candidose verursacht weiße, punkt- bis flächenförmige Beläge, z.B. im Mund, besonders beim Säugling und bei alten Menschen (Ursache: verringerte Abwehr).

Caninus

(Mehrzahl: *Canini)*, Kurzbezeichnung für: → *Dens caninus* (Eckzahn).

Caput

Haupt; Kopf; Beispiel: → *Caput mandibulae.*

Caput mandibulae

(auch: *Condylus)*, der → *Gelenkkopf* des Unterkiefers.

Carboxylat-Zement

ein Unterfüllungs- und Befestigungszement. Das Pulver besteht hauptsächlich aus Zinkoxid, die Flüssigkeit ist Polyacrylsäure; Präparate: *Bondal, Durelon.*

Carcinom

→ *Karzinom.*

Cardia

(auch: *Kardia;* lat.: Cor, griech: *cardia)*, das → *Herz.*

Cardiacum

das → *Kardiakum.*

Caries

lateinische Schreibweise für: → *Karies.*

Caries acuta

schnell verlaufende Form der → *Karies;* → *akut.*

Caries chronica

langsam verlaufende Form der → *Karies;* → *chronisch.*

Caries dentium

Zerstörung der Zahnhartsubstanzen; → *Karies;* deutsche Bezeichnung: Zahnfäule.

Caries media

mittlere (bis in die Mitte eines Zahnes), d.h. bis zum Zahnbein vorgedrungene → *Karies;* → *medial.*

Caries profunda

(Abk.: Cp.), tiefe (tief in das Zahnbein eingedrungene) → *Karies;* → *profundus.*

Caries superficialis

oberflächliche (nur im Schmelz liegende) → *Karies;* → *superficialis.*

Catgut

(auch: *Katgut*), organisches, resorbierbares Nahtmaterial; Verwendung: für chirurgische Nähte, die nicht entfernt werden können (in tieferen Gewebeschichten); → *resorbieren.*

Cave

(lat.): *Hüte Dich! Vorsicht! Vermeide!* Hinweis, z.B. bei Arzneimittelunverträglichkeit; Beispiel: *Cave Penizillin!*

Cavum

Höhle; Hohlraum; Beispiel: → *Cavum oris.*

Cavum dentis

(auch: *Cavum pulpae*), Pulpahöhle; Höhle im Zahn, in der die → *Pulpa* liegt.

Cavum oris

die → *Mundhöhle* (von *cavum*, lat. = Höhle und *os, oris*, lat. = der Mund).

Cavum oris proprium

eigentliche Mundhöhle *zwischen* den Zahnreihen und der Rachenenge. Den Raum vor den Zahnreihen nennt man → *Vestibulum oris;* → *Os.*

Cavum pulpae

andere Bezeichnung für → *Cavum dentis.*

Cellulae ethmoidales

die → *Siebbeinzellen.*

Cementum

das → *Zahnzement.*

Cerebellum

das → *Kleinhirn.*

cerebral

das Gehirn *(Cerebrum)* betreffend.

Cerebrum

das → Gehirn.

cervikal

(auch: *zervikal),* am Zahnhals *(→ Cervix)* gelegen.

Cervix

(auch: *Collum*), Nacken; Hals; halsförmiger Abschnitt eines Organs; Beispiele: → *Cervix dentis* (Zahnhals); *Cervix uteri* (Gebärmutterhals).

Cervix dentis

(auch: *Collum dentis),* der → *Zahnhals);* Übergangsstelle von der Zahnkrone zur Zahnwurzel; → *Cervix;* → *Collum.*

Charters-Technik

Methode der Zahnreinigung; → *Zahnputzmethoden*; eine Mundhygiene-Methode, die weniger eine Reinigung der Zähne als eine Zahnfleischmassage bewirkt. Bei der Charters-Technik wird die Zahnbürste in Richtung des → *Interdentalraumes* angesetzt. Vibrierende Bewegungen der Zahnbürste bewirken eine intensive Zahnfleischmassage.

Chemiklav

Gerät zur chemischen → *Sterilisation;* bevorzugtes → *Sterilisationsgut:* Instrumente aus → *thermolabilem* Material (z.B. Kunststoff) sowie optische Geräte (z.B. Endoskope).

Chemotherapeutikum

(Mehrzahl: Chemotherapeutika), Sammelbezeichnung für natürliche oder künstlich hergestellte Stoffe, die Krankheitserreger und Tumorzellen schädigen können; Beispiele: → *Sulfonamide,* → *Antibiotika,* → *Tuberculostatika,* → *Fungistatika,* → *Zytostatika* und Mittel gegen → *Parasiten.* Wirkungsweise: Das Chemotherapeutikum blockiert den Stoffwechsel von Mikroorganismen und von Tumorzellen.

Chemotherapie

1. Behandlung von Infektionskrankheiten mit → *Chemotherapeutika;*
2. Behandlung zur Wachstumshemmung von Tumorzellen; → *Zytostatika.*

Chirurg

Facharzt für → *Chirurgie.*

Chirurgie

Lehre von den operativen Eingriffen in der Medizin; → *Operation.*

chirurgische Infektion

→ *Infektion, chirurgische.*

ChKM

Abk. für: → *Chlorphenol-Kampfer-Menthol.*

Chlor

chemisches Element; Zeichen: Cl. Chlor gehört zur Gruppe der → *Halogene.*

Chloräthyl

(C_2H_5Cl; Aether chloratus), Flüssigkeit, die früher zur Oberflächen-Anästhesie verwendet wurde; → *Anästhesie.*

Chlorhexidin

chemisches Mittel mit plaquehemmender, → *bakterizider* Wirkung; → *Plaque.*

Chlorphenol-Kampfer-Menthol

(Abk.: ChKM), → *Antiseptikum* zur Desinfektion des infizierten Wurzelkanals.

Choleriker

reizbarer, jähzorniger Mensch.

Cholesterin

Fett, das die Leber produziert und das zusätzlich über Nahrungsmittel aufgenommen wird. Cholesterin ist wichtig für den Aufbau von Zellwänden, Hormonen und Gallensäuren.

Chromosomen

die in jedem Zellkern vorhandenen *Kernschleifen*. Die Chromosomen sind die Träger der Erbanlagen (Gene).

chronisch

langsam verlaufend; schleichend (bei Krankheiten); Beispiel: Parodontose ist eine chronische Erkrankung des Parodontiums; Gegensatz → *akut.*

chronisch-rezidivierend

langsam verlaufend und wiederkehrend; wiederholt auftretend (bei Krankheiten); → *chronisch;* → *rezidivierend.*

Ci

Abk. für: → *Curie* (frühere Einheit der → *Aktivität* einer radioaktiven Substanz) jetzt: → *Becquerel* (Bq).

Circulus vitiosus

sogenannter "Teufelskreis"; in der Medizin: Zusammentreffen verschiedener Krankheiten, die sich ungünstig beeinflussen oder die zweckmässige Behandlung einer krankhaften Störung verschlimmert eine andere Krankheit.

Cirkulation

→ *Zirkulation.*

Cl

chemisches Zeichen für: → *Chlor.*

Clostridium

→ *anaerober* → *grampositiver* sporenbildender → *Bazillus.* Chlostridien werden z.B. zur Prüfung von → *Sterilisatoren* verwendet; → *Sporenpäckchen.*

CO

chemische Formel für → *Kohlenmonoxid.*

Cofferdam

englische Schreibweise für → *Kofferdam.*

Coli

→ *Koli.*

Collum

→ *Cervix.*

Collum dentis

Zahnhals; → *Cervix dentis.*

Collum mandibulae

Unterkieferhals; Teil des aufsteigenden Astes am Unterkiefer, an dem sich der → *Gelenkkopf* des Kiefergelenks befindet.

Colon

der → *Dickdarm.*

Commotio

(auch: *Kommotio*), Erschütterung; Organschaden, der durch stumpfe Gewalteinwirkung entstanden ist, z.B. durch einen Sturz; → *Commotio cerebri.*

Commotio cerebri

Gehirnerschütterung; Schädigung des Gehirns *(Cerebrum)* durch ein stumpfes → *Trauma.*

Compacta

(auch: *Corticalis)*, der äußere, feste Teil des Knochens (Knochenrinde); Gegensatz: → *Spongiosa.*

Composites

(sprich: *komposaits*; auch: Komposites*)*, zahnfarbenes Füllungsmaterial; Mischung (Komposition) aus einem (organischen) Kunststoff und einem anorganischen Füllstoff, z.B. Quarz.

Man unterscheidet drei Gruppen von Composites:

1. *Makrofiller*: bestehen zu etwa 80 % aus feinsten Glas- oder Quarzsplittern; Verwendung: im Frontzahnbereich;

2. *Mikrofiller:* bestehen zu etwa 30 % feinster Kieselsäure und Acrylat; Verwendung: im Frontzahnbereich;

3. *Hybride:* Mischform aus Makrofiller und Mikrofiller; Vorteil: größere Härte; Nachteil: geringeres Abrasionsverhalten *(→ Abrasion)*; Verwendung: im Seitenzahnbereich.

Die Aushärtung der Composites erfolgt beim Einpastensystem mit Licht (Halogenlicht), beim Zweipastensystem durch chemische Katalysatoren.

Computertomographie

(Abk.: CT), Röntgen-Schichtaufnahmeverfahren, z.B. zur Lokalisation von Tumoren.

Concha nasalis inferior

die untere → *Nasenmuschel.*

Condylus

(auch: *Kondylus),* der → *Gelenkkopf.*

contra..., Contra

(auch: → *kontra*) Vorsilbe mit der Bedeutung von: gegen; entgegengesetzt; Beispiele: → *Kontrazeption (*Empfängnisverhütung); → *Kontraindikation.*

Cor

(lat.: *Cor;* griech: *cardia),* das → *Herz.*

Corium

die → *Lederhaut.*

Corona

Kranz; → *Krone;* → *Corona dentis.*

Corona dentis

Zahnkrone; der sichtbare Teil des Zahnes, d.h. der nicht vom Zahnfleisch bedeckte Teil.

coronal

(auch: *koronal),* die → *Krone* betreffend.

Corpus

der Körper; Beispiel: → *Corpus mandibulae.*

Corpus mandibulae

der → *Unterkieferkörper;* Teil des Unterkiefers (ohne die aufsteigenden Äste).

Corpus maxillae

Oberkieferkörper; → *Maxilla.*

Corticalis

andere Bezeichnung für → *Compacta* (der äußere Teil eines Knochens).

Corticoide

chemische Verbindungen mit → *Kortison;* in der Zhk.: z.B. als Füllungsmaterial für Wurzelkanäle und Medikamente gegen → *marginale* Entzündungen.

Cortison

das → *Kortison.*

Cover-denture-Prothese

(kurz: *Cover denture;* sprich: *kawerdentscher*), sog. Deckprothese; → *Prothese,* die aussieht wie eine Totalprothese, weil die noch vorhandenen natürlichen und → *parodontal* geschädigten Zähne mit *Teleskopen* versorgt sind und durch die Prothese überdeckt werden; von *Cover* (engl.) = Abdeckung.

Cp

1. Abk. für: → *Caries profunda;*
2. Abk. nach BEMA: Indirekte Überkappung zur Erhaltung der gefährdeten Pulpa.

Cp-Behandlung

Behandlungsmaßnahme zur Vitalerhaltung der → *Pulpa* bei → *Caries profunda,* z.B. mit Calciumhydroxid.

cranial

(auch: kranial) kopfwärts (in Richtung des → *Cranium*) gelegen.

Cranium

der → *Schädel.*

Creep-Verhalten

(sprich: *kriip*; engl. = kriechen, kaltfließen) spezielle Materialeigenschaft; plastische Formveränderung eines Materials, z.B. "Kriechen" von → *Amalgamen* unter Belastung, insbesondere unter Druck.

CT

Abk. für: → *Computertomographie* bzw. Computertomogramm.

Curettage

→ *Kürettage.*

Curie

(Abk.: Ci), frühere Einheit der → *Aktivität* (einer radioaktiven Substanz); 1 Curie = 1 Ci = $3{,}7 \cdot 10^{10}$ Bq (→ *Becquerel*).

Cutis

die → *Haut*; Oberbegriff für → *Oberhaut (Epidermis)* und → *Lederhaut (Corium).* Die Unterhaut heißt *Subcutis.*

d

Abk. für: → *distal.*

DAB

Abk. für: Deutsches Arzneimittelbuch.

DAK

Abk. für: Deutsche Angestellten-Krankenkasse; eine VdAK-Ersatzkasse; → *VdAK*; → *Krankenkassen.*

Darmflora

→ *Bakterienflora.*

Darmzotten

(Villi intestinales), Ausstülpungen der Schleimhaut des → *Dünndarms.* Sie vergrößern dessen Oberfläche. Jede Zotte enthält Kapillaren und ein Lymphgefäß. Über die Darmzotten werden die Nahrungsbestandteile aufgenommen (→ *Resorption*).

Dauerausscheider

Personen, die etwa 10 Wochen nach Überstehen einer → *Salmonellose* noch Salmonellen (mit dem Kot) ausscheiden.

DD

Abk. für: → *Differentialdiagnose.*

de..., De...

Vorsilbe mit der Bedeutung: weg, ent-, von... weg, von... herab; Beispiele: → *dekontaminieren;* → *Demineralisation;* → *Deformation.*

Debilität

allgemein: geistige Schwäche; angeborener oder erworbener Intelligenzdefekt; geringster Grad des Schwachsinns.

Deckbiss

→ *Bissanomalie* (häufig vererbt), bei der in Okklusionsstellung die oberen Frontzähne die unteren überdecken.

Deckprothese

→ *Cover-denture-Prothese.*

defekt

fehlerhaft, mangelhaft, beschädigt.

Defekt

1. Fehler; Mangel; Beschädigung; Ausfall einer Sinnesfunktion;
2. in der Zhk.: erkrankter Bereich; Beispiele: → *kariöse* Stelle an einem Zahn; Knochendefekt.

Defektheilung

Heilung von Wunden unter Bildung von Narben.

Defektprothese

in der Zhk.: → *Prothese*, die – zusätzlich zum Ersatz von Zähnen – auch fehlende Gewebe (z.B. durch Krebs zerstörte Alveolarknochen) ersetzt; → *Epithese.*

Defibrillation

Regulierung des Herzrhythmus; Methoden:
- mechanisch, z.B. durch → *Herzmassage*,
- medikamentös, z.B. durch *Antiarrhythmika*, z.B. *Sotalex*;
- durch Elektroschock (mit Hilfe des → *Defibrillators).*

Anwendung: Maßnahme bei → *Kammerflimmern.*

Defibrillator

elektromedizinisches Gerät, das durch Anwendung elektrischer Impulse hoher Intensität (Stärke) ungeordnete Bewegungen von Muskelfasern des Herzmuskels in geordnete Bewegungen (Kontraktion, → *Systole*) überführt; Anwendung: bei → *Kammerflimmern* (ein Notfall).

definieren

erklären; bestimmen; festlegen; → *Definition.*

Definition

Begriffsbestimmung; genaue Beschreibung; Erklärung; Beispiel: Definition der → *WHO* zum Begriff "Gesundheit": *Gesundheit ist der Zustand des völligen körperlichen, geistig-seelischen und sozialen Wohlbefindens.*

definitiv

endgültig; bestimmt; Beispiel: definitive Füllung (= endgültige Füllung); Gegensatz: → *temporär.*

Deformation

1. Form- oder Gestaltveränderung (ins Schlechte); Verformung; Verunstaltung; Beispiel: Wirbelsäulendeformation;

2. in der Zhk.: z.B. Formveränderung des Oberkieferknochens durch Lutschen oder Mundatmung; Beispiel einer derartigen Deformation: → *Kompressionsanomalie.*

Degeneration

(von Zellen, Geweben oder Organen); Entartung von Zellen;
Beispiel 1: Ersatz vollwertiger (voll funktionsfähiger) Zellen durch nicht funktionsfähige, wie z.B. bei der → *Defektheilung;*

Beispiel 2: Degeneration von Nervenfasern nach Durchtrennung oder Kompression von Rückenmarksnerven; Folgen: Lähmungen und/oder Störungen der → *Sensibilität* (Querschnittslähmung); Gegensatz: → *Regeneration.*

degenerativ

die → *Degeneration* betreffend; auf Degeneration aufbauend; Beispiel: eine degenerative Entwicklungsstörung wie → *Lippen-Kiefer-Gaumenspalte* (Wolfsrachen).

Dehiszenz

das Aufklaffen, Auseinanderklaffen;
1. → *lokaler,* nicht entzündlicher Abbau des → *Parodontiums;* meist → *vestibulär* auftretender, freiliegender Zahnhals (dreieckförmig); → *Rezession;*
2. Auseinanderklaffen einer Wunde, z.B. wenn sich eine Naht gelöst hat.

Dekontamination

Entgiftung; Sammelbezeichnung für alle Maßnahmen, um (Umwelt-) Schäden aus radioaktivem, chemischem oder biologischem Material möglichst vollständig zu beseitigen. Nach Strahlenunfällen ist eine Dekontamination erforderlich; Gegensatz: → *Kontamination.*

Dekubitus

(auch: Decubitus) Druckgeschwür;
1. Wundliegen; Wunde infolge zu langer Bettlägerigkeit; Beispiel: Dekubitus am Steißbein eines Schwerkranken;

2. in der Zhk.: Geschwür, das durch zu großen Druck auf die Schleimhaut entsteht; "Druckstelle" durch Zahnersatz.

Delirium

Zustand geistiger Verwirrung mit Wahnvorstellungen; Beispiel: Entzugs-Delirium bei Alkoholabusus; → *Abusus.*

Demenz

(auch: Dementia), Verlust erworbener intellektueller Fähigkeiten als Folge einer Hirnschädigung; Symptome: Gedächtnisstörungen, Denkstörungen, Orientierungsstörungen und mit Veränderung der Persönlichkeit einhergehend; Beispiele: Alkoholdemenz oder Altersdemenz, z.B. bei → *Alzheimer-Krankheit.*

Demineralisation

Entmineralisierung; Verlust des Körpers an Kalk und anderen Mineralstoffen, z.B. nach Durchfall; Entkalkung von Knochen und Zähnen bei → *Rachitis.*

Denaturierung

1. "Gerinnen" von Eiweißkörpern, z.B. durch Erhitzen; der Stoff wird dabei → *irreversibel* verändert; Beispiel: "Gerinnung" von Eiweißkörpern, z.B. Krankheitserregern, durch Erhitzen (Thermodesinfektion) oder durch Einwirkung chemischer Mittel, z.B. Desinfektionsmittel. Eiweiß wird dadurch irreversibel verändert;

2. chemisches Verändern von Stoffen ("vergällen" = ungenießbar machen); Beispiel: Denaturierung von Alkohol (durch Zugabe von Holzgeist) oder von Salzen (durch Zugabe von Eisensalzen).

Dendriten

(Einzahl: der Dendrit), kurze Fortsätze einer → *Nervenzelle*. Dendriten dienen der Vernetzung der Nervenzellen untereinander.

Dens

(Mehrzahl: *Dentes),* → *Zahn.*

Dens bicuspidatus

zweispitziger (zweihöckeriger) Zahn; frühere Bezeichnung für → *Prämolar.*

Dens caninus

(kurz: *Caninus),* → *Eckzahn.*

Dens incisivus

(auch: *Inzisivus);* → *Schneidezahn.*

Dens molaris

großer (oder hinterer) Mahlzahn; kurz: → *Molar.*

Dens prämolaris

(auch: *Dens bicuspidatus*), kleiner (vorderer) Mahlzahn; → *Prämolar.*

dental..., Dental...

die Zähne betreffend; zu den Zähnen gehörend; Beispiele: Dentallabor, *Dentalgie (Zahnschmerzen).*

Dental-Hygienikerin

(DH), zahnärztlicher Assistenzberuf nach amerikanischem Vorbild auf der Basis einer Aufstiegsfortbildung (seit 1994); Voraussetzungen: abgeschlossene Ausbildung zur Zahnarzthelferin (ZH) und abgeschlossene Fortbildung sowohl als → *Prophylaxehelferin* wie auch als → *Zahnmedizinische Fachhelferin (ZMF).*

Dental hygienist

(sprich *dentel haidschenist),* Berufsbezeichnung für zahnmedizinische Fachhelfer/in (ZMF) in der Schweiz, Großbritannien und den USA.

Dentallabor

Großhandlung für Zahnarztbedarf.

Dentes

Mehrzahl von → *Dens*, der Zahn; z.B. bei *Dentes decidui* (Milchzähne) oder bei *Dentes permanentes* (bleibende Zähne).

Dentes decidui

die → *Milchzähne*; die Summe der Milchzähne nennt man das Milchgebiss; → *Gebiss.*

Dentes permanentes

die bleibenden Zähne; die Summe der bleibenden Zähne nennt man das bleibende → *Gebiss.*

Dentimeter

zahnärztliches Instrument zum Messen des Zahnumfangs (mit Hilfe eines Metalldrahtes).

Dentin

(auch: *Dentinum*), das → *Zahnbein;* knochenähnliche Hartsubstanz des Zahnes. Das Dentin wird im Kronenteil des Zahnes vom Schmelz, in seinem Wurzelteil vom → *Zement* bedeckt.

Dentinanästhesie

ein spezielles Verfahren (→ *Anästhesie*), um die Schmerzempfindlichkeit des → *Dentins* (Zahnbeins) herabzusetzen oder auszuschalten.

Dentin-Conditioner

eine Säure, mit der das → Dentin angeätzt wird.

Dentinkanälchen

(Dentin-Tubuli) durchziehen das *Dentin* (Zahnbein) von der Pulpawand zur Schmelz-Dentin-Grenze. In den Dentinkanälchen befinden sich Dentinliquor, Nervenfasern und Fortsätze der dentinbildenden Zellen (→ *Odontoblastenfortsätze).*

Dentinliquor

Flüssigkeit in den → *Dentinkanälchen;* → *Liquor.*

Dentinogenesis imperfecta

(auch: *Glaszähne*; auch: *Stainton*-Syndrom), erbliche Zahnfehlbildung; der Zahn erscheint bläulich-transparent, die Wurzeln sind verkürzt.

Dentinum

das → *Dentin* (Zahnbein).

... dentis

"des Zahnes", z.B. *Cervix dentis* (= Hals des Zahnes, Zahnhals) oder *Corona dentis* (= Krone des Zahnes, Zahnkrone).

Dentist

frühere Berufsbezeichnung für Zahnärzte ohne Universitätsausbildung; englischsprachige Bezeichnung für Zahnarzt/Zahnärztin.

Dentitio

lat. Bezeichnung für → *Dentition* (Zahndurchbruch); → *Durchbruchszeiten.*

Den Durchbruch der → *Milchzähne* nennt man erste Dentition; den Durchbruch der → *bleibenden Zähne* nennt man zweite Dentition.

Dentitio difficilis

(von *difficilis*, lat. = schwierig), erschwerter Zahndurchbruch; → *Durchbruchszeiten.* Dentitio difficilis tritt auf:

1. beim Durchbruch der Milchzähne;
2. beim Durchbruch der Weisheitszähne (infolge Platzmangel).

Dentitio praecox

(von *praecox*, lat. = verfrüht), verfrühter (vorzeitiger) Zahndurchbruch; → *Durchbruchszeiten.*

Dentitio senilis

Zahndurchbruch in höherem Alter als normal, z.B. im Erwachsenenalter.

Dentitio tarda

(von *tardus*, lat. = langsam, verspätet), verzögerter (verspäteter) Zahndurchbruch bei Erwachsenen, z.B. nach → *Rachitis*; → *Durchbruchszeiten.*

Dentition

(lat.: *Dentitio),* Zahndurchbruch; Zahnung; Zahnen; → *Durchbruchszeiten.*

Den Durchbruch der Milchzähne nennt man erste Dentition.

Den Durchbruch der bleibenden Zähne nennt man zweite Dentition.

dentogen

(auch: *odontogen*), von den Zähnen ausgehend; Beispiel: dentogene Zyste.

Depot

(sprich: *depo);*

1. Aufbewahrungsort; Ablagerung; Beispiel: Depotfett (bei Überernährung in der Unterhaut gespeichertes Fett);

2. in der Zhk.: Kurzbez. für → *Dentaldepot.*

Depot-Präparat

(auch: Langzeitpräparat), Arzneimittel, das anstelle mehrerer Einzelgaben in einer einmaligen Gabe verabreicht wird; Beispiel: *Depot-Insulin.*

Depotpräparate haben eine längere Wirkungsdauer durch verzögerte Freisetzung; → *Präparat.*

Depression

seelische Verstimmung; gedrückte Stimmung; Niedergeschlagenheit; Krise; Neigung zu Selbstmord; Behandlung z.B. mit einem → *Antidepressivum.*

Derivat

chemische Verbindung, die aus einer verwandten Verbindung entstanden ist; Abkömmling; Beispiel: *Heroin* ist ein Derivat des Morphiums.

Derma

(auch: → *Cutis),* → *Haut*; das Derma als äußere Umhüllung des Körpers dient dem Schutz vor Umwelteinflüssen, der Wärmeregulation, der Ausscheidung, z.B. von Wasser (Schweiß) sowie der Wahrnehmung von Sinnesreizen.

Dermatitis

(Mehrzahl: *Dermatitiden),* Entzündung der Haut; → *Derma.*

Dermatologe

Facharzt für Hautkrankheiten; Hautarzt; → *Derma.*

descendens

(auch: deszendens), absteigend; Beispiel: *Colon descendens (→ Dickdarm); Gegensatz;* → *ascendens.*

Desinfektion

Maßnahme, die einen Gegenstand in den Zustand versetzt, dass er nicht mehr infizieren kann.

Bei der Desinfektion werden → *pathogene* Mikroorganismen abgetötet oder vermehrungsunfähig gemacht.

Man unterscheidet
- *chemische* Desinfektion: Desinfektion mit Hilfe von Chemikalien (→ Desinfektionsmittel);
- *physikalische* Desinfektion:
  1. durch Hitze; Beispiele: → *Thermodesinfektor*; Auskochen bei 100 °C, Bügeln (von Wäsche) bei 100 bis 150 °C;
  2. durch Strahlen (→ *ultraviolette* Strahlung).

Desinfektionsmittel

Stoffe, die Krankheitserreger so sehr schädigen, dass diese nicht weiterleben können: → *Desinfektion*.

Einteilung der Desinfektionsmittel:

1. *nach der Wirkung*: eiweißfällende (Beispiel: Alkohol), ätzende (Beispiele: Säuren und Laugen), oxidierende (Beispiele: Wasserstoffperoxid, Jod);
2. *nach der Verwendungsart*: Desinfektionsmittel für
   - Haut und Hände,
   - Räume und Möbelflächen,
   - Instrumente und
   - Absauganlagen;
3. *nach dem* → *Wirkungsspektrum*: Beispiele: → *bakterizid*, → *tuberkulozid*, → *fungizid*, → *antiseptisch*.

desinfizieren

keimarm machen; Definition nach DAB:

"Desinfizieren heißt, totes oder lebendes Material in den Zustand versetzen, dass es nicht mehr infizieren kann"; → *Desinfektion*.

Desmodont

(auch: *Periodontium*; Mehrzahl: *Desmodontien*), die → *Wurzelhaut*.

desorientiert

verwirrt (zeitlich, örtlich, persönlich); Beispiel: desorientierte Person.

Desoxidation

→ *Reduktion*.

Desoxiribonukleinsäure

(sprich: *Des-oxi-ribo-nukle-in-säure*; Abk: DNS oder DNA), Kurzwort aus → *Desoxidation* und → *Ribonukleinsäure* (im Zellkern vorhandene Nukleinsäure). Die DNS bildet bei den meisten Lebewesen das genetische Erbmaterial; → *Gene*.

Destillation

Trennung flüssiger Stoffe durch Verdampfung mit anschließender Wiederverflüssigung. Feste Bestandteile, z.B. Salze, bleiben zurück; Anwendung: Entmineralisierung von Wasser zu → *Aqua destillata*.

Destruktion

Zerstörung; Beispiel: Destruktion des Zahnhalteapparates durch eine Entzündung.

Detergenzien

(auch: Detergentien), frühere Bezeichnung für: → *Tenside*.

Detritus

Reste von zerfallenem Gewebe oder zerfallener Zellen.

Dev

Abk. nach BEMA: Devitalisieren (→ *Devitalisation*) einer Pulpa einschließlich des Verschlusses der → *Kavität*.

devital

1. leblos, abgestorben, abgetötet;
2. in der Zhk.: Zahn ohne lebende → Pulpa, wobei das → *Parodontium* jedoch → vital ist.

Devitalisation

Abtötung der → *Pulpa* mit chemischen Mitteln, z.B. mit *Toxavit*. Auf die Devitalisation folgt entweder die → *Mortalamputation* (bei Milchzähnen) oder die → *Mortalexstirpation*.

dexter

(lat.) = rechts; Beispiel: *Arteria carotis dextra* (rechte Halsschlagader); Gegensatz: *sinister* (= links).

Dextrose

(auch: *Glukose*), Traubenzucker; → *Einfachzucker*.

DGHM

Abk. für: Deutsche Gesellschaft für Hygiene und Mikrobiologie.

DGHM-Liste

Liste der → *DGHM* mit auf Bakterien- und Pilzwirksamkeit geprüften Desinfektionsmitteln.

DGZMK

Abk. für: Deutsche Gesellschaft für Zahn-, Mund- und Kieferheilkunde.

DH

Abk. für: → *Dental-Hygienikerin*.

dia..., Dia...

Vorsilbe mit der Bedeutung: durch, hindurch, zwischen; auseinander; Beispiel: → *Diastema*.

Dia

Abk. nach BEMA: Lösen, Verlegen und Fixieren des Lippenbändchens und Durchtrennen des Septums bei echtem → *Diastema*.

Diabetes

Kurzbezeichnung für: → *Diabetes mellitus*.

Diabetes mellitus

"Zuckerkrankheit"; der *Diabetes mellitus* ist eine Störung des Kohlenhydratstoffwechsels mit erhöhtem Blutzuckerspiegel durch Mangel an → *Insulin*. Folgen (Beispiele): Neigung zu → Parodontopathien und Wundheilungsstörungen.

Diagnose

Erkennung und Benennung von Krankheiten; Krankheitsbezeichnung; → *Differentialdiagnose*.

Diagnostik

Lehre von der Erkennung und systematischen Benennung von Krankheiten; Beispiel: Röntgendiagnostik (Beurteilung von Röntgenaufnahmen).

diagnostisch

eine → *Diagnose* betreffend; auf eine Diagnose bezogen; Beispiel; diagnostische Maßnahmen wie → *Vitalitätsprüfung.*

Dialyse

physikalisches Verfahren, bei dem das Blut von Stoffen befreit wird, die die Niere nicht mehr ausscheiden kann; Beispiel: Harnstoff. Die Dialyse wird meist mit Hilfe einer “künstlichen Niere” durchgeführt.

Diaphragma oris

der → *Mundboden.*

Diaphyse

das “Mittelstück”, d.h. der Schaft eines Röhrenknochens; → *Knochen.*

Diastema

(auch: *Diastema mediale),* angeborener Abstand (Lücke) zwischen den oberen mittleren Schneidezähnen.

Diastole

Erschlaffung des Herzmuskels mit Blutfüllung der Herzkammern (Saugphase). Die Diastole ist Teil der → *Herzperiode;* Gegensatz: → *Systole.*

Diät

(Mehrzahl: *Diäten*), eine (dem Kranken) angepasste Ernährungs- und Lebensweise; Schonkost; Beispiel: Leberdiät nach Hepatitis.

Diathermie

→ *Hochfrequenztherapie.*

Diathese

erhöhte Bereitschaft des Körpers für bestimmte Krankheiten, z.B. Neigung zu Blutungen; → *hämorrhagische* Diathese.

Dickdarm

(das *Colon*); der etwa 1,5 m lange Dickdarm liegt überwiegend im unteren Bauchraum und beginnt mit dem Blinddarm, an dem sich der etwa 6 cm lange → *Wurmfortsatz (Appendix)* befindet. An der Einmündungsstelle des Dünndarms in den Dickdarm befindet sich eine Klappe.

An den Blinddarm schließt sich ein aufsteigender Ast *(Colon ascendens)*, ein quer verlaufender Ast (*Colon transversum*), ein absteigender Ast (*Colon descendens*) und schließlich ein S-förmiger Teil des Dickdarms (*Sigma*) an, der in den Mastdarm (*Rektum*) übergeht.

Die Hauptaufgabe des Dickdarms ist die Eindickung des Darminhaltes zur Kotbildung. Dabei wird dem Darminhalt Wasser entzogen und in die Blutbahn übergeführt. Ausscheidung des Kotes.

different

verschieden, unterschiedlich, ungleich; Beispiel: weiße Blutkörperchen sind in Form, Anzahl und Wirkungsweise different. Die Darstellung der verschiedenen Blutkörperchen erfolgt durch das Differentialblutbild (→ *Blutbild*); Gegensatz: → *indifferent.*

Differentialdiagnose

(Abk.: DD), Unterscheidung und Abgrenzung ähnlicher Krankheiten; → *Diagnose.*

Differenzierung

das Betonen von Unterschieden; Verfeinerung; unterschiedliche Entwicklung ursprünglich gleicher Teile, z.B. von Zellen. Embryonale Zellen differenzieren sich zu Zellen mit bestimmten Aufgaben; → *Gewebe.*

diffundieren

eindringen; durchdringen; Beispiel: Sauerstoff (O_2) diffundiert durch Zellwände.

diffus

ohne feste Umgrenzung; ausgedehnt; Beispiel: Diffuse Entzündung des Bindegewebes bei → *Phlegmone*; Gegensatz: → *zirkumskript.*

Diffusion

das von selbst erfolgende, allmähliche Vermischen von Gasen, Flüssigkeiten oder Lösungen; → *Osmose.*

Digestion

die → *Verdauung.*

digital

1. in der Medizin: "mit dem Finger" (tastend); Beispiel: digitale Kompression (vorübergehendes Abdrücken von Arterien bei starken Blutungen mit Hilfe des Fingers);
2. Darstellung eines Signals mit Hilfe von Zahlen; Beispiel: digitale Darstellung von Informationen mit Hilfe des PC's; Gegensatz zu 2: → *analog.*

Digitales Röntgen

Erfassung der Messwerte des Röntgenbildes (Schwarzweiß-Rasterbild) und Umsetzung jedes Messwertes in ein → *digitales* Signal durch eine Elektronik, d.h. die Hell-Dunkel-Töne des Bildes werden als elektrische Signale gespeichert und können wieder abgerufen werden; Vorteile:

- sofortige Bildbetrachtung (am Monitor),
- Möglichkeiten der Bild-Nachbearbeitung, z.B. Fenstertechnik,
- Vergrößerung von Bildausschnitten,
- nachträgliche Veränderung von Kontrast und Helligkeit,
- Daten beliebig oft reproduzierbar und speicherbar.

In naher Zukunft: Versendung von Bildern und Befunden an Kliniken bzw. niedergelassene Ärzte über ISDN-Leitung oder Satellit (Stichwort: Teleradiologie).

Dilatation

Erweiterung eines Hohlorgans, z.B. von Gefäßen; → *Vasodilatation.*

dilatieren

erweitern; → *Dilatation.*

Dimension

Ausdehnung (im Sinne von Länge, Breite und Höhe).

DIN

Abk. für: Deutsches Institut für Normung; ursprünglich: Deutsche Industrie-Norm. Mit DIN werden → *Normen* gekennzeichnet; Beispiele: Normung von Papierformaten und von Röntgenfilmen.

Diplokokken

paarweise zusammenhängende, kugelförmige → *Bakterien*; Beispiel: Die Erreger einer bakteriellen Lungenentzündung *(Pneumokokken).*

direkte Infektionswege

→ *Tröpfchen-Infektion* und → *Kontakt-Infektion;* → *Infektionswege.*

Disaccharide

(sprich: *di-saccaride*); → *Doppelzucker.*

Discus articularis

→ *Gelenkscheibe*; runde knorpelige Zwischenscheibe, z.B. des Kiefergelenks.

Dislokation

Verschiebung; Veränderung der (normalen) Lage; Beispiel: Dislokation der Bruchenden bei gebrochenen Knochen; → *Fraktur.*

disloziert

verschoben; verrenkt; nicht an der richtigen Stelle; → *Dislokation.*

Dispenser

Dosiereinrichtung für Quecksilber.

Disposition

in der Medizin: → *physische* und → *psychische* Verfassung; Anlage bzw. Empfänglichkeit des → *Organismus* für eine Krankheit; Krankheitsbereitschaft.

disseminiert

ausgestreut; ausgebreitet; Beispiel: disseminierte → *Metastasen* eines → *malignen* Tumors.

Dissoziation

Trennung; Zerfall; Beispiel: Dissoziation von gelösten Salzen. Dabei entstehen positiv und negativ geladene → *Ionen;* Gegensatz: → *Assoziation.*

distal

1. "von der Mitte des Kiefers entfernt"; Beispiel: distale Flächen am Zahn; Gegensatz: → *mesial;*
2. körperfern; weiter vom Rumpf weg; Beispiel: das distale Ende des Oberarmknochens ist Teil des Ellbogengelenks; Gegensatz: → *proximal.*

Distalbiss

Rückbiss; → *Anomalie* des Gebisses in → *sagittaler* Richtung, wobei der Unterkiefer weiter zurück liegt als normal (→ *Angle-Klasse II*).

Distalisierung

(auch: Distalisation), kieferorthopädische Bewegung eines Zahnes nach → *distal.*

disto...

nach (in Richtung von) → *distal* (in Verbindung mit anderen Richtungen); Beispiel: → *disto-bukkal* oder → *disto-labial.*

disto-bukkal

nach hinten und wangenwärts; → *bukkal.*

disto-labial

nach hinten und lippenwärts; → *labial.*

disto-lingual

nach hinten und zungenwärts; → *lingual.*

Distomolar

(auch: → *Retromolar)*, hinter dem Weisheitszahn liegender, überzähliger → *Molar.*

disto-oral

nach hinten und zur Mundhöhle gerichtet.

Distorsion

Zerrung, Überdehnung (von Bändern).

disto-vestibulär

nach hinten und zum Mundvorhof gerichtet; → *Vestibulum.*

divergieren

1. abweichen; auseinandergehen; Beispiele: divergierende Meinung (anderer Meinung sein); divergierende Augen (Schielen);
2. in der Zhk.: divergieren von Pfeilerzähnen, die in ihrer Achsrichtung nicht übereinstimmen; Gegensatz: → *konvergieren.*

DNA

Abk. der engl. Bezeichnung (von DNS): *Deoxiribonucleic acid;* → *Desoxiribonukleinsäure.*

DNS

(engl. auch: DNA), Abk. für: → *Desoxiribonukleinsäure.*

Dokumentation

Beweisführung durch Dokumente (Urkunden, amtliche Schriftstücke); Beispiel: Dokumentation des Behandlungsablaufs auf der Karteikarte.

Dolor

(Mehrzahl: *Dolores)*; → *Schmerz(en).* Der Dolor ist eines der fünf klassischen → *Entzündungszeichen.*

Dolor post (extractionem)

(auch: *Dolor post operationem*); "Nachschmerz"; Schmerz nach einer → *Extraktion* oder einer → *Operation.*

dominant

vorherrschend; sich anderen gegenüber durchsetzend; Beispiel: dominantes Merkmal (in der Vererbungslehre); Gegensatz: → *rezessiv.*

Doppelabformung

(auch: Doppelabdruck), → *Abformung,* bei der zwei Abformmaterialien mit unterschiedlicher *Konsistenz* (Beschaffenheit), nämlich ein schwerfließendes und ein leichtfließendes Material (→ *Phase*), verwendet werden.

Beispiele: → *Elastomere* und → *Hydrokolloide.*

Doppelabformung wird für die Fertigung von Inlays, Kronen, Brücken und partiellen Prothesen durchgeführt; Arten:

- *Doppel-Mischabformung*: beide Abformmaterialien werden *in einem* Arbeitsgang verarbeitet.
- *Korrekturabformung*: dabei wird zuerst mit dem schwerfließenden Material abgeformt und nach dessen Aushärtung mit dem leichtfließenden (sog. zweizeitige Abformung).

Doppelabformung nennt man auch *ringlose* Abformung – im Gegensatz zur → *Ringabformung*.

Doppelkrone

→ *Konuskrone*, → *Teleskopkrone*.

Doppelzucker

(Disaccharide), aus zwei → *Einfachzuckermolekülen* aufgebautes Kohlenhydrat. Wichtige Doppelzucker sind Rohrzucker und Rübenzucker (Saccharose), Malzzucker (Maltose) und Milchzucker (Lactose).

dorsal

(von *dorsus*, lat. = der Rücken); rückwärts; dem Rücken zugelegen; den Rücken betreffend; Gegensatz: → *ventral*.

dosieren

zuteilen; zumessen; eine entsprechende Arznei abmessen; (→ *Dosis*).

Dosimeter

Gerät zur Ermittlung der → *Dosis* radioaktiver Strahlen, der Personen (Röntgenpersonal) ausgesetzt sind; Beispiel: Strahlenplakette.

Dosis

ärztlich verordnete Einzelgabe einer Arznei bzw. verabreichte Strahlenmenge (Röntgendosis); Beispiele: Minimaldosis; Strahlendosis.

Down-Syndrom

(auch: → *Trisomie* 21; früher wurde die diskriminierende Bezeichnung "Mongolismus" verwendet); nach dem britischen Arzt *John L.H. Down* (1828 bis 1896) benannte, häufige Form des Schwachsinns, an der eines von etwa 600 Neugeborenen leiden. Charakteristische Merkmale (Auswahl):

- unterschiedlich ausgeprägte geistige Behinderung,
- Minderwuchs, schräge Augenstellung, tiefsitzende Ohren, häufig Hypodontie mit → *Pseudoprogenie*.

Ursache: → *Trisomie* (dreifaches Chromosom 21). Früherkennung durch Fruchtwasseruntersuchung (→ *Karyogramm*) ist möglich.

Dr. med. dent.

(Doctor medicinae dentariae), von einer Universität verliehender Doktorgrad für Zahnärzte.

Dragee

(sprich: *draschee;* franz.), mit einem Zuckerüberzug versehene Pille.

Drain

(auch: Drän; sprich: *drähn*; franz.; engl.), Gazestreifen (→ *Gaze*) oder Gummiröhrchen zur Durchführung einer → *Drainage;* Trockenlegungsschlauch.

Drainage

Entwässerung (in der Medizin);

1. Ableitung von Flüssigkeitsansammlungen (z.B. von Blut bzw. Eiter) oder → *Sekreten* aus Wunden, Körperhöhlen oder Abszessen, z.B. mit Hilfe von → *Drains:*
2. Entwässerung des Gewebes; → *Lymphdrainage.*

Drän

→ *Drain.*

Dränage

→ *Drainage.*

Dreiviertelkrone

eine *Teilkrone*, die den gesamten Okklusal- und Approximalbereich bedeckt, aber die → *labiale* Fläche des Zahnes frei lässt; Verwendung: hauptsächlich als Brückenanker; → *Krone.*

Droge

pflanzliches oder tierisches Erzeugnis, das zu Heilzwecken verwendet wird; Mehrzahl: Drogen (Suchtmittel), z.B. → *Narkotika*; Rauschgift.

Drüse

(Glandula), Organ aus Epithelzellen (→ *Epithelgewebe*), das Sekrete bildet. Man unterscheidet → *endokrine* Drüsen (Hormondrüsen) und → *exokrine* Drüsen.

- *endokrine*: Drüsen, die ihre → *Sekrete* direkt ins Blut absondern; Beispiel: die Nebennieren sondern das Hormon → *Adrenalin ab;*
- *exokrine*: Drüsen, die nach außen Sekrete absondern, z.B. Absonderung von Schweiß durch die Schweißdrüsen an die Hautoberfläche.

Dry socket

(sprich: *drai sockit*; engl.), trockene → *Alveole*; “leere Alveole”, d.h. blutleere Alveole nach Zahnextraktion, z.B. nach hoher Dosierung von gefäßverengenden Mitteln oder nach übermäßigem Ausspülen des Patienten; kein → *Koagulum;* evtl. Ursache für → *Dolor post.*

Dublierung

Verdoppelung; Beispiel: Verdoppelung von Originalmodellen beim → *Modellgussverfahren.*

Ductus

Gang, Verbindung, Kanal; Ausführungsgang von Drüsen; Beispiel: *Ductus parotideus.*

Ductus nasolacrimalis

Tränen-Nasen-Gang; knöcherner Verbindungsgang zwischen Tränensack und unterem Nasengang.

Ductus parotideus

Ausführungsgang der Ohrspeicheldrüse; sie endet im Mundvorhof (im Bereich des oberen 2.Molaren).

Ductus sublingualis

Ausführungsgang der Unterzungenspeicheldrüse; die Unterzungenspeicheldrüse mündet auf dem Schleimhauthöckerchen (→ *Papilla sublingualis*) rechts und links neben dem Zungenbändchen (*Frenulum linguae*).

Ductus submandibularis

Ausführungsgang der Unterkieferspeicheldrüse; die Unterkieferspeicheldrüse mündet gemeinsam mit dem → *Ductus sublingualis.*

Dünndarm

(Intestinum tenue); der 3,5 bis 5 m lange Dünndarm besteht aus drei Abschnitten:

dem → *Zwölffingerdarm (Duodenum)*, der sich an den Magen anschließt,
dem *Leerdarm (Jejunum)* zwischen Zwölffingerdarm
und *Krummdarm* (*Ileum*), der in den → *Dickdarm* mündet.

Im Dünndarm findet die abschließende Verdauung (Aufspaltung der Nährstoffe) statt; → *Bauchspeicheldrüse* und → *Leber* geben Verdauungssekrete an den → *Zwölffingerdarm* ab.

Die Dünndarmschleimhaut ist mit Drüsen und Zotten (Zotte = Schleimhautfortsatz eines Organs oder Organteils) ausgestattet. Die Zotten vergrößern die innere Oberfläche des Dünndarms und sind der Ort, an dem die Nährstoffe ins Blut aufgenommen werden. Die Dünndarmdrüsen produzieren den Darmsaft.

Duodenum

der → *Zwölffingerdarm*

Durchbruch der Zähne
→ *Dentition.*

Durchbruchszeiten der Zähne

Milchgebiss	
mittlerer Schneidezahn:	06.–08. Monat
seitlicher Schneidezahn:	08.–12. Monat
1.Molar	12.–16. Monat
Eckzahn	16.–20. Monat
2.Molar	20.–30. Monat
Bleibendes Gebiss	
1.Molar (6-Jahr-Molar)	05.–07. Jahr
mittlerer Schneidezahn	06.–08. Jahr
seitlicher Schneidezahn	07.–09. Jahr
1.Prämolar	09.–13. Jahr
Eckzahn	10.–14. Jahr
2.Prämolar (12-Jahr-Molar)	11.–14. Jahr
3.Molar	ab 14. Jahr

Die Zähne des Unterkiefers brechen normalerweise früher durch als die des Oberkiefers.

Bei Mädchen beginnt der Zahnwechsel meist etwas früher als bei Jungen.

dys..., Dys...

Vorsilbe mit der Bedeutung: schlecht, schwierig, schwer, fehlerhaft; in der Medizin: von der Norm abweichend; Beispiele: → *Dysartikulation;* → *Dystonie.*

Dysartikulation

gestörte → *Artikulation* (gestörte Biss- und Gleitbewegungen des Unterkiefers).

Dysfunktion

Störung der → *Funktion* eines → *Organs*; Funktionsstörung.

Dysgnathie

Folgezustand einer Fehlentwicklung der Kiefer, z.B. durch Fehler in der Zahnstellung, der → *Okklusion* oder der → *Artikulation*.

Dysplasie

Fehlentwicklung; Fehlbildung; Beispiel: → *Zahndysplasie*.

Dystonie

Störung im → *Tonus* (Spannungszustand der Muskeln und Gefäße).

Dystrophie

starke Ernährungsstörung; Unterernährung; Fehlernährung; Beispiel: Zustand bei *Bulimie* (Ess- und Brechsucht).

Mögliche Folgen der Dystrophie: starke Gewichtsabnahme, Haarausfall, gealtertes Aussehen, Ausbleiben der Menstruation.

e

Abk. für: ersetzter Zahn (im → *HKP*).

e..., E...

Vorsilbe mit der Bedeutung von: aus; Beispiele: → *efferent*; → *Emission*.

E

Abk. für: zu ersetzender Zahn (im → *HKP*).

EBA-Zemente

Abk. für: Ethoxy-Benzoic-Acid (engl.): Gruppe von Zinkoxid-Eugenol-Zementen, deren Flüssigkeit zur Steigerung der Festigkeit zusätzlich Ethoxybenzoesäure beigemischt wird; Präparat: z.B. *Kalsogen*.

Ebenen

(hier: Körperebenen), Flächen, die der Länge, Breite und Höhe des menschlichen Körpers zugeordnet sind;

Arten:
1. *Sagittalebene*: Ebene, die den Körper *senkrecht* in eine rechte und eine linke Hälfte teilt, sowie alle parallel dazu liegenden Ebenen; Beispiel: Bei der seitlichen → *Fernröntgen-Aufnahme* befindet sich der Film in der Sagittalebene.

2. *Horizontalebene*: Ebene, die den Körper waagrecht in eine obere und eine untere Hälfte teilt, sowie alle parallel dazu liegenden Ebenen; Beispiel: Mit dem → *Computertomogramm* werden Röntgenbilder angefertigt, bei denen der Körper in waagrechten Schnitten zu sehen ist, z.B. der Schädel;

3. *Frontalebene*: Ebene, die den Körper *senkrecht* in eine vordere und eine hintere Hälfte teilt, sowie alle parallel dazu liegenden Ebenen; Beispiel: Bei einer AP-Aufnahme (anterior-posterior; → *anterior*) befindet sich der Film in der Frontalebene.

Eckzahn

(Dens caninus); der Eckzahn gehört zusammen mit den Schneidezähnen *(Dentes incisivi)* zu den einwurzeligen Frontzähnen. Die Schneidekanten der Eckzähne haben eine charakteristische Spitze.

Edgewise-Technik

(sprich: *edsch-weis-Technik*; engl.: Hochkant-Technik); mit dieser Technik wird ein aktiver Vierkant-Außenbogen für festsitzende KfO.-Geräte gefertigt.

EEG

Abk. für: → *Elektroenzephalogramm.*

effektiv

tatsächlich; wirksam; wirklich; wirkungsvoll (im Verhältnis zu den eingesetzten Mitteln); Beispiel: effektiv lernen.

efferent

herausführend; hinabführend; von einem → *Organ* kommend; Beispiel: efferente Nervenbahnen (motorische → *Nerven*) kommen vom Gehirn; Gegensatz: → *afferent.*

effizient

wirtschaftlich; d.h. der Aufwand lohnt sich im Verhältnis zur erzielten Wirkung; Gegensatz: *ineffizient.*

Eierstock

(Ovarium; kurz: *Ovar;* Mehrzahl: *Ovarien),* weibliche → *Keimdrüse;* etwa pflaumengroßes Organ rechts und links der → *Gebärmutter.* Die Eierstöcke sind über die → *Eileiter* mit der Gebärmutter verbunden; Funktionen: Hormonproduktion und Bildung der befruchtungsfähigen → *Eizellen.*

Eileiter

(die *Tube;* Mehrzahl: *Tuben)*; etwa 15 cm langer Schlauch, der die Eizelle vom → *Eierstock* zur → *Gebärmutter* transportiert.

Einatmung

(Inspiration), Vorgang, bei dem der Brustkorb mit Hilfe der → *Atemmuskeln* vergrößert (erweitert) wird. Durch die Dehnung der Lunge entsteht ein Unterdruck und Außenluft strömt über die Atemwege in die Lunge.

Einfachzucker

(Monosaccharide), Kohlenhydrat-Bausteine, bestehend aus Kohlenstoff (C), Wasserstoff (H_2) und Sauerstoff (O_2). Wichtige Einfachzucker sind Traubenzucker (Glukose), Fruchtzucker (Fructose) und Schleimzucker (Galaktose).

Ein-Helfer-Methode

(auch: 1-Helfer-Methode), eine Methode der → *Reanimation*, die von einem (1) Helfer allein durchgeführt wird.

Bei dieser Methode führt der Helfer die Herzdruckmassage und die Atemspende durch. Auf 2 Atemspenden folgen 15 Herzmassage-Stöße (2:15); → *Zwei-Helfer-Methode.*

Einschleifen

Abtragen von Zahnsubstanz bzw. Füllungs- oder Prothesenwerkstoff zur Nachbesserung der → *Artikulation;* → *Artikulationsausgleich.*

Einstückguss-Prothese

(Abk. ESG), eine nach dem → *Modellgussverfahren* hergestellte partielle → *Prothesenbasis* aus einer Edelmetall-Legierung oder Kobalt-Chrom-Molybdän-Legierung. Prothesengerüst und alle Gussklammern (→ *Stütz- und Halteelemente*) sind in einem Stück gegossen.

Einzelmaximaldosis

(Abk.: EMD), Einzel-Maximalwert (Höchstwert) der → *Dosis* eines Medikaments oder einer Bestrahlung; → *Maximaldosis;* → *Tagesmaximaldosis.*

Eiter

(Pus), Absonderung als Folge einer eitrigen Entzündung; Bestandteile: Leukozyten, tote und lebende Bakterien sowie abgestorbene Gewebereste.

Eiweiß

(Proteine); die Eiweißbausteine → *Aminosäuren* werden im menschlichen Körper zu körpereigenem Eiweiß aufgebaut. Dabei entstehen z.B. → *Enzyme*, Hormone, Hämoglobin, Fibrinogen und Prothrombin.

Eizelle

(Ovum), weibliche Keimzelle, die im → *Eierstock* heranreift und befruchtungsfähig wird. Aus der Verschmelzung von Eizelle und → *Samenzelle* entsteht der Keim, aus dem sich der → *Embryo entwickelt.*

ek..., Ek...

(auch: ex), Vorsilbe mit der Bedeutung von: aus, heraus; Beispiel: → *Ektomie.*

EKG

Abk. für: → *Elektrokardiogramm.*

EKr

Abk. nach BEMA: *Entfernen einer Krone* bzw. eines Brückenankers oder eines abgebrochenen Wurzelstiftes bzw. das Abtrennen eines Brückengliedes oder Steges.

ekto..., Ekto...

Vorsilbe mit der Bedeutung: außen, außerhalb; Beispiele: → *ektodermal;* → *Ektodermie.*

ektodermal

vom äußeren Keimblatt *(Ektoderm)* abstammend bzw. ausgehend.

-ektomie

Endsilbe mit der Bedeutung von: Entfernen, Herausschneiden; Beispiel: → *Zystektomie.*

Ektomie

(auch: *Resektion*), Herausschneiden; chirurgische Entfernung eines Organs; Beispiele: → *Gingivektomie;* → *Apektomie.*

Ektoparasiten

→ *Parasiten*, die auf der Hautoberfläche leben; Beispiele: Milben, Läuse, Zecken.

Ektotoxine

→ *thermolabile* → *Toxine* von Bazillen und einigen → *Streptokokken*; Ektotoxine werden von lebenden → *Bakterien* abgesondert; Beispiel: Toxine der Tetanusbazillen (→ *Tetanus*); Gegensatz: → *Endotoxine.*

Ekzem

juckende, nicht ansteckende, flächenhafte Hautkrankheit mit Rötung. Ekzeme sind → *rezidivierend*; häufige Ursache: → *Allergene.*

elastisch

dehnbar, biegsam, spannkräftig; in der Zhk.: Eigenschaft für Abformmaterial, das nach dem Aushärten biegsam ist ("rückstellbar"), z.B. *Alginat;* → *Elastizität*; Gegensatz: starr, unelastisch.

Elastizität

Fähigkeit eines Körpers, nach einer Formveränderung in die ursprüngliche Form zurückzukehren ("rückstellbar"); Beispiele: → *Elastomere;* → *Alginate.*

Elastomere

Sammelbezeichnung für → *irreversibel elastische Abformmaterialien; Beispiele:* → *Silikone* (z.B. Optosil, Silaplast) und → *Polyäther.*

Elbrechtschiene

nach dem deutschen Zahnarzt *August Elbrecht* (1892 bis 1944) benannte Parodontoseschiene; im Modellgussverfahren hergestellte, abnehmbare Schiene zur Stützung gelockerter Zähne bei → *Parodontose.*

Elektrochirurgie

Ausführung chirurgischer Eingriffe mit Hochfrequenzstrom; "elektrisches Schneiden"; → *Elektrotom.*

Elektrode

1. Ein- oder Austrittstelle des elektrischen Stromes; allgemein: Stromanschlussstelle;

2. in der Medizin: Messfühler zum Erfassen von Strömen bzw. Spannungen an Gewebeteilen oder Organen; Beispiele: Elektroden beim → *EKG* oder → *EEG.*

Elektroenzephalogramm

(Abk.: EEG), Aufzeichnung der bei der Tätigkeit des Gehirns entstehenden elektrischen Ströme.

Elektrokardiogramm

(Abk.: EKG), Aufzeichnung der bei der Herztätigkeit entstehenden elektrischen Ströme.

Elektrokauter

(auch: Thermokauter), elektrisch betriebene Glühschlinge aus Platindraht zum Ausbrennen von Gewebsteilen.

Elektrokoagulation

Zerstörung von Gewebe und Blutstillung mit Hilfe von hochfrequentem Wechselstrom; → *Koagulation.*

Elektrolyte

chemische Verbindungen, die infolge *Dissoziation* in wässriger Lösung in → *Ionen* zerfallen; Beispiel: Die im Blutplasma befindlichen Natrium-Ionen (Na^+), Chlor-Ionen (Cl^-) und die in Säuren, Laugen und Salzlösungen vorhandenen Ionen.

Elektromyogramm

(Abk.: EMG); Aufzeichnung der bei der Muskeltätigkeit entstehenden elektrischen Ströme.

Elektron

negativ geladenes Elementarteilchen der Atomhülle. Freie Elektronen (Elektronen ohne feste Bindung an ein Atom oder Molekül) bewirken in Metallen das Fließen des elektrischen Stromes.

Elektronenmikroskop

→ *Mikroskop*, das anstelle von Lichtstrahlen mit Elektronenstrahlen arbeitet (20 000 bis 30 000fache Vergrößerung); Beispiel: Viren kann man nur unter dem Elektronenmikroskop erkennen.

Elektroschock

→ *Defibrillation.*

Elektrotherapie

Anwendung des elektrischen Stromes zu Heilzwecken; Beispiel: Bestrahlung des menschlichen Körpers mit Kurzwellen oder → *Mikrowellen.*

Elektrotom

Gerät zum Durchtrennen von Gewebe (bei rascher Blutgerinnung) mit Hilfe von Hochfrequenzstrom; → *Elektrochirurgie;* → *Elektrokoagulation.*

Elevatorium

stumpfes chirurgisches Instrument zum Abheben des Schleimhaut-Periost-Lappens bei "Aufklappungen".

Elongation

1. Verlängerung; Längsdehnung; Ausdehnung;

2. in der Zhk.: auch *Extrusion*: Verlängerung von Zähnen nach Abschluss des Wurzelwachstums durch Herauswachsen über die Kauebene hinaus, z.B. durch Fehlen eines Antagonisten (unerwünscht) oder durch kieferorthopädische Maßnahmen (erwünscht).

Embolie

plötzlicher Verschluss eines Blutgefäßes durch einen → *Embolus*; Beispiel: Hirnembolie.

Embolus

losgelöstes Blutgerinnsel (→ *Thrombus*), das ein Blutgefäß z.B. in der Lunge verschließen und eine → *Embolie* hervorrufen kann.

Embryo

Leibesfrucht bis zum Ende der 8. Schwangerschaftswoche. Ab der 9. Schwangerschaftswoche nennt man die Leibesfrucht *Fetus.*

Embryologie

Lehre von der Entwicklung des Embryos während der Organbildung.

embryonal

den → *Embryo* betreffend.

Embryonalperiode

Phase der Organentwicklung beim Embryo; Embryonalperiode ist die Zeit von der Befruchtung bis zum Ende der achten Schwangerschaftswoche. Daran schließt sich die → *Fetalperiode* an.

Embryopathie

Schädigung des → *Embryos*, d.h. während der → *Embryonalperiode*; Beispiel: embryonale Fehlbildungen durch Entwicklungshemmung, z.B. → *Gesichtsspalten.*

EMD

Abk. für: → *Einzelmaximaldosis.*

Emission

1. Abgabe fester, flüssiger oder gasförmiger Stoffe an die Umgebung; Beispiel: Emission von Kohlenmonoxid oder Schwefeldioxid;
2. Abgabe von Wärme, Erschütterungen oder Geräuschen.

Es gibt auch natürliche Emissionen, wie z.B. die kosmische Strahlung. Emissionen sind die Ursache der → *Immission.* Das Bundesimmissionsschutzgesetz (BImSchG) von 1974 führt die Emissionen auf, die künstlich erzeugt sind.

Emotion

Gefühlsbewegung; Gefühlszustand; seelische Erregung.

emotional

gefühlsmäßig; gefühlsbetont; → *Emotion.*

emotionell

andere Bezeichnung für → *emotional.*

Emphysem

Aufblähung eines Gewebes oder Organs durch Gase, z.B. als Fäulnisemphysem durch gasbildende Bakterien oder durch Luft, z.B. beim Lungenemphysem.

Empyem

Ansammlung von Eiter in Körperhöhlen, z.B. in der Kieferhöhle.

Emulgator

Mittel, das die Oberflächenspannung von Wasser herabsetzt und damit die Voraussetzung schafft, dass normalerweise nicht mischbare Flüssigkeiten wie Öl und Wasser sich miteinander verbinden; → *Emulsion.*

Emulsion

feinste Verteilung einer Flüssigkeit in einer anderen, die normalerweise nicht mit ihr mischbar ist (→ *heterogenes Gemisch*); Aussehen: milchigtrüb; Beispiel: Öl in Wasser.

Enamelum

der → *Zahnschmelz*; Schmelz.

Encephalon

andere Schreibweise für → *Enzephalon.*

Endemie

zeitlich unbegrenztes Auftreten einer → *Infektionskrankheit* in einem begrenzten geographischen Gebiet

(Dauerverseuchung); Beispiel: Cholera; Gegensätze: → *Pandemie* und → *Epidemie.*

endemisch

örtlich begrenzt auftretend; → *Endemie.*

endo..., Endo...

(auch: *en...*), Vorsilbe mit der Bedeutung: innen, innerhalb; Beispiele: → *endogen;* → *Endothel;* → *Endodontie;* → *enostal.*

Endobox

Metallkassette mit Deckel zum aseptischen Aufbewahren von Wurzelkanal-Kleininstrumenten.

Endodontie

(auch: endodontische Behandlung), Behandlung des Zahninnern, d.h. der → *Pulpa*; Beispiele: → *Pulpaüberkappung,* → *Amputation* der Pulpa und → *Exstirpation* der Pulpa.

endodontisch

das Zahninnere und dessen Behandlung betreffend; → *Endodontie.*

endogen

innerhalb; von innen (vom Körperinnern) kommend; im Körper selbst entstehend; Gegensatz: → *exogen.*

Endokard

innerste Schicht der Herzwand.

endokrin

"nach innen absondernd"; Beispiel: endokrine → *Drüsen;* → *Hormondrüsen*; Gegensatz; → *exokrin.*

Endokrinologie

Lehre von den Hormondrüsen und ihrer Funktion.

Endokrinsystem

Gesamtheit aller → *endokrinen* Drüsen. Das Endokrinsystem steuert wichtige Organfunktionen und Stoffwechselvorgänge. Die in den endokrinen Drüsen gebildeten → *Hormone* wirken als chemische Botenstoffe.

Endoparasiten

→ *Parasiten* (Schmarotzer), die innere Organe des menschlichen Körpers befallen oder im Blut leben; Beispiele: Mikroorganismen, Würmer.

Endoprothese

im Körperinnern befindliche, künstlich hergestellte Organteile aus körperfremdem Material; Beispiel: Gelenkkopf aus Metall.

Endoskop

Instrument zur medizinischen Untersuchung von Körperinnenräumen wie Speiseröhre, Magen, Lunge, Darm und Blase; Prinzip: Das Endoskop enthält neben Spül- und Absaugeinrichtungen zwei Glasfaserleitungen, eine zur Beleuchtung, die andere zur Betrachtung des Innenraumes.

Endoskopie

Ausleuchtung und Untersuchung (ggf. mit operativem Eingriff) von Körperinnenräumen mit Hilfe des → *Endoskops*; Vorteil: kleinere Hautschnitte, kürzerer Krankenhausaufenthalt; Beispiel: Bauchspiegelung.

Man unterscheidet:

- *diagnostische Endoskopie*: zur Untersuchung; Beispiel: endoskopische Untersuchung der Magenschleimhaut;
- *operative Endoskopie*: zur chirurgischen Entfernung von Organteilen oder Fremdkörpern sowie von Tumoren; Beispiel: endoskopische Entfernung der Gallenblase.

Endothel

einschichtiges Plattenepithel (→ *Epithel*), mit dem das Herz sowie die Blut- und Lymphgefäße ausgekleidet sind.

Die Auskleidung der Körperhöhlen nennt man → *Mesothel*.

endotherm

chemischer oder physikalischer Vorgang, bei dem Wärme zugeführt werden muss (Wärmeverbrauch); Beispiel: thermoplastische Abformmaterialien werden durch Erwärmung plastisch; Gegensatz: → *exotherm*.

Endotoxine

→ *thermostabile* → *Toxine*, die erst mit dem Zerfall der → Bakterien frei werden, z.B. von → *gramnegativen* Bakterien; Beispiel: Die Toxine der Salmonellen rufen eine Salmonelleninfektion hervor; (→ *Salmonellen*); Gegensatz: → *Ektotoxine*.

endotracheal

innerhalb der Luftröhre *(Trachea)*; Beispiel: → *Endotrachealtubus*.

Endotrachealtubus

biegsames Rohr (*Tubus*), das (von einem Arzt) zur Beatmung durch den Mund-Rachenraum (*orotracheal*) oder über den Nasen-Rachenraum *(nasotracheal)* in die Luftröhre *(Trachea)* bis zu deren Verzweigung in die Bronchialäste eingeführt wird; Verwendung bei der Narkose und zur künstlichen Beatmung bei Notfällen.

Endpfeilerbrücke

→ *Brücke*, die an beiden Enden an Brückenpfeilern (an Pfeilerzähnen) verankert ist.

en face

(sprich: *ang fass;* franz.),
1. von vorne gesehen; gegenüber; ins Gesicht; Gegensatz: *en profil* (sprich: *ang profil*) = im Profil, von der Seite);
2. in der KfO.: Bild von vorne (Vorderansicht).

enoral

frühere Bezeichnung für → *intraoral* (innerhalb der Mundhöhle).

enossal

(auch: *enostal*; auch: → *intraossal),* innerhalb des Knochens; Beispiel: enossaler Abszess.

enossale Fixation

→ *Fixation, enossale*.

enostal

andere Bezeichnung für: → *enossal*.

Entsorgung

Beseitigung insbesondere von Sondermüll, d.h. von Abfallstoffen, die nicht zusammen mit dem normalen Hausmüll entsorgt werden dürfen; Beispiele: → *kontaminierte* Einweginstrumente wie Kanülen, Abfälle mit → *toxischen* Nebenwirkungen wie Amalgamreste und Röntgenchemikalien.

Entwickler

(Entwicklerbad); Lösung, durch die auf dem belichteten Röntgenfilm die Silberbromidkörnchen in stabiles Silber umgewandelt werden. Dadurch wird das Bild sichtbar gemacht. Nach der Zwischenwässerung erfolgt eine Behandlung mit dem → *Fixierer*. Der Entwickler ist eine Röntgenchemikalie. Daher → *Entsorgung* beachten.

Entzündung

(Inflammatio); Abwehrreaktion des Körpers gegen schädigende Reize, z.B. gegen:
- mechanische Reize (Reibung),
- chemische Reize (Säuren, Laugen),
- Strahlen,
- Mikroorganismen,
- Entzündung als Folge der Zerstörung von Zellen, z.B. bei *malignen Tumoren;* → *Entzündungsarten.*

Entzündungsarten

nach der Verlaufsform:
- *exsudative Entzündung*: Bildung eines → *Exsudats;*
- *granulomatöse Entzündung*: Bildung eines → *Granuloms;*
- *proliferative Entzündung*; Bildung einer Zellwucherung (*Proliferation).*

Entzündungszeichen

die fünf klassischen Zeichen einer Entzündung *(Inflammatio) sind:*
1. Rötung (→ *Rubor),*
2. Erwärmung (→ *Calor),*
3. Schmerz (→ *Dolor),*
4. Schwellung (→ *Tumor) und*
5. Funktionsstörung (→ *Functio laesa).*

Enzephalon

(auch: *Encephalon),* → *Gehirn.*

Enzymdefekte

nennt man Schäden in der → *DNS*; sie verursachen die fehlerhafte Bildung eines Enzyms und dadurch eine erbliche Krankheit; Beispiel: → *Mukoviszidose.*

Enzyme

(früher: *Fermente*), organische Verbindungen, die in der lebenden Zelle gebildet werden.

Enzyme wirken als Katalysatoren (Beschleuniger) bei Stoffwechselvorgängen und bei der → *Verdauung.*

Jedes Enzym katalysiert nur eine bestimmte Reaktion. Beispiel: α-Amylase, ein Enzym des Mundspeichels, katalysiert nur die Spaltung von → *Vielfachzucker* zu → *Doppelzucker.*
Man unterscheidet Verdauungsenzyme des:
- *Mundspeichels:* → *Alpha-Amylase* spaltet → *Kohlenhydrate;*
- *Magensaftes*: Pepsin, Katepsin spalten → *Eiweiß;*
- *Darmsaftes*: Peptidasen spalten → *Eiweiß;*
- *Bauchspeichels*: Trypsin spaltet → *Eiweiß;* Lipase spaltet → *Fett*; α-Amylase spaltet Kohlenhydrate.

Eosin

roter Farbstoff zum Einfärben von Zellen; Beispiel: Einfärben von weißen → *Blutkörperchen* vor der mikroskopischen Untersuchung; → *Blutbild.*

eosinophil

mit → *Eosin* gut färbbarer Stoff; Beispiel: eosinophile → *Granulozyten.*

epi..., Epi...

Vorsilbe mit der Bedeutung: auf, darauf, über, darüber; daneben; oben; nach; Beispiel: → *Epidermis.*

Epidemie

gehäuftes Auftreten einer → *Infektionskrankheit* zu einer bestimmten Zeit und an einem bestimmten Ort; Beispiel: Masern; Gegensätze: → *Pandemie;* → *Endemie.*

epidemisch

in Form einer → *Epidemie* auftretend.

Epidermis

die → *Oberhaut*; äußerste Schicht der Haut.

Epikrise

kritische Zusammenfassung (Beurteilung) eines (abgeschlossenen) Krankheitsfalles zum Zweck der wissenschaftlichen Auswertung.

Epilepsie

(Epilepsia), "Fallsucht", eine anfallsweise auftretende (paroxsysmale) Funktionsstörung des Gehirns mit unterschiedlichsten Ursachen; Symptome: Krampfanfälle, u.a. mit Muskelzuckungen, Bewusstlosigkeit, Schaum vor dem Mund, Zungenbiss und Einnässen; Therapie: → *Anti-Epileptika.*

Epileptiker

an → *Epilepsie* Erkrankter.

Epipharynx

oberer, nasaler Rachenraum; → *Rachen.*

Epiphyse

1. die beiden Gelenkenden eines Röhrenknochens. Die Epiphyse hat einen Überzug aus Knorpel;
2. → *Zirbeldrüse.*

Epiphysenfuge

Wachstumszone zwischen dem Mittelstück eines Röhrenknochens und den Enden des Knochens; → *Epiphyse.* Die Epiphysenfuge ist während des Wachstums noch offen, d.h. knorpelig. Man kann die Epiphysenfuge und damit das noch zu erwartende Längenwachstum an der Röntgenaufnahme der Hand deutlich erkennen.

Epistaxis

das Nasenbluten.

Epithel

Kurzform für: *Epithelgewebe*; "Deckgewebe"; das Epithel ist die oberste Zellschicht von Haut, Schleimhaut und allen inneren Häuten; Beispiele: Epithel(gewebe) der → *Pleura,* des → *Peritoneums* und des → *Endothels;* → *Epithelarten.*

Epithelarten

- *Deckepithel* (oberflächenbildendes Epithel); Beispiele: Oberhaut (→ *Epidermis);* → *Flimmerepithel;*
- *Drüsen-Epithel*: Beispiel: Magenschleimhaut;
- *Sinnesepithel*: Beispiel: die Netzhaut des Auges.

Epithelgewebe

andere Bezeichnung für → *Epithel.*

Epitheliome

Sammelbezeichnung für alle vom → *Epithel* ausgehenden Tumoren; Beispiel: Karzinom.

Epithelisation

die Bildung von → *Epithelgewebe*; Beispiel: vom Wundrand ausgehende Epithelisation einer Wundfläche.

Epithese

Prothese zum Verschluss von Oberflächendefekten, meist bestehend aus einer starren und einer weichbleibenden Schicht; auch: Ersatz von Gesichtsgewebe, häufig in Kombination mit Zahnersatz.

Epulis

gutartiger (→ *benigner* Tumor) des Zahnfleischs; die Epulis ist etwa linsengroß und entsteht meist aus dem → *Granulationsgewebe* des entzündeten → *Parodontiums*. Es sitzt dem *Zahnfleisch* → *interdental* breit oder gestielt (mit einem Stiel versehen) auf.

Erfassungsschein

Formular zur Abrechnung konservierend-chirurgicher Leistungen nach BEMA.

Der Erfassungsschein tritt an die Stelle des Behandlungsausweises (Krankenschein, zahnärztlicher Abrechnungsschein). Bei Abrechnung über eine Diskette entfällt der Erfassungsschein.

Ergonomie

Lehre von der menschlichen Arbeit. Die Ergonomie erforscht menschliche Verhaltensweisen an den verschiedenen Arbeitsplätzen. Die Auswertung derartiger Untersuchungen führt zu Regeln über menschengerechte Gestaltung der Arbeitsplätze unter Berücksichtigung der physischen, psychischen, sozialen und motorischen Bedürfnisse und Fähigkeiten des Menschen.
Beispiel aus der Zhk.: ergonomische, d.h. körpergerechte Haltung des Zahnarztes und der Zahnarzthelferin bei der Behandlung eines Patienten.

Grundforderungen der Ergonomie: Motivation, Information, kurze Arbeitswege, Arbeitssicherheit, Unfallverhütung, Zeiteinteilung.

Erguss

Ansammlung von Flüssigkeit im Körpergewebe Beispiel: → *Exsudat.*

Erregungsbildungs- und Erregungsleitungssystem

spezielle Fasern des Herzmuskels, die elektrische Erregungen (elektrische Ströme) für die rhythmische Bewegung des Herzens selbst bilden und weiterleiten. Diese Erregungen können mit Hilfe des → *Elektrokardiogramms* aufgezeichnet werden.

Ersatzkassen

erfüllen - ebenso wie Primärkassen - gesetzliche Aufgaben; man unterscheidet:

- Verband der Angestellten-Ersatzkassen (VdAK) und
- Verband der Arbeiter-Ersatzkassen (AEV, Arbeiter-Ersatzkassen-Verband); → *Krankenkassen*.

Erste Hilfe

(eng.: First Aid), Erstmaßnahmen bei einem → *Notfall*, die durch medizinisch ausgebildetes Personal oder durch Laienhelfer durchgeführt werden.

Laienhelfer ist eine Person, die über die Unterweisung in Sofortmaßnahmen am Unfallort hinaus nach verbindlichen Richtlinien für die erste Hilfe ausgebildet ist

Erste-Hilfe-Maßnahmen

→ *Notfall, medizinischer*; → *Notfallmaßnahmen*.

Erysipel

Wundrose, eine durch → *Streptokokken* verursachte Hautentzündung; Kennzeichen: scharf umgrenzt, mit Schmerzen, Fieber und Rötung einhergehend.

Erythem

Rötung der Haut durch → *Hyperämie;* z.B. hervorgerufen durch chemische Stoffe wie Arzneimittel oder physikalische Einwirkungen, beispielsweise verursacht durch Druck auf die Gaumenschleimhaut bei schlecht sitzender Prothese.

Erythrolyse

(auch: *Hämolyse*), Auflösung der roten Blutkörperchen (→ *Erythrozyten*).

Erythrosin

Substanz zum Anfärben von → *Plaques (→ Plaque-Indikator)*. Das Anfärben erfolgt mit dreiprozentiger wässriger Lösung.

Erythrozyten

die roten → *Blutkörperchen*.

Escherichia coli

(Abk.: E.coli) → *Kolibakterien*.

ESG

Abk. für → Einstückguss-Prothese

Esmarch-Handgriff

(auch: Esmarch'scher Handgriff), nach dem Kieler Chirurgen *Johann von Esmarch* benannte Methode, um bei Bewußtlosigkeit des Patienten (oder bei der Narkose) den Unterkiefer vorzuschieben. Durch den Esmarchschen Handgriff wird das Zurückfallen der Zunge verhindert und damit die Atemwege freigehalten.

essentiell

wesentlich; unerlässlich; lebensnotwendig; Beispiel: essentielle → *Aminosäuren*.

Etching Liquid

(sprich: *etsching likwid*), Ätzflüssigkeit, z.B. Phosphorsäure.

eu..., Eu...

Vorsilbe mit der Bedeutung von: schön, gut, recht, wohl; Beispiel: → *Eugnathie.*

Eugenol

Wirkstoff des → *Nelkenöls* (aus Gewürznelken); → *Zinkoxid-Eugenol.* Eugenol wirkt → *antibakteriell* und lokal anästhesierend.

eugnath

normal; der Regel entsprechend; "schön"; Beispiel: eugnather Biss (→ *Neutralbiss); → Eugnathie.*

Eugnathie

normales (ideales, regelrechtes, gut funktionierendes) Gebiss; → *eugnath.*

Euphorie

heiter-zuversichtliche Gemütsstimmung; Hochstimmung, Hochgefühl; subjektives Wohlbefinden.

Eustachische Röhre

(Tuba Eustachii), Ohrtrompete (→ *Tuba auditiva*); Verbindung zwischen Mundhöhle und Mittelohr.

Evolution

die stammesgeschichtliche Entwicklung der Lebewesen von einer niederen zu einer höheren Form.

ex..., Ex...

Vorsilbe mit der Bedeutung von: aus, heraus; Beispiele: → *Extraktion;* → *Exzision.*

Exanthem

Hautausschlag; ein Exanthem kann → *allergischer,* → *toxischer* oder → *infektiöser* Herkunft sein.

Exc

Abk. nach BEMA:
- *Exc 1:* → *Exzision* von Schleimhaut oder Granulationsgewebe für das Gebiet eines Zahnes;
- *Exc 2*: Exzision einer Schleimhautwucherung; Beispiele: lappiges Fibrom; Epulis.

excidieren

→ *exzidieren.*

Excision

→ *Exzision.*

Exkavator

löffel-, beil- oder schaufelförmiges zahnärztliches Instrument zum Auskratzen → *kariöser* Defekte sowie zum Entfernen von erweichtem Zahnbein.

exkavieren

aushöhlen; → *Exkavator.*

Exkochleation

Auskratzung; Ausschabung eines Hohlraumes, z.B. mit Hilfe des scharfen Löffels; Beispiel: Exkochleation einer kleinen → *Zyste.*

exkochleieren

(sprich: *exkochle-ieren),* auskratzen; ausschaben; → *Exkochleation.*

Exkremente

Körperausscheidungen; Ausscheidung von unverwertbaren oder toxischen Stoffen; Beispiele: Harn und Stuhl.

Exkret

(auch: → *Sekret*), vom Körper ausgeschiedener Stoff; Beispiele: Schleim, Schweiß, Tränen.

exogen

außerhalb (des Organismus); von aussen her; von außen eindringend (von Krankheitserregern oder Stoffen); Gegensatz: → *endogen.*

exokrin

nach außen absondernd (z.B. an die Hautoberfläche); Beispiele: exokrine → *Drüsen* wie Speicheldrüsen; Schweißdrüsen; Schleimdrüsen; Gegensatz: → *endokrin.*

Exostose

Wucherung des Knochens *(Osteom),* die von der Knochenoberfläche ausgeht; Beispiele: Exostose am Gaumen und an den → *Alveolarfortsätzen.*

exotherm

chemischer oder physikalischer Vorgang, bei dem Wärme nach außen abgegeben wird (d.h. bei dem Wärme frei wird); Beispiel: exothermer Vorgang beim Abbinden von Zement oder Gips; Gegensatz: → *endotherm.*

Expansion

Ausdehnung; Ausweitung; Beispiel aus der KfO.: → *transversale* Erweiterung des Oberkiefers mit einer Expansionsplatte (KfO-Gerät mit Dehnschraube).

expansiv

sich ausdehnend; wachsend; verdrängend; Beispiel: expansiv wachsender, gutartiger (→ *benigner* Tumor); Gegensatz: → *infiltrierend.*

expektorieren

aushusten; ausspucken; auswerfen (von → *Sputum).*

Exploration

Ausforschen (ärztlich); Befragen eines Patienten zum Erheben der → *Anamnese.*

Exposition

in der Medizin: Grad der Gefährdung für einen → *Organismus.* Die Exposition ist von der Häufigkeit und Intensität der Bedingungen abhängig, denen der Organismus ausgesetzt ist; Beispiel: → *Strahlenexposition.*

Exspiration

die → *Ausatmung.*

Exstirpation

vollständige Entfernung erkrankter Organe; Beispiel aus der Zhk.: Exstirpation der → *Pulpa.*

exstirpieren

entfernen eines kranken Organs; → *Exstirpation.*

Exsudat

eiweißhaltige Flüssigkeit, die (bei → *Entzündung)* aus den Gefäßen austritt. Man unterscheidet eitrige, → *hämorrhagische* und → *seröse* Exsudate.

Exsudation

Austritt von Flüssigkeit aus Zellen und Gefäßen, z.B. als Folge einer Entzündung; → *Exsudat.*

exsudativ

auf → *Exsudation* beruhend; mit einer → *Exsudation* zusammenhängend.

extendieren

ausdehnen; ausweiten; strecken; ziehen: → *Extension.*

Extension

Ausdehnung; Streckung; Zug; Beispiel: → *Extensionsprothese.*

Extensionsprothese

→ *totale* Prothese mit möglichst ausgedehnter (→ *Extension*) Prothesenbasis (um den Halt zu verbessern).

extern

außerhalb gelegen; draußen befindlich; Gegensatz: → *intern.*

extra..., Extra...

Vorsilbe mit der Bedeutung von: außen, außerhalb, darüber hinaus, außer der Reihe, besonders; Beispiele: → *extraoral;* → *extrakorporal.*

extrakorporal

außerhalb des Körpers; Beispiel: extrakorporale Befruchtung (Befruchtung "im Reagenzglas").

Extraktion

1. Ausziehen (eines Extraktes), d.h. eines Wirkstoffes; Beispiel: Kamillenextrakt;

2. in der Zhk.: Zahnentfernung.

Extraktionstherapie

das Entfernen von Zähnen aus kieferorthopädischen Gründen; Beispiele: bei extremem Engstand oder bei Missverhältnis von Zahngröße zur Kiefergröße.

extraoral

außerhalb des Mundes; Beispiel: extraorale → *Leitungsanästhesie;* Gegensatz: → *intraoral.*

extrazellulär

außerhalb der Zelle; im Zellzwischengewebe befindlich; Beispiel: extrazelluläre Flüssigkeit; → *Lymphe.*

extrem

außerordentlich; äußerst.

Extremitäten

die → *Gliedmaßen* des Körpers (Arme, Beine).

extrovertiert

auf andere bezogen; nach außen gekehrt; Gegensatz: → *introvertiert.*

Extrusion

→ *Elongation.*

exzentrisch

nicht in der Mitte; außerhalb der Mitte (des Zentrums); in der Zhk.: z.B. exzentrische Einstellung des → *Zentralstrahles* beim Röntgen von → *mesial* bzw. → *distal* her; Gegensatz: → *orthoradial.*

exzessiv

außerordentlich; ein bestimmtes Maß überschreitend; Beispiel: exzessiver Alkoholgenuss.

exzidieren

ausschneiden (Gewebe); → *Exzision.*

Exzision

(auch: *Excision*), Ausschneiden (von Körpergewebe), z.B. einer Geschwulst.

Exzitation

Erregung; Anregung; Zustand allgemeiner Erregung.

Exzitationsstadium

zweites → *Narkosestadium.*

f

Abk. für: fehlender Zahn (in Befunden).

F

1. Abk. für: → *Foramen;* Beispiel: → *F. apikale (Foramen apikale);*
2. chemisches Zeichen für: → *Fluor* (chem. Element);
3. Abk. nach BEMA: *Füllung* (Präparieren einer → *Kavität*, Füllen mit plastischem Füllmaterial einschließlich → *Unterfüllung*, Anlegen einer → *Matrize* oder die Benützung anderer Hilfsmittel zur Formung der Füllung und Polieren).

Facette

(sprich: *fassett);*
1. geschliffene Fläche an Edelsteinen oder Glas;
2. in der Zhk.: Verblendschale zur zahnfarbenen Verkleidung des Metallgerüstes von Kronen oder Brücken.

facial

(sprich: *fazial*), zum Gesicht (→ *Facies)* gehörend; gesichtwärts.

Facialis

(auch: *Fazialis*), Kurzbezeichnung für: → *Nervus facialis* (der Gesichtsnerv).

Facialisparese

→ *Fazialisparese.*

Facies

Gesicht; Gesichtsausdruck.

fäkal

durch → *Fäkalien* (Kot) verursacht; Beispiel: durch fäkal verunreinigte Nahrungsmittel können Erkrankungen hervorgerufen werden, z.B. Hepatitis A.

Fäkalien

der Kot („Stuhl"); → *Exkremente.*

Faktor

1. Mathematik: Multiplikator; Multiplikand; Beispiel: Faktor für die Multiplikation des Einfachsatzes nach GOZ und GOÄ (Abrechnung);

2. maßgebender Umstand; bestimmendes Element; Beispiel: → *Gerinnungsfaktoren.*

fakultativ

wahlweise; wahlfrei; freigestellt; Beispiel: fakultative → *Anaerobier* (Anaerobier, die sowohl mit als auch ohne Sauerstoff leben können); Gegensatz: → *obligatorisch.*

Fascie

die → *Faszie.*

Faszie

Muskelhaut, Bindegewebshülle (dünne, bindegewebige Haut, die die Muskeln umschließt); Beispiel: *Fascia masseterica* (die den → *Musculus masseter* umschließende Haut).

Fäulnisbakterien

bewirken den Abbau von Eiweiß in der Natur (Fäulnis);

Arten:
- → *aerobe*: Beispiele: → *Proteus;* → *Pyozyaneus* (auch: Pseudomonas; gramnegative Stäbchen-Bakterien);
- → *anaerobe:* sporenbildende → *Bazillen*; Beispiel: Botulinum.

Fausse route

(sprich: *fohß rut*; franz.), → *Via falsa.*

Fazialis

der → *Facialis.*

Fazialisparese

(auch: *Facialisparese*), Schwächung oder Lähmung (→ *Parese des* → *Nervus facialis*; einseitiges Versagen der Gesichtsmuskulatur.

F.D.I.

Abk. für: *Fédération Dentaire Internationale* (Internationale Vereinigung der Zahnärzte).

FDI-System

Zahnbezeichnungssystem (in der Bundesrepublik Deutschland seit 1975 üblich). Die Zähne werden dabei durch zwei Ziffern bezeichnet; auch: → *Two-Digit-System.*

Die *erste Ziffer* gibt den → *Quadranten* an, in dem sich der Zahn befindet. Die Quadranten 1, 2, 3 und 4 betreffen das bleibende Gebiss, die Quadranten 5, 6, 7 und 8 das Milchgebiss.

Die *zweite Ziffer* gibt die Stellung des Zahnes im Quadranten an.

Beispiel 1: Zahn 15 (sprich: *eins-fünf):* Zahn im ersten Quadranten (1) des bleibenden Gebisses, also in der rechten Oberkieferhälfte, und fünfter Zahn (5) von der Kiefermitte aus gezählt. Der Zahn 15 ist der zweite Prämolar.

Beispiel 2: Zahn 55 (sprich: *fünf-fünf):* Zahn im fünften Quadranten (5) des Milchgebisses, also in der rechten Oberkieferhälfte, und fünfter Zahn (5) von der Kiefermitte aus gezählt. Der Zahn 55 ist der zweite Milchmolar.

Fe

chemisches Zeichen für:
Ferrum (= Eisen; chem. Element).

febril

fieberhaft (von → *Febris* = das Fieber).

Febris

das Fieber.

Fehlbildungen

(auch: Missbildungen) bleibende Abnormität (→ *abnorm*) einzelner oder mehrerer Organe; Beispiele:

- Herzfehler,
- Spaltbildung (Lippe, Gaumen); → *Gesichtsspalten*.

Ursachen von Fehlbildungen sind Fehler in der Erbinformation (→ *Gene*) oder pränatale (vorgeburtliche) Entwicklungsstörungen (→ *Embryopathien* bzw. → *Fetopathien*) vorwiegend verursacht durch schädigende Umweltfaktoren wie Virusinfektionen, ionisierende Strahlen oder Medikamente.

Fehlgeburt

(Abortus) vorzeitige Beendigung der Schwangerschaft (vor der 28. Schwangerschaftswoche).

Feilung

pulverisierter Anteil des → *Amalgams;* → *Alloy*.

female

(engl.; sprich: *fi:meil*) weiblich; Gegensatz: *male* (sprich: *meil*) männlich.

feminin

weiblich; Gegensatz: → *maskulin*.

Ferment

frühere Bezeichnung für → *Enzym*.

Fernröntgen-Aufnahme

seitliche (Aufnahme im Profil) oder frontale Schädelaufnahme (→ *en face)*. Sie gibt Aufschluss über die Lage der Kiefer zueinander und zum übrigen Schädelskelett sowie über die Stellung der Zähne im Oberkiefer und Unterkiefer; → *Ebenen*.

fetal

auf den → *Fetus* bezogen (ab dem 4. Schwangerschaftsmonat).

Fetalperiode

Entwicklungszeit des → *Fetus*; die Fetalperiode schließt sich an die → *Embryonalperiode* an und ist die Zeit zwischen der 9. Schwangerschaftswoche bis zur Geburt.

Fetopathie

Schädigung des → *Fetus*, d.h. innerhalb der → *Fetalperiode;* Beispiel: Ausbildung eines Hydrozephalus ("Wasserkopf") durch Toxoplasmose-Infektion der Mutter zwischen der 9. Schwangerschaftswoche bis zur Geburt.

Fett

(Lipid); das Fettmolekül besteht aus Glyzerin (3wertiger Alkohol) und drei Fettsäuren. Fette braucht der Körper zur Energiegewinnung, z.B. für Bewegungsenergie und Wärme. Fette sind ferner Energiespeicherstoff.

Fettgewebe

Gewebe mit hohem Fettgehalt; Fettgewebe ist eine Sonderform des → *Bindegewebes*. Es dient als Energievorrat in Form von Speicherfett und als elastisches Polster in Form von Baufett. Das Baufett schützt Organe, z.B. die Niere, vor Verletzungen. Das Fettgewebe ist ferner ein guter Wärmeschutz.

Fetus

(auch: *Fötus*), Leibesfrucht ab der 9.Schwangerschaftswoche; zuvor: → *Embryo.*

FG

Abk. für: → *Friction Grip.*

Fibrillen

Fäserchen; → *Myofibrillen.*

Fibrin

Gerinnungsstoff, der bei der → *Blutgerinnung* aus → *Fibrinogen* entsteht. Fibrinfäden bilden ein Netz, in dem die Blutkörperchen aufgefangen werden. Auf diese Weise entsteht ein Blutgerinnsel (Koagulum).

Fibrinkleber

Zweikomponenten-Kleber; ein Gewebekleber, z.B. zur Blutstillung.

Fibrinogen

in der Leber gebildeter Eiweißstoff im Blutplasma; Fibrinogen ist einer der 13 → *Gerinnungsfaktoren* im → *Blutplasma.*
Fibrinogen wird beim Gerinnungsvorgang in → *Fibrin* umgewandelt. Es gehört zur Gruppe der → *Globuline.*

fibrinös

(nicht zu verwechseln mit → *fibrös),* unter Einfluss von → *Fibrin* gerinnend; Beispiel: fibrinöses → *Exsudat,* z.B. bei einer Lungenentzündung.

Fibroblasten

Vorstufe der → *Fibrozyten.*

Fibrom

(auch: Fibroma), gutartige Geschwulst aus Bindegewebe; in der Zhk. z.B. als "Reizfibrom" an der Schleimhaut; Ursache: Druck von Prothesenrändern.

Fibromatosis

(auch: *Fibromatose),* verstärktes Auftreten von → *Fibromen*; geschwulstartige Wucherungen des Bindegewebes.

Fibromatosis gingivae

Bindegewebswucherung an der → *Gingiva.*

fibrös

(nicht zu verwechseln mit → *fibrinös),* faserreich; aus faserreichem, derbem Bindegewebe bestehend.

Fibrosarkom

bösartiger (→ *maligner)* Tumor des Bindegewebes.

Fibrozyten

ortsgebundene, spindelförmige Bindegewebszellen, die sich aus → *Fibroblasten* entwickeln.

Fingerhutkrone

eine Metallgusskrone, die allseitig mit Material in der Farbe der Zähne verblendet wird.

finieren

die Ränder (einer Füllung oder eines präparierten Zahnstumpfs) glätten; polieren, nacharbeiten; → *Finierer*.

Finierer

bohrerartiges Instrument mit kleinen Längsrillen. Der Finierer ist ein besonders feinkörniges Instrument zum Glätten von Füllungsrändern.

Fissur

1. Riss; Einschnitt; Beispiel: schmerzhafter Riss der Haut, z.B. im Mundwinkel;
2. in der Zhk.: Furche zwischen den Höckern der Kauflächen (der Seitenzähne).

Fissurenkaries

→ *Karies* im Bereich der zwischen den Höckern verlaufenden Furchen der Kauflächen.

Fissurenversiegelung

karies-prophylaktische Maßnahme, bei der auf die Kauflächen ein spezielles Versiegelungsmaterial aufgetragen wird (Säure-Ätztechnik); → *Karies;* → *Prophylaxe.*

Fistel

röhrenförmiger Verbindungsgang von einem Entzündungsherd nach außen (zur Körperoberfläche); Beispiel: Fistel von einem apikalen → *Granulom* in die Mundhöhle oder in den Mundvorhof führend.

Fixation

1. Ruhigstellung (von gebrochenen Gliedmaßen);

2. in der Zhk.: Befestigung eines → *luxierten* Zahnes an den Nachbarzähnen oder Befestigung eines Zahnes im Knochen: → *transdentale* oder → *enossale* Transfixation.

Fixierer

(Fixierbad), Natriumthiosulfat-Lösung, in der nach dem Entwickeln (→ *Entwickler*) die nicht belichteten Silberkristalle vom Röntgenfilm abgelöst werden. Der Fixierer verhindert, dass das vorhandene Bild sich verändert.

Der Fixierer ist eine Röntgenchemikalie. Daher → *Entsorgung* beachten!

Fixierung

Festigung; Festlegung; Beispiel: Fixierung der → *Bisslage* bei der Bissnahme.

FKO

Abk. für: → *Funktionskieferorthopädie.*

FKO-Geräte

Apparaturen der → *Funktionskieferorthopädie* (FKO); sogenannte "passive" Geräte; Beispiel: → *Aktivator.*

Fl

Abk. nach BEMA: *Freilegen* eines retinierten oder verlagerten Zahnes zur orthopädischen Einstellung.

Fletcher

→ *Fletscher.*

Fletscher

(auch: das *Fletcher);* → *provisorisches* Verschlussmittel aus Zinkoxid, Zinksulfat und einem Klebemittel.

flexibel

biegsam; nachgiebig; Beispiel: flexible Wurzelkanalinstrumente zur → *Endodontie.*

Flimmerepithel

oberflächenbildendes → *Epithelgewebe* mit Flimmerhärchen, z.B. in Nase, Luftröhre und Bronchien sowie in den → *Eileitern.*

Flora

1. Pflanzenwelt eines bestimmten Gebietes;
2. in der Medizin: Besiedelung der Mundhöhle mit → *Mikroorganismen;* → *Mundflora.* Die Besiedelung des Darms nennt man Darmflora, die der Haut Hautflora.

Flügelmuskel

- *äußerer: (Musculus pterygoideus lateralis),* Muskel, der vom Keilbein zum Gelenkköpfchen des Kiefergelenks zieht.

  Funktionen: (1) Vorschub des Unterkiefers (bei *beidseitiger* Kontraktion) und (2) Seitwärtsbewegung (bei *einseitiger* Kontraktion);
- *innerer: (Musculus pterygoideus medialis),* Muskel, der vom Keilbein zur Innenseite des Unterkiefer-Winkels zieht;

  Funktionen: (1) Schließen des Mundes; (2) beteiligt am Vorschub des Unterkiefers.

fluid

flüssig; fließend; das → *Fluid.*

Fluid

Flüssigkeit; flüssiges Medikament (z.B. *Elmex Fluid*) für Maßnahmen zur → *Fluoridierung.*

Fluktuation

1. Schwanken; Hin- und Herfluten; Wanderung, z.B. Fluktuation am Arbeitsplatz (häufiger Personalwechsel);
2. in der Medizin und Zhk.: Bewegung in einer Flüssigkeitsansammlung unter der Haut oder der Schleimhaut; Beispiel: Fluktuation beim Betasten eines → *Abszesses.*

Fluor

gasförmiges chemisches Element (chem. Zeichen: F) der Halogengruppe, ein Element mit hoher Reaktionsfähigkeit; → *Fluoride;* → *Fluoridierung.*

Fluorapatit

→ *Apatit.*

Fluoride

wasserlösliche → *Salze d*er Fluss-Säure in Verbindung mit organischen Stoffen; Beispiele: als *Aminfluorid* oder mit anorganischen Stoffen als *Natriumfluorid.*

fluoridieren

lokale Anwendung von Fluoridlack, Fluorid-Gel oder Fluorid-Lösung zur → *Kariesprophylaxe.*

Fluoridierung

1. mit → *Fluoriden* anreichern; Beispiel: Fluoridierung von Trinkwasser zur → *Kariesprophylaxe;*
2. "lokale" Fluoridierung (auch *Touchierung*); → *fluoridieren;* → *touchieren.*

Fluorose

Krankheitsbild einer chronischen Überdosierung von *Fluoriden*; Merkmale: Skelettveränderung und Strukturveränderung am Zahnschmelz.

Fluorprophylaxe

Vorbeugung gegen → *Karies* mit Hilfe von → *Fluoriden;* → *Prophylaxe.*

foetide

→ *fötide.*

Foetor ex ore

übler Mundgeruch.

fokal

1. den Brennpunkt (→ *Fokus*) betreffend;
2. einen → *infektiösen* Krankheitsherd betreffend; von einem infektiösen Krankheitsherd ausgehend.

Fokalinfektion

→ *Infektion*, die durch einen Herd (→ *Fokus*) ausgelöst wurde. Ausgangsherd einer Fokalinfektion kann z.B. die Vereiterung eines Zahnes sein. Fokalbedingte Krankheiten sind z.B. Gelenkrheumatismus oder Nierenentzündung.

Fokus

1. der Brennpunkt (bei Linsen und Spiegeln);
2. Herd (Streuherd) für → *Bakterien* oder → *Toxine.*

Folliculus dentis

(auch: Follikel), das Zahnsäckchen.

Follikel

kleiner Schlauch; Bläschen;
1. z.B. Haarbalg oder der Follikel im Eierstock (Bläschen um die Eizelle);
2. in der Zkh.: das → *Zahnsäckchen.*

follikulär

einen → *Follikel* betreffend; von einem Follikel ausgehend; in der Art eines Follikels (schlauchartig); Beispiel aus der Zhk.: follikuläre → *Zyste.*

Fontanelle

Knochenlücke zwischen dem Stirnbein und den Scheitelbeinen bzw. zwischen den Scheitelbeinen und dem Hinterhaupt(s)bein beim Säugling und Kleinkind. Die Fontanellen schließen sich bis zum 2. Lebensjahr.

Foramen

Loch, Öffnung, Lücke. Das Foramen dient dem Durchtritt von Nerven und Blutgefäßen, z.B. im Knochen oder in der Wurzelspitze als Wurzelspitzenloch.

Foramen apicale

→ *Foramen apicis dentis.*

Foramen apicis dentis

(auch: *Foramen apikale*), Öffnung des Wurzelkanals in der Wurzelspitze; → *Wurzelspitzenloch.*

Foramen caecum (dentis)

sog. “blindes Loch”; blinde, d.h. nicht durchgehende, muldenförmige Vertiefung im Zahnschmelz. Ein Foramen caecum findet man an den buccalen Flächen der → *Molaren* und an den palatinalen Flächen der beiden oberen mittleren → *Schneidezähne.*

Foramen incisivum (dentis)

Schneidezahnloch; Lage: hinter den Schneidezähnen im Oberkiefer unter der Schneidezahnpapille *(Papilla incisiva).*

Foramen infraorbitale

das beiderseits unterhalb der Augenhöhle liegende Loch (Unteraugenhöhlenloch). Das *Foramen infraorbitale* ist die Austrittsstelle des *Nervus infraorbitalis.*

Foramen magnum

großes Loch im → *Hinterhaupt(s)-bein;* Durchtrittsstelle für das Rükkenmark in den Wirbelkanal der → *Wirbelsäule.*

Foramen mandibulae

(auch: *Foramen mandibularis),* “Unterkieferloch”; Loch in der Mitte des aufsteigenden Astes an der Innenseite des Unterkiefers. Das Foramen mandibulae ist die Eintrittsstelle des Unterkiefernervs (*Nervus alveolaris inferior*) in den → *Unterkieferkanal.*

Foramen mentale

das Kinnloch an der Außenseite des Unterkieferkörpers unterhalb der ersten *Prämolaren*. Das Foramen mentale ist die Austrittsstelle des *Nervus alveolaris inferior.*

Foramen ovale

“ovales Loch”; Durchtrittsstelle des → *Nervus mandibularis* an der Schädelbasis.

Foramen palatinum majus

das große Gaumenloch → *mesial* des → *Foramen palatinum minor*; Loch im Gaumenbein in der Nähe der Weisheitszähne. Das Foramen palatinum majus ist die Durchtrittsstelle von Seitenästen des → *Nervus maxillaris.*

Foramen palatinum minor

das kleine Gaumenloch; → *distal* des → *Foramen palatinum majus* gelegene Durchtrittsstelle von Seitenästen des → *Nervus maxillaris.*

Foramen rotundum

“rundes Loch”; Durchtrittsstelle für den *Nervus maxillaris* an der Schädelbasis.

Formaldehyd

(sprich: *form-aldehyd*), farbloses Gas, das als wässrige Lösung auch *Formalin* genannt wird.

Formaldehyd wird in der Medizin zur → *Desinfektion* verwendet. Es ist in hoher Konzentration gesundheitsschädigend; (Grenzwert für Innenräume: 0,12 mg/m^3).

Formalin

→ *Formaldehyd.*

Fornix

die → *Umschlagfalte.*

forte

stark; laut; in der Medizin: besonders stark wirkend; stark dosiert (bei Medikamenten).

Fossa

Graben; Grube; Vertiefung.

Fossa articularis

die → *Gelenkpfanne*; Gelenkgrube.

Fossa mandibularis

Gelenkgrube am Schläfenbein zur Aufnahme des Gelenkköpfchens des Unterkiefers.

fötid

(auch: *fötide* bzw. *foetide*), übelriechend; stinkend; → *Foetor ex ore.*

Fötus

→ *Fetus.*

Fovea

Mulde, kleine Vertiefung.

Fovea retromolaris

(auch: → *Trigonum retromolare*), dreieckige Vertiefung im Unterkieferknochen hinter dem letzten → *Molaren.*

Fragment

Bruchstück; Rest; übrig gebliebener Teil (eines Ganzen); Beispiel: Der → *Sequester* (abgestorbenes Knochenstück) ist ein Knochenfragment.

Fraktur

Bruch; Beispiele: Knochenfraktur; Zahnfraktur.

frakturiert

zerbrochen; gebrochen; Beispiele: frakturierter Zahn; frakturierter Knochen.

Freiendbrücke

eine → *Brücke*, die nur an einem Ende des → *Brückenkörpers* einen (oder mehrere) Brückenanker besitzt.

Frenektomie

(auch: *Frenulektomie)*, Ausschneiden (Entfernen) des Lippenbändchens.

Frenulektomie

→ *Frenektomie.*

Frenulum

kleines Bändchen.

Frenulum buccale

das → *Wangenbändchen.*

Frenulum labii

(sprich: *labi-i*; auch: *Frenulum labiale*), das → *Lippenenbändchen.*

Frenulum linguae

das → *Zungenbändchen.*

Frequenz

Anzahl der Vorgänge je Zeiteinheit; Beispiel: Anzahl der Herzschläge je Minute; → *Herzfrequenz;* → *Atemfrequenz.*

Fresszellen

→ *Phagozyten.*

Friction Grip

(sprich: *frikschn grip*; engl.; Abk.: FG), "Reibungshaftung"; Befestigung durch Friktion (Reibung) von zahnärztlichen Instrumenten mit glattem kurzem Schaftende in Turbinen, z.B. Diamanten und Schleifkörpern.

Friktion

Reibung; Haftung durch Reibung; Beispiel: bei → *Geschieben.*

frontal

an der Stirnseite; von vorne; auf die Stirn bezogen.

Frontalebene

→ *Ebenen.*

Frontzähne

die → *Schneidezähne* und *Eckzähne.*

Fructose

Fruchtzucker; → *Einfachzucker.*

Frühgeburt

→ *Geburt* nach der 29. und vor Beendigung der 38. Schwangerschaftswoche (SSW).

FSME

Abk. für: Frühsommermeningoenzephalitis; hauptsächlich im Frühsommer vorkommende, durch Zecken übertragbare Virusinfektion mit Entzündung der Hirnhaut (*Meningitis*) und des Gehirns (*Enzephalitis*).

Füllungen

man unterscheidet:
1. → *temporäre* (provisorische) Füllungen; auch: provisorischer Verschluss genannt, und
2. → *definitive* (endgültige), auch Dauerfüllungen genannt; → *Füllungsmaterialien.*

Füllungsmaterialien

Materialien (Werkstoffe) für → *Unterfüllungen,* → *temporäre* Füllungen und → *definitive* Füllungen.

Materialien für definitive Füllungen sind:
1. starre Materialien; Beispiele: Goldlegierungen und Keramik (selten: Kunststoffe). Sie werden im Labor verarbeitet und als fertige Füllung mit Hilfe von Zement in der Kavität befestigt (→ *Inlay*).
2. plastische Materialien; Beispiele: → *Amalgam,* → *Zement,* → *Kunststoffe* und → *Composites.* Sie werden → *plastisch* in die Kavität eingebracht, geformt, und härten dort aus.

Functio laesa

gestörte → *Funktion* eines entzündeten Organs; Beispiel: Kieferklemme bei → *Dentitio difficilis*. Die Functio laesa ist eines der fünf klassischen → *Entzündungszeichen*.

Fungi

→ *Pilze*.

Fungistatikum

Mittel, das das Pilzwachstum hemmt.

fungistatisch

Pilze in Wachstum und Vermehrung hemmend.

fungizid

Pilze tötend; pilzvernichtend (mit chemischen Mitteln).

Fungizid

(auch: → *Antimykotikum*), pilzvernichtendes (chemisches) Mittel.

Fungus

1. wörtlich: der Pilz;
2. in der Medizin: breit aufsitzende, flache und schwammartige Geschwulst.

Funktion

Tätigkeit; Wirksamkeit; Aufgabe; Beispiel: Funktion der Nieren.

funktionell

eine → *Funktion* betreffend; mit der (normalen bzw. gestörten) Funktion (eines Organs) zusammenhängend; Beispiel: funktionelle Störungen der → *Artikulation*.

Funktionsabformung

Abformmethode, bei der durch → *aktive* oder → *passive* Bewegungen der angrenzenden Weichteile der spätere Prothesenrand dargestellt wird.

Funktionsanalyse

Untersuchungen zur Erkennung von krankhaften Veränderungen (Störungen) im Kiefergelenk, in der Kaumuskulatur, bei den Kieferbewegungen und der Verzahnung; → *Gnathologie*.

Funktionskieferorthopädie

(Abk.: FKO), Bezeichnung für eine kieferorthopädische → *Therapie*, bei der kaufunktionelle Kräfte (durch Muskeln und Kiefergelenk) die Lage der Kiefer zueinander verändern; → *Aktivator*.

Furkation

Gabelung der Zahnwurzel; → *Bifurkation*; → *Trifurkation*.

Galaktose

Schleimzucker: → *Einfachzucker*.

Galle

Flüssigkeit, die in den Zellen der → *Leber* produziert und über die Gallengänge und die Gallenblase an den → *Zwölffingerdarm* abgegeben wird.

Gallenblase

(Vesica fellea), Speicherorgan für die in der → *Leber* gebildete Galle.

Gallensäure

wichtigster Bestandteil der Galle; sie ist verantwortlich für die Verdauung der Fette. Gallensäuren emulgieren Fette (→ *Emulsion).*

Gammastrahlen

"harte" Strahlen (kurzwelliger als → *Röntgenstrahlen); Anwendung:*
1. zur Strahlentherapie;
2. zur industriellen → *Sterilisation* von Einweginstrumenten und Verbandsmaterialien, die steril verpackt auf den Markt kommen.

Ganglienzelle

(auch: → *Neurozyt),* → *Nervenzelle.*

Ganglion

1. Nervenknoten, z.B. das Ganglion des *Nervus trigeminus: Ganglion trigeminale* genannt; Verdickung im Verlauf eines Nervs des peripheren → *Nervensystems;*
2. "Überbein"; Geschwulst im Bereich der Gelenkkapsel.

Ganglion Gasseri

andere Bezeichnung für → *Ganglion trigeminale.*

Ganglion trigeminale

(auch: *Ganglion Gasseri*), Nervenknoten des → *Nervus trigeminus* an der inneren Schädelbasis (vor der Teilung des Nervs in seine drei Äste).

Gangrän

(die), fauliger Zerfall des Gewebes; Absterben des Gewebes; Gewebstod; "Brand". Durch Zersetzung des Blutfarbstoffs verändert sich das Gewebe bräunlich-schwarz (Aussehen wie "verbrannt"); Formen:
- *trockene Gangrän:*
  trockener "Brand"; Vertrocknung; Verschrumpfung (Mumifikation); Beispiel: Raucherbein;
- *feuchte Gangrän:*
  stinkender, fauliger "Brand"; durch → *aerobe* oder → *anaerobe* Fäulnisbakterien zersetzt sich das abgestorbene Gewebe. Dabei entstehen übelriechende Gase; Beispiel: → *Pulpitis gangränosa.*

Gasaustausch

→ *Atmung, äußere.*

Gaster

der → *Magen.*

Gastritis

Magenschleimhautentzündung.

gastro..., Gastro...

Vorsilbe mit der Bedeutung: den Magen betreffend; Beispiel: *Gastroskopie.*

Gastroskopie

Untersuchung des Magens *(Gaster)* mit einem → *Endoskop*, hier Gastroskop genannt.

Gaumen

(Palatum); zum Gaumen gehört der → *harte Gaumen* und der → *weiche Gaumen* mit den → *Gaumensegeln* und dem → *Zäpfchen.*

Gaumen, harter

(Palatum durum), vorderer, knöcherner Teil des Gaumendachs (Abb.). Der harte Gaumen wird gebildet durch die Gaumenfortsätze der Oberkieferknochen und die Gaumenbeine. Er endet an der → *A-Linie.*

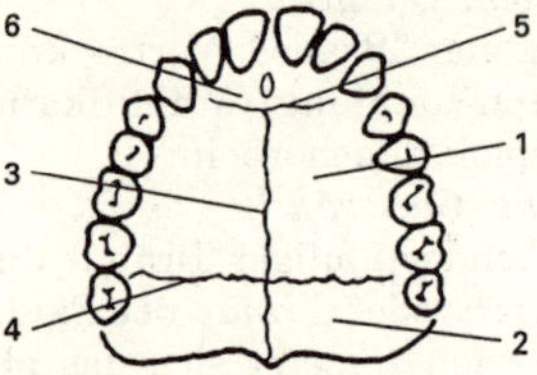

Abb.: Harter Gaumen

1 = Gaumenfortsatz des Oberkiefers *(Processus palatinus)*
2 = Gaumenbein *(Os palatinum)*
3 = mittlere Gaumennaht *(Sultura palatina mediana)*
4 = quer verlaufende Gaumennaht *(Sutura palatina transversa)*
5 = Naht zum Zwischenkiefer *(Sutura incisiva)*
6 = Zwischenkiefer *(Os incisivum).*

Gaumen, weicher

(Palatum molle); er beginnt an der → *A-Linie* und endet in den Gaumenbögen und dem → *Zäpfchen*. Dieser muskulöse, mit Schleimhaut überzogene Anteil des Gaumens dichtet beim Schlucken die Mundhöhle von der Nasenhöhle ab.

Gaumenbein

(Os palatinum), paarig angelegter Knochen, der durch eine querverlaufende Gaumennaht mit den Gaumenfortsätzen der Oberkieferknochen verbunden ist.

Gaumenfortsatz

(Processus palatinus), einer der vier Fortsätze des → *Oberkiefers*. Die beiden Gaumenfortsätze bilden das vordere Drittel des knöchernen Gaumens. Sie sind durch die mittlere Gaumennaht verbunden.

Gaumenmandel

(Tonsilla palatina), Lymphorgan im Bereich der → *Gaumensegel*. Die beiden Gaumenmandeln gehören neben der → *Rachen-* und → *Zungenmandel* sowie den Lymphknoten des Rachens zum lymphatischen Rachenring; Funktion: → *Lymphknoten.*

Gaumennaht

unbewegliche Verbindung zwischen den Knochen, die das Gaumendach (→ *Gaumen, harter*) bilden; → *Sutura*.

Man unterscheidet mittlere Gaumennaht *(Sutura palatina mediana)*, quer verlaufende Gaumennaht *(Sutura palatina transversa)* sowie die Naht zum Zwischenkiefer *(Sutura incisiva).*

Gaumensegel

(Velum palatinum), Teil des weichen → *Gaumens*. Zwischen den beiden Gaumensegeln liegen beidseitig die → *Gaumenmandeln*.

Gaumenspalte

(Palatoschisis), Fehlbildung, bei der das Gaumendach gespalten ist. Der Zwischenkiefer ist jedoch, im Gegensatz zur → *Lippen-Kiefer-Gaumenspalte,* mit dem Oberkiefer verwachsen; → *Gesichtsspalten.*

Gaumenzäpfchen

(Uvula), das → *Zäpfchen.*

Gaze

weitmaschiges Baumwollgewebe; Verbandsmull; in der Zhk. als Streifen zur → *Drainage.*

Gebärmutter

(Uterus), mit Schleimhaut ausgekleideter Hohlmuskel, in dem die befruchtete Eizelle heranreift; → *Embryo;* → *Fetus.*

Gebiss

Summe der Zähne; Arten:
- *Milchgebiss:* Das Milchgebiss hat 20 (Milch-)Zähne: 8 → *Schneidezähne,* 4 → *Eckzähne* und → *8 große Backenzähne (Milch-)Molaren (→ Molaren)*;
- *bleibendes Gebiss* (Abb.): Das bleibende Gebiß hat 32 bleibende Zähne: 8 → *Schneidezähne*, 4 → *Eckzähne*, 8 → *Prämolaren* und 12 → *Molaren.*

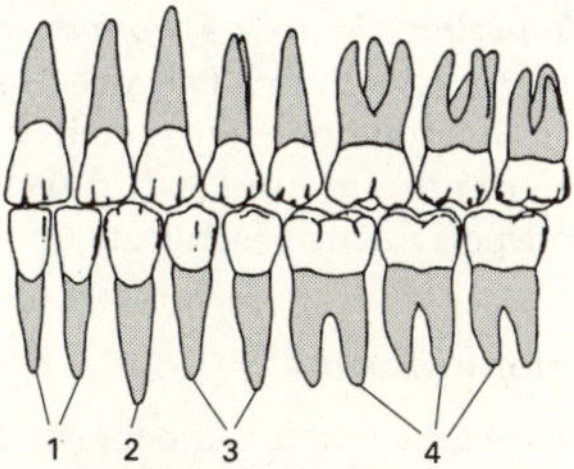

Abb.: linke OK- und UK-Hälfte
1 = Schneidezähne, 2 = Eckzahn,
3 = Prämolaren, 4 = Molaren

Gebührenordnung für Ärzte

→ GOÄ.

Gebührenordnung für Zahnärzte

→ GOZ.

Geburt

(auch: Entbindung); lat.:
1. Partus, z.B. in Post partum (Abk.: p.p. = nach der Geburt);
2. Natus, z.B. in → *Perinatalzeit* oder in → *pränatal*.

Gehirn

(*Enzephalon, Cerebrum*) liegt im knöchernen Schädel. Man unterscheidet → *Großhirn,* → *Kleinhirn*, Hirnstamm und verlängertes Mark. Das verlängerte Mark tritt durch das Hinterhaupt(s)loch und geht in das → *Rückenmark* über. Gehirn und Rükkenmark sind von einer harten und einer weichen Hirnhaut umgeben.

GEK

Abk. für: Schwäbisch-Gemünder-Ersatzkasse; eine AEV-Ersatzkasse; → *AEV*; → *Krankenkassen*.

Gel

gallertartige Masse (zäh, durchsichtig wie Gelatine); in der Zhk.: Verwendung z.B. zur → *Fluoridierung* und bei der Säure-Ätz-Technik.

Gelenk

1. → *Verankerungselement* an einer → *Teilprothese*;
2. (lat.: *Articulatio*; griech.: *Arthron*), bewegliche Verbindung zwischen Knochen; → *Gelenkformen*.
Teile des Gelenks (Abb. s. folgende Seite): → *Gelenkkopf* (1) und → *Gelenkpfanne* (2) bilden die → *Gelenk-*

flächen (3); ferner → *Gelenkkapsel* (4) und die *Gelenkhöhle* (5). Die Gelenkhöhle ist ausgefüllt mit Gelenkschmiere.

Einige Gelenke besitzen außerdem eine Gelenkscheibe.

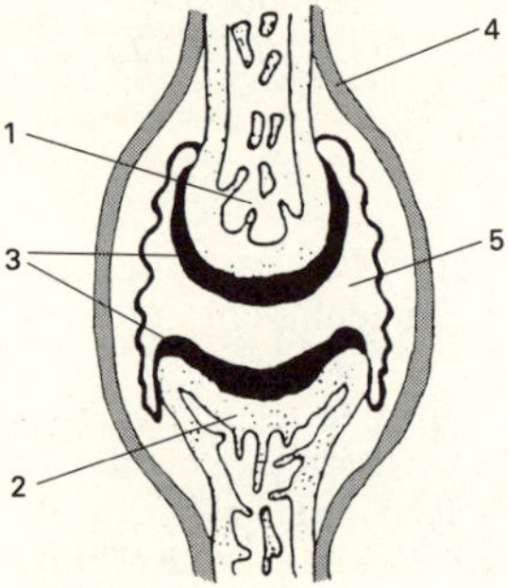

Abb.: Gelenk

1 = Gelenkkopf *(Kondylus)*
2 = Gelenkpfanne *(Fossa articularis)*
3 = Gelenkfläche *(Facies articularis)*
4 = Gelenkkapsel *(Capsula articularis)*
5 = Gelenkhöhle *(Cavitas articularis)*

Gelenkflächen

werden gebildet durch den → *Gelenkkopf* und die → *Gelenkpfanne.*

Gelenkformen

je nach Bewegungsmöglichkeiten; Arten:

- *Kugelgelenk*; Beispiel: Schultergelenk (Bewegung in jeder Richtung möglich);
- *Scharniergelenk*; Beispiel: Kniegelenk (Bewegung nur in einer Richtung);
- *Sattelgelenk*; Beispiel: Daumengelenk (Bewegung in zwei Richtungen);
- *Dreh-Gleit-Gelenk*; Beispiel: Kiefergelenk (Bewegung in zwei Richtungen).

Gelenkfortsatz

(*Processus articularis;* auch: *Processus condylaris*), distaler Teil des aufsteigenden → *Unterkieferastes.*

Gelenkhöcker

(Tuberculum articulare), Knochenhöcker des Kiefergelenks am → *Schläfenbein*; Abschluss der Gelenkgrube des Kiefergelenks.

Gelenkkapsel

(Capsula articularis), sie besteht aus einer äußeren, straffen Bindegewebsschicht, die in die äußere Knochenhaut *(Periost)* übergeht und einer inneren Schicht, die die → *Gelenkschmiere (Synovia)* absondert.

Gelenkkopf

(Kondylus, Condylus) konvexer (nach außen gewölbter) Teil des Gelenks. Der Gelenkkopf bewegt sich in der → *Gelenkpfanne* und ist durch eine Knorpelschicht geschützt.

Gelenkpfanne

(*Fossa articularis*), knöcherne Mulde, in der der → *Gelenkkopf* liegt. Die Gelenkpfanne ist durch eine Knorpelschicht geschützt.

Gelenkscheibe

knorpelige Zwischenscheibe zwischen → *Gelenkkopf* und → *Gelenkpfanne.* Die runde Gelenkscheibe des Kiefergelenks heißt → *Discus articularis,* die halbmondförmige des Kniegelenks heißt *Meniscus.*

Gelenkschmiere

(Synovia), wird von der Innenhaut der → *Gelenkkapsel* abgesondert. Die Gelenkschmiere erleichtert die Gleitbewegung des Gelenkkopfes in der Gelenkpfanne.

Gemeinschaftspraxis

Praxis, bei der mehrere Ärzte/Zahnärzte Räume, Einrichtungen, Personal sowie Einnahmen und Ausgaben teilen. Jeder Patient kann von jedem Arzt/Zahnarzt behandelt werden (nicht zu verwechseln mit → *Praxisgemeinschaft).*

-gen

Endsilbe mit der Bedeutung von: bewirkend; ausgehend von...; Beispiele: → *dentogen;* → *pathogen.*

Gene

(Einzahl: das Gen), Erbfaktoren; Erbanlagen; entspricht der DNS. Die Gene sind auf den Chromosomen angeordnet.

Generalisierung

in der Medizin: Ausbreitung (einer Krankheit) im ganzen Körper oder in einem ganzen Organsystem; Beispiel: Sensibilitätsstörung der gesamten Haut.

Genese

Entstehung; Entwicklung; Beispiel: Genese einer Krankheit.

Genetik

Lehre von der Vererbung.

genetisch

die Vererbung betreffend; erblich bedingt; Beispiele: → *genetische* Krankheiten; genetische Strahlenschäden.

genetische Krankheiten

vererbbare Krankheiten, Erbkrankheiten; Krankheiten, die durch Veränderung (Mutation) von Genen verursacht werden; Beispiel: → *Mukoviszidose.*

Genitalien

Geschlechtsorgane;
- *bei der Frau*: Eierstöcke, Eileiter, Scheide, Scheidenvorhof mit Schamlippen und Klitoris;
- beim Mann: Hoden und Nebenhoden, Samenleiter, Samenbläschen, Vorsteherdrüse, Harnröhre, Glied (Penis) und Hodensack.

Genom

Summe aller → *Gene* eines Organismus (Mensch, Tier, Pflanze).

Genopathie

angeborere Krankheit; Erbkrankheit; Beispiel: → *Mukoviszidose.*

Gerätesicherheitsgesetz

Abk.: GSG; Gesetz für elektrische Betriebsmittel (Arbeitsmittel) mit der Verpflichtung, dass solche Arbeitsmittel nur dann in den Verkehr gebracht werden dürfen, wenn sie nach den Arbeitsschutz- und Unfallverhütungsvorschriften hergestellt wurden.

Geräte, die dem GSG genügen, dürfen das → *GS-Zeichen* führen. Das GS-Zeichen besagt, dass diese Geräte so beschaffen sind, dass sie (bei bestimmungsgemäßer Verwendung) gegen Gefahren für Leben und Gesundheit schützen.

Geriatrie

Heilkunde, die sich mit den alten Menschen befasst.

Gerinnungsfaktoren

13 verschiedene Stoffe, die an der → *Blutgerinnung* beteiligt sind. Die wichtigsten sind: → *Fibrinogen,* → *Prothrombin,* → *Thrombokinase,* → *Calcium,* → *Vitamin K* und der sogenannte *Faktor VIII.*

Germ

Abk. nach BEMA: → *Germektomie.*

Germektomie

operative Entfernung eines Zahnkeimes (von: *germen,* lat. = Keim).

Geschiebe

Befestigung (→ *Attachment*), bestehend aus → *Matrize* und → *Patrize.*

Geschlechtskrankheit

durch Geschlechtsverkehr übertragbare, ansteckende Krankheit; Beispiel: → *Syphilis.*

Geschwulst

→ *Tumor.*

Gesetzliche Krankenversicherung

→ *Sozialversicherung.*

Gesetzliche Unfallversicherung

→ *Sozialversicherung.*

Gesichtsbogen

Gerät zur → *extraoralen* → *Bissregistrierung.*

Gesichtsspalten

embryonale Fehlbildung; die Spalten können ein- oder doppelseitig auftreten oder in Kombinationen untereinander.

Arten:
- *Lippenspalte* (umgangsprachlich: *Hasenscharte*): Fehlbildung, meist seitlich von der Mittellinie der Oberlippe;
- *Kieferspalte:* in der Verbindungsnaht zum → *Zwischenkiefer;*
- *Gaumenspalte*: Spaltung des Gaumendaches;
- *Lippen-Kiefer-Gaumenspalte* (umgangsprachlich: *Wolfsrachen*): Spaltbildung in Oberlippe, Kiefer und Gaumen.

Gestagen

weibliches Geschlechtshormon.

Gesundheit

Definition nach → *WHO*: Zustand des völligen körperlichen, geistigen und sozialen Wohlbefindens;
Definition im Sinne der Sozialversicherung: Arbeits- und Erwerbsfähigkeit.

Gewebe

Verband von Zellen mit gleichem Bau und gleicher Funktion (Aufgabe). Gewebe entstehen, wenn Zellen sich spezialisieren. Man unterscheidet folgende Gewebearten: → *Epithelgewebe* (kurz: Epithel), → *Binde- und Stützgewebe,* → *Muskelgewebe* und → *Nervengewebe.*

Gewebekleber

→ *Fibrinkleber.*

Gewohnheitsbildung

(engl.: *Drug habituation*); nach → *WHO*: Verlangen - jedoch kein Zwang, eine → *Droge* (Beispiel: Schlafmittel, Tranquilizer) einzunehmen wegen der → *Euphorie*, die sie vermittelt. Im Gegensatz zur → *Sucht* treten bei Gewohnheitsbildung keine Entzugserscheinungen auf.

Gingiva

das → *Zahnfleisch.*

Gingivaextension

chirurgische Verbreiterung der → *Gingiva propria* durch Verlagerung der → *Mukogingivalgrenze* als → *präprothetische* Maßnahme zur Ausschaltung störender Bänder und Muskelfasern; → *Gingivatransplantat*; - *Vestibulumplastik.*

Gingivahyperplasie

→ *Gingivitis hyperplastica.*

gingival

am Zahnfleisch; das Zahnfleisch betreffend.

Gingivalsulcus

→ *Sulcus gingivae.*

Gingiva marginalis

"freier", d.h. nicht anhaftender Zahnfleischrand (Zahnfleischsaum).

Gingiva mucosa

(auch: *Mukosa),* → *Mundschleimhaut.*

Gingiva propria

(auch: *attached Gingiva*), die dem Knochen anhaftende, mit ihm verwachsene Schleimhaut. Die Gingiva propria wird auch als → *Zahnfleisch* bezeichnet.

Gingivatransplantation

Schleimhautgewebe, das meist aus dem Bereich des harten Gaumens in einer Dicke von 0,5 bis 1 mm entnommen und in den Bereich der → *Mukogingivalgrenze* zur Verbreiterung der → *Gingiva propria* verpflanzt wird; → *Transplantation.* Es handelt sich dabei um ein sogenanntes freies Transplantat.

Gingivektomie

chirurgische Entfernung der marginalen Gingiva mit Hilfe eines Skalpells, einer feinen Zahnfleischschere oder mit dem → *Elektrotom*, z.B. bei → *Gingivitis hyperplastica* und Bildung von → *Zahnfleischtaschen.*

Das Wundgebiet wird postoperativ mit einem → *Zahnfleischverband* abgedeckt.

Gingivitis

Zahnfleischentzündung.

Gingivitis gravidarum

Schwangerschaftsgingivitis; Zahnfleischentzündung mit starker Rötung und Gewebswucherung; Ursache: Hormoneinwirkung. Sie bildet sich nach der Geburt zurück; → *Gingivitis;* → *Hyperplasie.*

Gingivitis haemorrhagica

blutende Zahnfleischentzündung, meist im Zusammenhang mit einer Allgemeinerkrankung, z.B. → *Leukämie.*

Gingivitis hyperplastica

(auch: *Gingivitis hypertrophicans),* Zahnfleischentzündung mit Gewebswucherung (→ *Hyperplasie);* Ursache: z.B. bei lang andauernder Einnahme von → *Hydantoin.*

Gingivitis marginalis

andere Bezeichnung für: → *Gingivitis simplex.*

Gingivitis simplex

(auch: *Gingivitis marginalis*; auch *Parodontitis marginalis superficialis*), "einfache" Zahnfleischentzündung mit leichter Schwellung und Rötung.

Gingivitis toxica

→ *Gingivitis ulcerosa*; Zahnfleischentzündung durch Schwermetallvergiftung (insbesondere Blei und Quecksilber). Es entsteht eine bläulichschwarze Verfärbung des Zahnfleischrandes.

Gingivitis ulcerosa

bakterielle → *ANUG*; Zahnfleischentzündung mit geschwürigem Zerfall des Zahnfleischrandes, verbunden mit starken Schmerzen und Mundgeruch (*Foetor ex ore)*; mögliche Ursachen: Schwermetallvergiftung (→ *Gingivitis toxica*), Blutkrankheiten, z.B. → *Leukämie* oder → *Agranulozytose.*

Gingivoplastik

in der *Parodontologie*: operative Gestaltung des Zahnfleischrandes durch einen chirurgischen Eingriff; Beispiel: bei wulstartiger Verdickung des Zahnfleischsaumes ohne Vorhandensein von Zahnfleischtaschen.

Gips

schwefelsaurer Kalk ($CaSO_4$); der wässrige Brei erstarrt unter Wärmeabgabe zu $CaSO_4 \cdot 2\ H_2O$ (*exotherme* Reaktion);

- *Abformgips* (rosa): irreversibelstarres Abformmaterial; Verwendung: für Funktionsabformung;
- *Modellgips*: für Planungs- und Arbeitsmodelle;

Gipspulver ist → *hygroskopisch.*

Giromatik

Winkelstück zur maschinellen Aufbereitung des Wurzelkanals. Giromatik-Instrumente werden in einer Viertelkreis-Bewegung gedreht.

GKK

Abk. für: Gärtner-Krankenkasse; eine AEV-Ersatzkasse; → *AEV*; → *Krankenkassen.*

Glandula

Drüse; ein Organ, das → *Sekrete* produziert; Beispiele: Speicheldrüsen, Tränendrüsen, Schilddrüse.

Glandula parotis

die → *Ohrspeicheldrüse.*

Glandula sublingualis

die → *Unterzungenspeicheldrüse.*

Glandula submandibularis

die → *Unterkieferspeicheldrüse.*

Glandula thyreoidea

→ *Schilddrüse.*

Glasionomer-Zement

Aluminium-Siliko-Polyacrylat-Zement; "Zement" mit hoher Haftfähigkeit am → *Dentin;* Anwendung: als Füllungs- und Befestigungsmaterial; Präparate: *Ketac-Cem; Fiji.*

Glaszähne

→ *Dentinogenesis imperfecta.*

Glaukom

"grüner Star", eine Augenkrankheit; Ursache: zu hoher Druck im Augeninnern.

Glia

→ *Neuroglia.*

Gliedmaßen

(Extremitäten), Sammelbezeichnung für Arme und Beine.

Globuline

Hauptgruppe der Eiweißstoffe im Blutserum.

Zu den Globulinen gehören u.a. auch das → *Fibrinogen* und die Immunglobuline; → *Antikörper.*

Aufgaben des Globulins (Beispiele): Transport wasserunlöslicher Stoffe, z.B. Lipide (→ *Fett*), Hormon- und Enzymtransport, ferner Abwehr von Krankheitserregern sowie zur Blutgerinnung.

Glossa

(auch: *Lingua*), die → *Zunge.*

Glossalgie

→ *Glossodynie.*

Glossitis

Zungenentzündung; häufig in Verbindung mit Infektionskrankheiten, z.B. Scharlach oder → *Syphilis.*

Glossodynie

(auch: *Glossalgie*; von *Glossa* = Zunge), Zungenbrennen; schmerzhafter Zustand an der Zungenoberfläche, z.B. als Symptom einer Allgemeinkrankheit wie *Diabetes mellitus*; auch als Reaktion auf Prothesenwerkstoffe und häufig auch psychisch bedingt; Therapie: Behandlung der jeweiligen Ursache.

Glukagon

Hormon der → *Langerhansschen Inseln* der → *Bauchspeicheldrüse*; Funktion: Erhöhung des Blutzuckerspiegels; entgegen wirkendes Hormon: → *Insulin.*

Glukose

Traubenzucker; ein → *Einfachzucker.*

gnathogen

vom → *Kiefer ausgehend.*

Gnathologie

in der Medizin: Lehre von den Kaufunktionen und deren Wiederherstellung. Die Gnathologie bezieht alle am Kauakt beteiligten Organe und Gewebe ein (Kiefer, Kiefergelenke, Kaumuskulatur und Zähne).

Gnathometrie

Kieferausmessung (zum Feststellen von Anomalien in der Kieferorthopädie); → *Gnathologie.*

GOÄ

Abk. für: Gebührenordnung für Ärzte.

Golgi-Apparat

Zellorganell zur Speicherung und Beförderung von Stoffen innerhalb der Zellen.

Gonaden

Geschlechtsdrüsen; → *Keimdrüsen.*

Gonokokken

Erreger der → *Gonorrhoe.*

Gonorrhoe

(auch: *Tripper*), häufigste Geschlechtskrankheit; Erreger: Gonokokken (→ *Bakterien*).

GOZ

Abk. für: Gebührenordnung für Zahnärzte.

Gram-Färbung

nach dem dänischen Bakteriologen *H.C.J. Gram* (1853 bis 1938) benanntes Färbeverfahren, nach dem Bakterien gleichen Aussehens unterschieden werden können in → *gramnegativ* und → *grampositiv.*

-gramm

Endsilbe mit der Bedeutung von: Aufzeichnung; Beispiel: → *Orthopantomogramm.*

gramnegativ

sich rot färbend; Beispiele: → *Spirochäten,* → *Spirillen* oder *Escherichia coli (→ Kolibakterien);* Gegensatz: → *grampositiv.*

grampositiv

sich dunkelblau färbend; Beispiele: → *Actinomyceten,* → *Clostridium;* Gegensatz: → *gramnegativ.*

Granulat

körnchenförmige Substanz mit unregelmäßiger Oberfläche; Beispiel: Atemkalk im → *Narkoseapparat.*

Granulationsgewebe

faserreiches, junges und stark mit Blutgefäßen durchsetztes Bindegewebe (→ *Granulom).*

Granulationsgewebe entsteht bei der Heilung von Wunden und geht nach einiger Zeit in Narbengewebe über.

Es ist kennzeichnend für → *chronische Entzündungen*; in der Zhk.: bei → *Parodontitis apicalis chronica* und bei → *Parodontitis marginalis.*

Granulom

geschwulstartige Neubildung von → *Granulationsgewebe;* auch infektiöses Granulom, da es durch Erreger, z.B. durch Fäulnisbakterien, entsteht; in der Zhk.: *"apikales Granulom"* (Kurzbezeichnung für: → *Parodontitis apicalis chronica).*

Granulozyten

die großen weißen → *Blutkörperchen.* Granulozyten sind → *Phagozyten.*

-graphie

Endsilbe mit der Bedeutung von: Aufzeichnungsverfahren; Beispiel: → *Orthopantomographie.*

gravide

schwanger (von *gravis*, lat. = schwer, beschwert); → *Schwangerschaft.*

Gravidität

→ *Schwangerschaft.*

GRG

Abk. für: Gesundheits-Reformgesetz (vom 1.1.1989).

Großer Kaumuskel

→ *Musculus masseter.*

Großhirn

man unterscheidet die *Hirnrinde* (außen) und das *Hirnmark* (innen). Die Hirnrinde ist in Windungen gelegt. In ihr befinden sich hauptsächlich Nervenzellen, die sogenannten "grauen Zellen". Das Hirnmark enthält überwiegend Nervenbahnen.

Das Großhirn nimmt die Reize aus den Sinnesorganen auf und speichert sie. Dazu hat das Großhirn sensible Zentren. Durch Umschaltung auf motorische Zentren wird eine Reaktion auf Umweltreize möglich. Die motorischen Zentren liefern Bewegungsimpulse, mit deren Hilfe die Skelettmuskeln (willkürlich) bewegt werden.

Gruppenprophylaxe

Vorsorgemaßnahmen zur Verhütung von → *Karies* und Parodontalerkrankungen (→ *Parodontose);* Beispiel: Zahnputzanleitung in einer Kindergartengruppe. Gegensatz: → *Individual-Prophylaxe.*

GS-Zeichen

Zeichen für "Geprüfte Sicherheit", sog. Gerätesicherheitszeichen für Geräte, die von einer amtlich zugelassenen Prüfstelle überprüft und positiv beurteilt wurden; → *Gerätesicherheitsgesetz.*

Guedel-Tubus

gekrümmter Mund-Rachen-Schlauch zum Freihalten der oberen Luftwege. Der Guedel-Tubus ist Bestandteil des zahnärztlichen Notfall-Koffers.

Gussfüllung

Versorgung eines Zahnes mit einem → *Inlay*, → *Onlay* oder einem → *Overlay*; Gegensatz: → *Teilkrone.*

Gusskrone

aus einer Goldlegierung nach einem Abdruck (→ *Abformung*) gegossene → *Krone*.

Guttapercha

kautschukähnliches, in Wasser unlösliches Harz; Verwendung in der Zhk. als provisorisches Verschlussmittel. Guttapercha wird durch Erwärmen plastisch; Verwendung: provisorisches Verschlussmittel und Guttaperchastifte als Wurzelkanalstifte.

Gynäkologie

Lehre von den Frauenkrankheiten.

H

1. Abk. für: komplizierte, gegossene Halte- und Stützvorrichtung (im → *HKP);*
2. chemisches Zeichen für → *Wasserstoff* (Abk. für: *Hydrogenium).*

Habit

(sprich: *häbbit*); Angewohnheit (in negativem Sinne); in der Zhk.: schlechte (bewusste oder unbewusste) Angewohnheit; Beispiele: Lutschen, Zungen- oder Lippenbeißen, Knirschen, Nägel kauen.

habituell

gewohnheitsmäßig; ständig; Beispiele: habituelle → *Parafunktionen;* habituelle → *Okklusion;* → *Habit.*

Habitus

äußere Erscheinung eines Menschen; Haltung.

Haderup-System

(auch: Plus-Minus-System); Zahnschema mit der Bedeutung:
+ (plus): Oberkiefer;
– (minus): Unterkiefer.

Haftlack

ein Lack auf Kunststoff- oder Naturharzbasis, der eine bessere Haftung des → *Abformmaterials* auf dem Abdrucklöffel herbeiführt.

Haftpflichtversicherung

ist eine Versicherung für den Fall, dass der Versicherungsnehmer (Kfz-Besitzer, Arzt/Zahnarzt, Privatmann/frau) wegen eines Schadenereignisses einen Schaden ersetzen muss, der aufgrund seiner Verantwortlichkeit entstanden ist; Beispiele: Kfz-Haftpflichtversicherung, Berufs-Haftpflichtversicherung, Privat-Haftpflichtversicherung.

In der Zahnarztpraxis tritt die Haftpflichtversicherung meist bei Ansprüchen auf Schmerzensgeld ein.

Der Abschluss einer Berufshaftpflichtversicherung ist Pflicht für jeden Zahnarzt.

Haftvermittler

→ *Bonding.*

Halbkrone

eine Teilkrone im Frontzahnbereich, die den Zahn oral bis zur Mitte der Approximalflächen bedeckt, aber die → *labiale* Fläche des Zahnes frei lässt; Verwendung hauptsächlich als Brückenanker; → *Krone.*

Halbwinkel-Technik

(auch: Isometrische Projektion), eine Aufnahmetechnik (neben der →*Rechtwinkel-Technik* und →*Paralleltechnik*) bei intraoralen Röntgenaufnahmen mit Mundfilmen.

Bei dieser Technik soll der → *Zentralstrahl* in Höhe der Wurzelspitzen *(apikal) senkrecht* (also im Winkel von 90°) auf die Winkelhalbierende zwischen der Längsachse des Zahnes und der Filmebene fallen.

Der Kopf des Patienten muss senkrecht stehen, die Zahnreihe, die geröngt wird, waagrecht.

Bei dieser Technik wird das Objekt (Zahn) maßstäblich dargestellt.

Ergebnis: das Bild ist verzerrt (im Gegensatz zur Rechtwinkel-Technik und Parallel-Technik).

Halluzination

krankhaftes Wahrnehmungserlebnis, ohne dass der so wahrgenommene Gegenstand tatsächlich existiert, also eine Sinnestäuschung; Beispiel: Weiße-Mäuse-Sehen im Alkoholrausch.

Halluzinogene

Substanzen, die → *Halluzinationen* (Sinnestäuschungen) hervorrufen; Beispiele: LSD, Mescalin, Ecstasy.

Halogene

Salzbildner; “reaktionsfreudige” chemische Elemente; Beispiele: Brom (Br), Chlor (Cl), Fluor (F), Jod (J).

Halte- und Bewegungsapparat

man unterscheidet:

- *aktiver H. u. B.:* die gesamte Muskulatur des Skeletts, die durch → *Kontraktion* die einzelnen Teile des Skeletts bewegen kann;
- *passiver H. u. B.*: die Knochen des Skeletts, die Knorpel und die Bänder. Durch die → *Gelenke* werden die Knochen beweglich miteinander verbunden.

häm..., Häm...

(Häm, griech: Blut); Vorsilbe mit der Bedeutung: blut-, Blut-, z.B. bei → *Hämoglobin.*

Hämato-

(von griech: *Häm* = Blut), Vorsilbe, z.B. für → *Hämatologie.*

hämatogen

aus dem Blut stammend; auf dem Blutwege; Beispiel: hämatogene → *Metastasen.*

Hämatogramm

(auch: *Hämogramm*), Blutbild.

Hämatologie

Wissenschaft vom Blut und den Blutkrankheiten.

Hämatom

Bluterguss in der Haut, im Gewebe, z.B. Muskel, oder in einer Körperhöhle, z.B. einem Gelenk oder einer Kieferhöhle. Folgen: Schwellung und blaurote Verfärbung von Weichteilen; Beispiele: Hämatom zwischen Hirnhaut und Schädelknochen; → *postoperatives* Hämatom nach der Entfernung von Zähnen.

Hämatopoese

Entstehung der Blutzellen; → *Blutbildung.*

Hämoglobin

(Abk.: Hb.), der rote, eisenhaltige → *Blutfarbstoff* der roten → *Blutkörperchen* (Erythrozyten).

Hämogramm

andere Bezeichnung für: *Hämatogramm (→ Blutbild).*

Hämolyse

Abbau oder Zerstörung der roten → *Blutkörperchen (Erythrozyten).* Das dabei frei werdende → *Hämoglobin* wird in der Leber zu → *Bilirubin* abgebaut und ausgeschieden.

Ursachen:
1. *physiologischer* (normaler) Abbau der Erythrozyten nach etwa 100 Tagen. Die zerstörten "alten" Erythrozyten werden durch neu gebildete ersetzt;
2. *pathologischer* (krankhaft-beschleunigter) Abbau, z.B. infolge toxischer Substanzen oder → *Hämolysine.*

Hämolysine

→ *Antikörper*, die die → *Hämolyse der* roten Blutkörperchen bewirken.

Hämophilie

Bluterkrankheit, eine erbliche Blutgerinnungsstörung (es fehlt der Faktor VIII der → *Gerinnungsfaktoren).*

hämorrhagisch

zu Blutungen führend; blutend; Beispiel: → *Gingivitis haemorrhagica.*

Hämostase

→ *physiologische* Blutstillung durch → *Blutgerinnung.*

Hämostatikum

andere Bezeichnung für: → *Hämostyptikum.*

Hämostyptikum

(auch: *Hämostatikum*), blutstillendes Mittel;
Beispiele für *lokal* anzuwendende Hämostyptika: Thrombinpräparate wie *Thrombotuffon* oder *Adrenalin* bzw. *Noradrenalin*-Lösung;
Beispiel für ein → *parenteral* anzuwendendes Hämostyptikum: *Clauden.*

HaMü

Abk. für: Hamburg-Münchener-Ersatzkasse; eine VdAK-Ersatzkasse; → *VdAK*; → *Krankenkassen.*

Harn

(Urin), Ausscheidungsprodukt der → *Nieren;* → *Exkremente.* Der Harn enthält neben Wasser Harnstoff, Harnsäure, Kreatinin, Farbstoffe und Salze. Der Mensch produziert täglich 1 bis 1,5 Liter Harn. Im Harn werden ferner Giftstoffe, z.B. aus Medikamenten, ausgeschieden.

Harnblase

(Vesica urinaria), hinter der Scham(bein)fuge liegender Hohlmuskel, Sammelorgan für Harn.

Harnleiter

(Ureter), etwa 25 cm langer, vom → *Nierenbecken* jeder Niere zur → *Harnblase* führender Muskelschlauch.

Harnröhre

(Urethra); beim Mann eine etwa 25 cm lange Röhre, die gleichzeitig als Samenröhre dient. Sie beginnt an der Harnblase, führt durch die Vorsteherdrüse (*Prostata*) und nimmt die Sekrete (Flüssigkeiten) der Prostata und der Samendrüse auf. Urin und Samenflüssigkeit können nicht gleichzeitig abgegeben werden (Verschließmechanismus). Bei der Frau ist die Harnröhre etwa 5 cm lang. Sie beginnt in der Harnblase und mündet im Scheidenvorhof.

Harnsäure

Endprodukt des Stoffwechsels, das über die Niere ausgeschieden wird. Harnsäure ist im Blut und im Urin nachweisbar. Bei Gicht lagern sich die Salze der Harnsäure im Gelenkspalt ab. Folgen: schmerzhafte Gelenk-Deformierung.

Harnstoff

Endprodukt des Eiweißstoffwechsels. Harnstoff wird in der Leber gebildet und im Harn ausgeschieden.

Harnsystem

Aufgabe: Ausscheidung von Stoffwechsel-Endprodukten sowie Regulierung des Wasser- und Salzhaushalts im Körper. Zum Harnsystem gehören folgende Organe: → *Niere,* → *Harnleiter,* → *Harnblase* und → *Harnröhre.*

Hasenscharte

→ *Gesichtsspalten;* → *Lippenscharte.*

Hauptlymphgefäß

(Brustlymphgang), mündet in der Höhe des rechten Schlüsselbeins in die Hohlvene und damit in den → *Kreislauf;* → *Lymphgefäße.*

Haut

(auch: *Derma*), Organ mit der größten Oberfläche; sie besteht aus → *Oberhaut (Epidermis)* Lederhaut *(Corion)* und → *Unterhaut (Subcutis)*; Aufgaben: Schutz, Wärmeregulation, Sinnesorgan.

HAV

Abk. für: Hepatitis A-Virus (→ *Hepatitis*).

Hb

Abk. für: → *Hämoglobin.*

HBV

Abk. für: Hepatitis B-Virus (→ *Hepatitis*).

HCl

chemische Formel für Salzsäure.

HCV

Abk. für: Hepatitis C-Virus (→ *Hepatitis*).

Headgear

(sprich: *hedgier*; engl.), "Kopfgeschirr"; "Kopfzug"; ein kieferorthopädisches Gerät, das → *extraoral* erzeugte Kräfte auf bestimmte Zähne oder eine

Zahngruppe → *intraoral* überträgt; Anwendung: um Zähne (meist nach → *distal)* zu bewegen.

heatless

(sprich: *hietless*; engl.), wörtlich: ohne Hitze; in der Zhk.: Bezeichnung für einen keramischen Schleifkörper.

Hebel

zahnärztliche Instrumente, die vorwiegend zum Lösen des Zahnfleischs und zum Lockern des Zahnes vor der → *Extraktion* verwendet werden; Beispiel: Hebel nach *Bein.*

Mit dem Krallenhebel kann man den Wurzelrest eines zweiwurzeligen → *frakturierten* Zahnes über die bereits leere → *Alveole* entfernen.

Hedström-Feile

Wurzelkanal-Aufbereitungsinstrument; Kennzeichen: schraubenförmig gewunden.

Heilserum

Impfstoff für die passive Immunisierung; → *Serum.*

Heil- und Kostenplan

(Abk.: HKP), schriftliche Aufstellung (eines Behandlungsplanes) zur prothetischen Versorgung.

Heißluftsterilisator

Gerät zur → *Sterilisation*, das mit trockener erhitzter Luft arbeitet (Vergleich: Backofen).

Nach dem Deutschen Arzneimittelbuch sind folgende → *Sterilisationszeiten* vorgeschrieben:

Bei 200 °C: 20 Min;
bei 180 °C: 30 Min;
bei 160 °C: 90 Min.

Bevorzugtes → *Sterilisationsgut:* thermostabile Instrumente, Glasgeräte und Porzellan.

HEK

Abk. für: Hanseatische Ersatzkasse; eine VdAK-Ersatzkasse; → *VdAK*; → *Krankenkassen.*

hektisch

aufgeregt, unruhig, übermäßig betriebsam.

Hem

Abk. nach BEMA: → *Hemisektion* und Teilextraktion eines mehrwurzeligen Zahnes.

hemi.., Hemi...

Vorsilbe mit der Bedeutung: halb; halbseitig; zur Hälfte; teilweise; Beispiel: → *Hemisektion.*

Hemisektion

(auch: *Prämolarisierung* eines Zahnes), operative Halbierung eines mehrwurzeligen Zahnes; Zweck: um entweder beide oder nur eine Zahnhälfte zu erhalten.

Hepar

die → *Leber.*

Heparin

Medikament, das die Blutgerinnung verzögert (→ *Antikoagulanzien).*

Hepatitis

Entzündung der Leber (→ *Hepar*); man unterscheidet fünf infektiöse Formen:

1. Hepatitis A: auch: *Hepatitis epidemica; („epidemische" H.);* Erreger: HA-Virus (HAV); Inkubationszeit: 10 bis 40 Tage; Übertragung: meist durch → *fäkal* verunreinigte Nahrungsmittel oder Wasser, weil HAV vorwiegend im Kot ausgeschieden werden;

2. *Hepatitis B:* auch: *Serum-Hepatitis*; Erreger: HB-Virus (HBV); Inkubationszeit: etwa 160 Tage; Übertragung: durch Kontakt mit HBV-kontaminiertem Blut; Beispiel: Verletzung mit gebrauchten Kanülen sowie durch sexuelle Kontakte.

3. Hepatitis C; Erreger: HC-Virus (HCV); Inkubationszeit: 20 bis 60 Tage; Übertragung meist durch gemeinsame Verwendung von infizierten Injektionskanülen und Spritzen bei Drogenabhängigen, seltener durch Geschlechtsverkehr mit einem Infizierten oder durch Verletzung mit infizierten zahnärztlichen Instrumenten und durch infiziertes Blut. Das HCV kann auch bei einer Organtransplantation übertragen werden, wenn der Spender HCV-positiv war.

4. Hepatitis D; Erreger: Delta-Virus (HDV); die Übertragung des HD-Virus ist an die des HB-Virus gebunden (sog. Satelliten-Virusinfektion);

5. Hepatitis E; Erreger: HE-Virus (HEV); Inkubationszeit: 30 bis 40 Tage; Übertragung durch verseuchtes Trinkwasser und schlechte hygienische Verhältnisse. HEV kommt vor allem in Ländern Südostasiens, in Indien und Mittelamerika vor.

Hepatitis-B-Immunisierung

die seit 1982 in der Bundesrepublik Deutschland zugelassene aktive → *Immunisierung*; sie wird vor allem bei medizinischem und zahnmedizinischem Personal empfohlen.

hereditär

erblich; vererbt; vererbbar; Beispiel: → *Hämophilie.*

Herpangina

(auch: → *Stomatitis herpetica*), durch → *Viren* verursachte → *Infektionskrankheit* der Mundhöhle (mit *Bläschenbildung).*

Herpes

(auch: *Herpes simplex*); der Herpes ist ein Virusinfekt; Bildung einer wasserhellen Bläschengruppe (meist am Übergang von der Schleimhaut zur Haut); → *rezidivierend.*

Herpes labialis

→ *Herpes* an der Lippe; Volksmund: "Fieberbläschen".

Herpes simplex

der → *Herpes.*

Herpes zoster

(kurz: *Zoster)*, die Gürtelrose; Infektionskrankheit durch ein Virus, das neben Gürtelrose auch Windpocken *(Varizellen)* verursacht.

Herz

(lat.: *Cor*, griech: *Cardia*), Hohlmuskel, der durch Kontraktion (= Zusammenziehen, → *Systole*) und Erschlaffung (→ *Diastole*) den Blutstrom in den → *Blutgefäßen* bewirkt. Die Herzscheidewand (*Septum*) trennt das Herz in eine rechte und eine linke Hälfte. Jede Hälfte ist unterteilt in den → *Vorhof (Atrium)* und die → *Kammer (Ventrikel)*. Das Herz besitzt vier → *Herzklappen* (Abb.). Es ist vom → *Herzbeutel* umgeben.

Die Herzarbeit (→ *Herzperiode)* wird durch ein eigenes → *Erregungsbildungs-* und *Erregungsleitungssystem* gesteuert.

Herzbeutel

(Pericard), äußere Schicht des → *Herzens.*

Herzfrequenz

(auch: Pulsfrequenz); Anzahl der Herzschläge je Minute; Normalwerte:
- *Erwachsene*: 70 bis 80 je Minute;
- *Kinder*: je nach Alter 140 bis 100 je Minute.

Herzinfarkt

(auch: *Myokardinfarkt)* → *Infarkt;* durch Mangel an Sauerstoff und Nährstoffen bedingte Schädigung des Herzmuskels (*Myokard*); Ursache: meist infolge eines Verschlusses von → *Herzkranzgefäßen*. Durch Absterben von Herzmuskelgewebe entsteht ein lebensbedrohlicher Zustand.

Herzinsuffizienz

ungenügende → *Funktion* des Herzmuskels; Leistungseinschränkung des Herzmuskels.

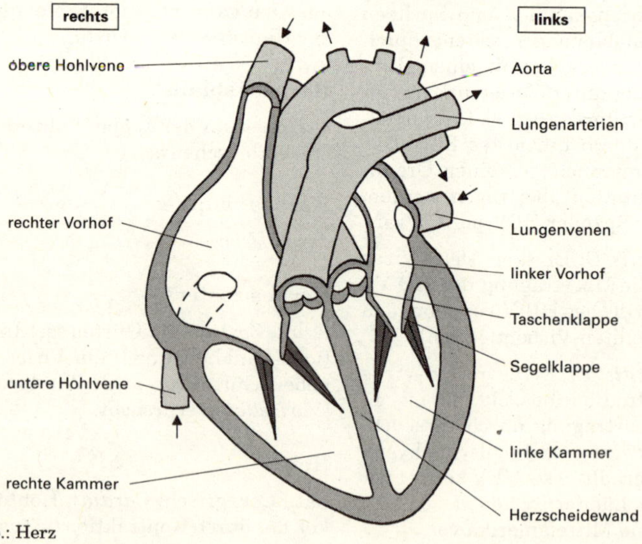

Abb.: Herz

Herzklappen

Klappen, die die Fließrichtung des Blutes regeln. Man unterscheidet je zwei → *Segelklappen* und → *Taschenklappen.*

Herzkranzgefäße

(Koronararterien), → *Arterien*, die den Herzmuskel mit Sauerstoff versorgen.

Herz-Lungen-Wiederbelebung

(auch: *Kardio-pulmonale* → *Reanimation)* durch

- *eine (1) Person* (→ *Ein-Helfer-Methode*);
- zwei (2) Personen (→ *Zwei-Helfer-Methode).*

Ist die Wiederbelebung erfolgreich, setzen Atmung und Herz-Kreislauffunktion wieder ein.

Herzmassage

Notfallmaßnahme bei Herzstillstand; → *Herz-Lungen-Wiederbelebung*; Technik der Herzmassage:

1. Den Patienten auf eine harte Unterlage legen;

2. Druckpunkt festlegen (drei Fingerbreiten oberhalb des unteren Brustbeinrandes);

3. Mit übereinandergelegten Handballen etwa 4 cm nach unten drücken.

Die Häufigkeit der Herzmassage-Stöße liegt bei der → *Ein-Helfer-Methode* und → *Zwei-Helfer-Methode* bei etwa 80 bis 100 Stößen je Minute.

Die Wiederbelebungsmaßnahmen sind erfolgreich, wenn der → *Karotispuls* beiderseits tastbar wird, die zuvor erweiterten Pupillen sich verengen und der Partient spontan atmet.

Herzperiode

Ablauf einer vollständigen Herzaktion (Herzarbeit). Eine Herzperiode besteht aus → *Diastole,* → *Systole* und *Ruhepause.*

Herzrhythmusstörungen

Sammelbezeichnung für unregelmäßige Herzarbeit; Ursache: Störungen im → *Erregungsbildungs-* und *Erregungsleitungssystem*; Beispiel: → *Arrhythmie.*

Herzschrittmacher

(kurz: Schrittmacher; engl. = → *Pacemaker*; Gerät zur elektrischen Stimulation (Anregung) des Herzens. Der Schrittmacher unterstützt bzw. ersetzt die körpereigenen Impulse des → *Erregungsbildungs-* und *Erregungsleitungssystems.*

Störquellen für Schrittmacher in der zahnärztlichen Praxis können sein: Kurzwellen- und Mikrowellengeräte, → *Elektrotom* sowie Ultraschallgeräte. Derartige Geräte dürfen bei Patienten mit einem Schrittmacher sicherheitshalber nicht eingesetzt werden, weil sonst die Sendefrequenz des Schrittmachers gestört werden kann.

hetero..., Hetero...

Vorsilbe mit der Bedeutung: anders, fremd, verschieden, verschiedenartig, Beispiel: → *heterogen.*

heterogen

(auch: *inhomogen*), ungleichartig; uneinheitlich; verschiedenartig; Beispiel: → *Emulsion* und → *Suspension* sind heterogene Gemische (Gemenge); Gegensatz: → *homogen.*

heterolog

abweichend; nicht übereinstimmend; Beispiel: heterologe (artfremde) Transplantation, d.h. das transplantierte Organ (Leber, Herz) stammt von einem nichtmenschlichen Lebewesen, z.B. von einem Affen; Gegensatz: → *homolog.*

heteronom

von fremden Gesetzen abhängig; Gegensatz: → *autonom.*

HF

Abk. für: → *Hochfrequenz;* → *Hochfrequenztherapie.*

Hg

chemisches Zeichen für: → *Quecksilber (Hydrargyrum), chem. Element.*

HHL

Abk. für: → *Hypophysenhinterlappen.*

high-speed

(sprich: *hai-spied*; engl.), mit hoher Geschwindigkeit;
Beispiel: durch Luft angetriebene Turbine mit einer Drehzahl bis 500 000 Umdrehungen je Minute.

Hinterhaupt(s)bein

(Os occipitale), Teil des Gehirnschädels. Es hat eine Gelenkverbindung zum → *Atlas* und ein großes Loch an seiner Basis; → *Foramen magnum.*

Hirn

das → *Gehirn.*

Hirnanhangsdrüse

(Hypophyse), erbsengroße Drüse an der Schädelbasis. Man unterscheidet den → *Hypophysenvorderlappen* (HVL) und den → *Hypophysenhinterlappen* (HHL) mit Hypophysenzwischenlappen (HZL).

Die Hirnanhangsdrüse produziert Hormone, die die Funktion anderer Hormondrüsen regulieren; z.B. das Hormon → *ACTH*. Außerdem produziert es ein Wachstumshormon und ein Hormon, das die Milchproduktion in der Brustdrüse anregt.

Hirnhaut

(Meninx; Mehrzahl: *Meningen* oder *Meninges*), Häute, die → *Gehirn* und → *Rückenmark* umhüllen.

Hirnnerven

12 Nervenpaare, die nicht über das Rückenmark, sondern direkt vom Schädel zum Organ führen. Zu den 12 Hirnnerven gehören der → *Nervus trigeminus* und der → *Nervus facialis.*

Histamin

Gewebshormon, das bei → *Allergien* freigesetzt wird. Histamin ist der Auslöser z.B. von Juckreiz und Hautrötung. Ein → *Antihistaminikum* schwächt die Wirkung des Histamins bzw. hebt sie auf.

Histiozyten

Gewebs-Fresszellen *(Phagozyten)* sind beteiligt an der Abwehr des Körpers.

Histologie

Lehre vom (mikroskopischen) Aufbau der Gewebe; Gewebelehre.

histologisch

feingeweblich; Beispiel: histologische Untersuchung von Gewebe; → *Histologie.*

Histopathologie

Lehre von den krankhaften Veränderungen des Gewebes.

HIV

(auch: AIDS-Virus), Abk. für: *Human Immunodeficiency Virus*; Erreger von → *AIDS.*

HKK

Abk. für: Handelskrankenkasse Bremen; eine VdAK-Ersatzkasse; → *VdAK*; → *Krankenkassen.*

HKP

Abk. für: Heil- und Kostenplan.

Hochfrequenz

(Abk.: HF), allgemeine Bezeichnung für Frequenzen im Bereich von über 50 000 Hz (50 kHz); → *Hochfrequenztherapie.*

Hochfrequenztherapie

(kurz: HF-Therapie), → *Therapie*, bei der hochfrequente Ströme (→ *Hochfrequenz*) eingesetzt werden. Man verwendet in der Medizin vor allem:

1. *Kurzwelle;*
2. *Mikrowelle* (genau: Mikrometerwelle).

Die therapeutische Wirkung der Hochfrequenztherapie liegt in der Umwandlung von elektrischer Energie in Wärmeenergie im Gewebe, d.h. das Gewebe wird erwärmt. Während → *Infrarotstrahlung* nur zu einer Erwärmung der Hautoberfläche führt, dringen Kurz- und Mikrowellen auch in tiefere Gewebeschichten ein, z.B. in das Kiefergelenk.

Hoden

(Testes); → *Keimdrüsen.*

Hohlkehlpräparation

Technik beim Präparieren eines Kronenstumpfes, bei der der Übergang der Krone in den Zahnstumpf integriert wird, so dass ein kontinuierlicher Übergang besteht. Die Präparationsgrenze ist in Form einer Hohlkehle gestaltet und liegt subgingival oder supragingival.

Hohlvene

große Körpervene; die Hohlvenen sammeln das Blut der → *Venen* und führen es zum rechten → *Herzvorhof* zurück. Man unterscheidet eine untere Hohlvene (*Vena cava inferior*) und eine obere Hohlvene *(Vena cava superior).*

homo..., Homo...

Vorsilbe mit der Bedeutung von: gleich; Beispiele: → *homogen; Homosexualität.*

homogen

gleichartig; gleichmäßig; gleich zusammengesetzt; gleich verteilt; Beispiel: homogenes Gemenge wie Kochsalz-Lösung; Gegensatz: → *inhomogen* und/bzw. → *heterogen.*

homolog

übereinstimmend; ähnlich; Beispiel: homologe → *Transplantation*, d.h. das transplantierte Material stammt von einem Menschen; Gegensatz: → *heterolog.*

Homöopathie

von der sog. Schulmedizin (→ *Allopathie*) abweichende, von *Samuel Hahnemann* 1810 eingeführte Heilmethode, bei der Mittel (in sehr starker Verdünnung) angewendet werden, die beim Patienten die gleiche Wirkung (Symptome) hervorrufen, wie die Krankheitssymptome; Beispiel: Bekämpfung von Malaria durch Chinarinde, die (in normaler Dosis) Fieber hervorruft.

horizontal

waagrecht; Beispiel: horizontaler Knochenabbau am Kiefer; Gegensatz: → *vertikal* (senkrecht).

Hormon

Sekret einer → *Hormondrüse*, das über den Blutweg auf andere Organe einwirkt, zum Beispiel → *Adrenalin*, ein Hormon der → *Nebennieren.* Hormone nennt man auch Botenstoffe.

hormonal

durch → *Hormone* bedingt.

Hormondrüsen

(endokrine Drüsen) sind Drüsen mit innerer Sekretion, d.h. Drüsen, die ihre Produkte (→ *Hormone)* direkt an das Blut abgeben.

Zu den Hormondrüsen gehören die → *Hirnanhangsdrüse,* die → *Zirbeldrüse,* → die *Nebenschilddrüsen,* die → *Schilddrüse,* → die *Thymusdrüse,* die → *Nebennieren,* → die *Langerhansschen Inseln* (der Bauchspeicheldrüse), die → *Keimdrüsen* (Eierstöcke bzw. Hoden) und der sich im Zwischenhirn befindliche → *Hypothalamus.*

Hormonsystem

Summe aller Hormondrüsen. Das Hormonsystem wirkt in einem → *Regelkreis.*

Hospitalismus

1. gehäuftes Auftreten von gleichartigen Erkrankungen in einer Klinik bzw. Praxis (meist → *infektiös);*
2. psychische Veränderungen (besonders bei Kindern) nach längerem Krankenhausaufenthalt.

HTLV

frühere Bezeichnung für das "AIDS-Virus"; jetzt: → *HIV.*

human

menschlich; auf Menschen bezogen; Beispiele: → *Humangenetik, Humanmedizin.*

Humangenetik

Vererbungslehre und Lehre von den menschlichen Erbkrankheiten.

HVL

Abk. für: → *Hypophysenvorderlappen.*

HWS

Abk. für: Halswirbelsäule.

Hydantoin

anti-epileptisches Heilmittel; → *Epilepsie;* Nebenwirkung: → *Gingivitis hyperplastica.*

hydro..., Hydro...

Vorsilbe mit der Bedeutung: wasser-, Wasser-; Beispiel: → *hydrophil.*

Hydrogenium

→ *Wasserstoff.*

Hydrokolloid

reversibel-thermoplastische Abformmasse, die in einem besonderen Gerät, dem sogenannten *Conditioner,* erwärmt wird.

hydrophil

wasseranziehend; wasseraufnehmend; "wasserliebend"; Beispiel: der hydrophile Teil der → *Tenside* bewirkt, dass die Oberflächenspannung des Wassers herabgesetzt wird; Gegensatz: → *hydrophob.*

hydrophob

wasserabstoßend; Beispiel: Fette; der hydrophobe Bereich der → *Tenside* löst fetthaltige Schmutzteilchen; Gegensatz: → *hydrophil.*

Hydroxylapatit

(auch: Hydroxiapatit), eine *Calcium*-Phosphat-Verbindung; wichtigster Bestandteil der Zahnhartsubstanz, (Zahnschmelz, Zahnbein und Wurzelzement) sowie der Knochen.

1. Durch Einbau von Fluor-Ionen in Hydroxylapatit entsteht Fluorapatit, das den Zahnschmelz besonders widerstandsfähig gegen Entkalkung durch Säuren macht; → *Fluoride;*
2. Hydroxylapatit-Keramik als knochenbildende Substanz, z.B. bei Knochendefekten oder als Implantatwerkstoff; → *Implantat.*

Hygiene

Gesundheitslehre; Gesundheitsfürsorge; vorbeugende Maßnahmen für die Gesunderhaltung von Menschen, u.a. um sie gegen (körperliche, geistige und seelische) Erkrankungen widerstandsfähig zu machen.

Hygienekette

Hygienemaßnahmen (siehe → *Hygieneplan*) müssen nach einem festgelegten Ablauf durchgeführt werden. So werden → *kontaminierte* Gegenstände zuerst desinfiziert, dann gereinigt, evtl. verpackt und schließlich sterilisiert. Schutz vor erneuter Kontamination erfolgt durch hygienische Lagerung und Überwachung des Datums der Sterilisation; folienverpackte Instrumente müssen nach 4 bis 6 Wochen erneut verpackt und sterilisiert werden.

Hygieneplan

Plan zur Durchführung der Hygienebestimmungen in der Zahnarztpraxis nach den → *Unfallverhütungsvor-*

schriften der → *BGW "Gesundheitsdienst"* VGB 103:
"Der Unternehmer (Zahnarzt) hat für die einzelnen Arbeitsbereiche entsprechend der Infektionsgefährdung Maßnahmen zur Desinfektion, Reinigung und Sterilisation sowie zur Ver- und Entsorgung schriftlich festzulegen und ihre Durchführung zu überwachen."

Der Hygieneplan informiert darüber,

- welche Gegenstände gewartet werden müssen (z.B. Räume, Einrichtungsgegenstände, Hände, Instrumente, Absauganlage, Klimaanlage, Amalgamabscheider, Wäsche, prothetische Arbeiten) und
- wie Abfall (z.B. kontaminierte Einweginstrumente wie Kanülen, Amalgamreste, Röntgenentwickler- und Fixierlösung) entsorgt werden müssen,
- wann und wie oft (Zeitpunkt, Rhythmus, Abfolge) die Wartung erfolgt und
- wie die Wartung (Art, z.B. Reinigung, Desinfektion, Sterilisation) erfolgen muss und
- wer für die Wartung zuständig ist (Verantwortliche oder betroffene Person).

Hygrometer

Feuchtigkeitsmesser.

hygroskopisch

wasseranziehend; wasserbindend; insbesondere die Luftfeuchtigkeit bindend; Beispiele: die Pulver der Zemente sowie Gips sind hygroskopisch; Abhilfe: Behälter luftdicht verschlossen halten.

Hypalgesie

verminderte Schmerzempfindlichkeit; eine Störung der → *Sensibilität;* Gegensatz: → *Hyperalgesie.*

Hypästhesie

herabgesetzte Berührungsempfindlichkeit; eine Störung der → *Sensibilität;* Gegensatz: → *Hyperästhesie.*

hyper..., Hyper...

Vorsilbe mit der Bedeutung : über-, Über-; Beispiele: → *Hyperämie;* → *Hypersensibilität;* → *Hypertonie.*

Hyperalgesie

gesteigerte Schmerzempfindlichkeit; eine Störung der → *Sensibilität;* Gegensatz: → *Hypalgesie.*

Hyperämie

örtliche Blutfülle; vermehrte Blutansammlung; z.B. bei einer → *akuten* Entzündung; in der Zhk.: erstes (→ *reversibles*) → *Stadium* einer → *Pulpitis serosa acuta.*

Hyperästhesie

(auch: *Hypersensibilität*), Überempfindlichkeit; eine Störung der → *Sensibilität*; in der Zhk. z.B. Hyperästhesie der Zähne auf thermische oder chemische Reize; Gegensatz: → *Hypästhesie.*

Hyperdontie

(auch: *Hyperodontie*), angeborene Überzahl von Zähnen; Auftreten von überzähligen Zähnen; Gegensatz: → *Hypodontie.*

Hyperglykämie

erhöhter Blutzuckergehalt (Blutzuckerspiegel über 120 mg/dl); Beispiel: bei → *Diabetes mellitus*; Gegensatz: → *Hypoglykämie.*

Hyperodontie

andere Bezeichnung für → *Hyperdontie.*

Hyperplasie

Vergrößerung von Gewebe durch Zellvermehrung; Beispiel: → *Gingivitis hyperplastica.*

hyperplastisch

vergrößert; → *Hyperplasie.*

Hypersalivation

(auch: *Ptyalismus*), vermehrter Speichelfluss *(Salivation)*, z. B. im 2. bis 4. Schwangerschaftsmonat und bei → *Parkinson-Krankheit*; Gegensatz: → *Hyposalivation.*

Hypersekretion

übermäßige Produktion eines Drüsensekretes; → *Sekretion.*

Hypersensibilität

andere Bezeichnung für: → *Hyperästhesie.*

Hyperthermie

Übererwärmung des Körpers; Beispiel: durch hohes Fieber oder durch Wärmestau (Hitzschlag); Gegensatz: → *Hypothermie.*

Hypertonie

gesteigerter Druck; *1. Bluthochdruck*: dauerhafte Erhöhung des Blutdrucks mit einem → *systolischen* (oberen) Wert von mehr als 140 mmHg bei einem → *diastolischen* (unteren) Wert von mehr als 90 mmHg; Gegensatz: → *Hypotonie; 2. erhöhter Augendruck;* Symptom eines → *Glaukoms.*

hypertonische Lösung

Lösung mit höherer Konzentration als eine andere; Beispiel: Eine Kochsalzlösung mit mehr als 0,9 % ist eine – im Vergleich zu Blut – hypertonische Lösung und bewirkt wie die hypotonische Lösung → *Osmose;* Gegensatz: → *hypotonische Lösung.*

Hypertrophie

übermäßige Vergrößerung; übermäßiges Wachstum (von Geweben oder Organen), meist infolge von erhöhter Beanspruchung; Beispiel: Hypertrophie von Muskeln durch sportliche Betätigung.

Hyperventilation

übersteigerte Atmung; zu starke Beatmung der Lungen. Bei Hyperventilation besteht die Gefahr der Verminderung des CO_2-Gehaltes im Blut mit nachfolgender → *Hyperventilations-Tetanie.*

Hyperventilations-Tetanie

Krämpfe (ähnlich wie bei einer → *Tetanie*) durch übermäßige Ausatmung von Kohlendioxid (CO_2); Abhilfe: kurzzeitiges Atmen in eine Plastiktüte erhöht wieder den Anteil von CO_2 im Blut.

Hypervitaminose

Erkrankung durch Überdosierung (vor allem der fettlöslichen) → *Vitamine.*

Hyperzementose

Verdickung des Wurzelzements, z.B. als Folge von Überbelastung des Zahnes oder bei Knochenerkrankungen. Hyperzementose erschwert die → *Extraktion.*

hypno..., Hypno...

Vorsilbe mit der Bedeutung von: Schlaf; Beispiel: → *Hypnose.*

Hypnose

schlafähnlicher Zustand mit veränderter Bewusstseinslage und Beeinflussungsmöglichkeit.

Hypnotika

(Einzahl: *Hypnotikum)*; Schlafmittel; Medikamente mit Wirkung auf das → *zentrale Nervensystem*. Hypnotika erzeugen Müdigkeit und Schlaf. Die wichtigsten Hypnotika sind die → *Barbiturate.*

hypo..., Hypo...

(auch: *hyp...*, z.B. bei *Hypalgesie*), Vorsilbe mit der Bedeutung von:

1. unter; darunter befindlich;

2. in der Medizin: Verminderung von...; Unterfunktion von ...; Beispiele: → *Hypodontie;* → *Hypotonie.* Gegensatz: → *hyper..., Hyper...* .

Hypochonder

Mensch, der in ständiger Angst lebt, krank zu werden oder krank zu sein.

Hypodontie

wörtlich: "Zahnunterzahl"; angeborenes Fehlen von Zähnen; Gegensatz: → *Hyperdontie.*

Hypoglykämie

Verringerung des Blutzuckergehalts (Blutzuckerspiegel), z.B. durch Überdosierung von → *Insulin*; Kennzeichen: Blässe, kalter Schweiß, Zittern, Hungergefühl; Abhilfe: Der Patient benötigt → *Glukose* (Traubenzucker); Gefahr eines hypoglykämischen → *Schocks*; Gegensatz: → *Hyperglykämie.*

Hypopharynx

unterer Rachenraum; → *Rachen.*

Hypophyse

die → *Hirnanhangsdrüse.*

Hypophysenhinterlappen

(Abk.: HHL); der HHL bildet Hormone und hat eine Nervenverbindung zum → *Hypothalamus;* → *Hirnanhangsdrüse.*

Hypophysenvorderlappen

(Abk.: HVL); der HVL bildet Homone zur Anregung anderer Hormondrüsen; → *ACTH;* → *Hirnanhangsdrüse.*

Hypoplasie

unvollkommene Ausbildung oder Unterentwicklung von Geweben oder Organen; Beispiel: *Schmelzhypoplasie.*

Hyposalivation

verringerter Speichelfluss *(Salivation); Gegensatz:* → *Hypersalivation.*

Hypothalamus

Teil des Hirnstammes; → *Gehirn*. Der Hypothalamus ist eine der Verbindungen des → *zentralen Nervensystems* zum Hormonsystem. Die Produkte des Hypothalamus beeinflussen die → *Hirnanhangsdrüse.*

Hypothermie

Unterkühlung, Absinken bzw. Absenkung der Körpertemperatur; Beispiele: Untertemperatur bei Kollaps. Absenkung der Körpertemperatur bei Gehirnoperationen, bei Verwendung der Herz-Lungen-Maschine und Kühlung von zur Transplantation entnommenen Organen (Begründung: Kühlung vermindert den Sauerstoffbedarf eines Organs);
Gegensatz: → *Hyperthermie.*

Hypotonie

zu niedriger Blutdruck; dauerhafte Erniedrigung des Blutdrucks mit einem → *systolischen* (oberen) Wert (im Ruhezustand) bei Männern unter 110 mmHg, bei Frauen unter 100 mmHg und einem → diastolischen (unteren) Wert unter 60 mmHg; Gegensatz: *Hypertonie.*

hypotonische Lösung

Lösung mit geringerer Konzentration als eine andere; Beispiel: eine Kochsalzlösung mit weniger als 0,9% (wie *Aqua destillata)* ist eine – im Vergleich zu Blut – hypotonische Lösung. Sie bewirkt (wie die hypertonische Lösung) → *Osmose;* Gegensatz: → *hypertonisch.*

Hypovitaminose

Vitaminmangelzustand, z.B. durch einseitige Ernährung oder bei chronischem Durchfall.

Hypoxie

Sauerstoffmangel; Herabsetzung des O_2-Gehaltes im Blut; Ursache: z.B. Atemnot bei einem Asthmaanfall oder bei einem → *anaphylaktischen Schock;* Folgen: → *Zyanose*, evtl. Herzstillstand.

hysterisch

überspannt; übertriebene Reaktionen zeigend.

HZK

Abkürzung für: Hamburgische Zimmerer-Krankenkasse; eine AEV-Kasse; → *AEV*; → *Krankenkassen.*

I

Abk. nach BEMA: *Infiltrationsanästhesie.*

i.a.

Abk. für: → *intraarteriell.*

IA

Abk. für: → *Intraligamentäre Anästhesie.*

iatrogen

durch den Arzt verursacht; durch eine Behandlung hervorgerufen; Beispiel: Operationswunde.

i.c.

Abk. für: *intrakutan.*

identisch

übereinstimmend; völlig gleich.

I.E.

Abk. für: Internationale Einheiten (Mengenangabe bei Medikamenten; Beispiel: bei Penicillin).

IH

Abk. nach BEMA: → *Injektion* (zu Heilzwecken, z.B. Antibiotika), oder zur Hilfeleistung (z.B. Injektion von Medikamenten für Herz und Kreislauf).

IKK

Abk. für: Innungskrankenkasse; eine *Primärkasse*; → *Krankenkassen.*

Ikterus

Gelbsucht; gelbe Hautfärbung durch Vorhandensein von → *Bilirubin* und Gallensäuren im Blut. Der Ikterus ist ein → *Symptom* verschiedener Krankheiten; Beispiel: → *Hepatitis.*

Ileum

Krummdarm; unterster Abschnitt des → *Dünndarms.*

im..., Im...

(auch: in...), Vorsilbe mit der Bedeutung von: in, hinein; Beispiele: → *Implantation;* → *impaktiert.*

i.m.

Abk. für: → *intramuskulär.*

Immediatprothese

Sofortprothese; unmittelbar nach der Zahnentfernung eingesetzter Zahnersatz.

Immission

durch → *Emission* entstandene Umweltveränderungen, die sich schädlich auf Menschen, Tiere und Pflanzen auswirken.

immobil

unbeweglich; Beispiel: → *Immobilisierung;* Gegensatz: → *mobil.*

Immobilisierung

Ruhigstellung; Beispiel: Immobilisierung des Kiefergelenks nach einer Kieferfraktur (→ *Fraktur)* durch → *intermaxilläre* Verschnürung.

immun

unempfindlich (gegen Krankheitserreger); nicht empfänglich (für Krankheitserreger).

Immunabwehr

(auch: Infektionsabwehr), Fähigkeit des Körpers, → *Antigene*, z.B. die Antigene der Krankheitserreger spezifisch, d.h. durch arteigene Antikörper, abzuwehren. Man unterscheidet die humorale und die zelluläre Immunabwehr.

–, *humorale*: Abwehrvorgänge im Blut-Lymph-System durch Antikörperbildung;

–, *zelluläre:* → *Phagozytose* durch → *Monozyten* und → *Granulozyten* sowie Bildung von → *Lymphozyten.*

Immunglobuline

→ *Antikörper.*

Immunisierung

ist ein Vorgang, bei dem durch → Impfung Immunität (Unempfänglichkeit des Körpers gegen bestimmte Infektionserreger) künstlich hervorgerufen wird.

Neben der künstlichen Immunisierung gibt es die natürliche Immunisierung. Sie entsteht dadurch, dass ein Mensch mit einem Infektionserreger infiziert wird, erkrankt und nach der Genesung gegen diesen Erreger, z.B. Masernvirus, immun ist.

Immunität

in der Medizin: Unempfänglichkeit gegen Krankheitserreger oder deren → *Toxine* durch vorhandene → *Immunkörper.*

Immunkörper

Antikörper, Immunglobuline; Reaktionsprodukte der → *Plasmazellen* (→ *Lymphozyten*) als Reaktion auf → *Antigene;* Schutz gegen Krankheitserreger.

Immunologie

Wissenschaft von den immunbiologischen Reaktionen des menschlichen Körpers.

Immunsystem

körpereigenes Abwehrsystem; → *Immunabwehr.*

impaktiert

eingeklemmt; eingekeilt; Beispiel: impaktierte Zähne, d.h. Zähne, die nicht durchbrechen können, weil sie zwischen anderen Zähnen eingeklemmt (eingekeilt) sind: → *Impaktierung.*

Impaktierung

Einklemmen; Einkeilen; Beispiel: ein Zahn wird durch Raummangel von seinem Nachbarn am richtigen Durchbruch gehindert.

imperfecta

→ *imperfectus.*

imperfectus

(bzw. *imperfecta*), unvollständig; unvollendet; Beispiel: → *Amelogenesis imperfecta.*

impermeabel

undurchlässig; Beispiel: Die Wand der Blutgefäße ist beim gesunden Menschen impermeabel für rote Blutkörperchen; Gegensatz: → *permeabel.*

Impfung

künstliche → *Immunisierung*; man unterscheidet

1. aktive Impfung: Impfung mit abgeschwächten → *Antigenen* (oder deren Toxinen) in Kleinstmengen (→ *Vakzine*). Aktive Impfung ist eine → *prophylaktische* Maßnahme mit langanhaltendem Schutz (Schutzimpfung), der aber verzögert einsetzt; Beispiel: Impfung gegen Hepatitis B;

2. passive Impfung: Impfung mit Antikörperserum von aktiv immunisierten Menschen oder Tieren (Heilserum); Beispiel: ein Unfallverletzter erhält wegen einer möglichen Infektion mit Tetanusbazillen prophylaktisch eine passive Impfung.

Passive Impfung hat Sofortwirkung. Der Impfschutz ist befristet auf 4 bis 6 Wochen.

3. → *Simultanimpfung*.

Implantat

körperfremdes Material, das in den Körper eingepflanzt (implantiert) wird; Beispiel: Gerüste aus verschiedenen Materialien wie Keramik oder Titan werden in den Kieferknochen "eingepflanzt", z.B. um den Halt der Prothese zu verbessern oder zu ermöglichen; → *Implantation.*

Implantation

Einpflanzung; Einbringen eines → *Implantats* in den → *Organismus*; in der Zhk.: Einpflanzung künstlicher Pfeilerzähne oder Prothesenanker in den Kieferknochen.

Nach dem Implantationsgebiet unterscheidet man:

- *super-periostale I.*: Implantation über (oberhalb) der Knochenhaut;
- *sub-periostale I.*: Implantation unterhalb der Knochenhaut;
- *enossale I.*: Implantation in den Knochen hinein;
- *transdentale I.*: Implantation über die Wurzelspitze hinaus.

implantieren

einpflanzen; eine → *Implantation* vornehmen.

imprägnieren

Schutz von festen Stoffen gegen Feuchtigkeit; Beispiel: Imprägnieren eines Zahnes mit einem Lack; Zweck: Schutz einer frisch gelegten Füllung gegen Feuchtigkeit.

Impuls

Anstoß; Antrieb; Beispiel: Nervenimpuls zur Kontraktion eines Muskels.

impulsiv

durch einen → *Impuls* veranlasst; rasch handelnd.

in..., In...

Vorsilbe mit der Bedeutung:

1. in, hinein: Beispiel: → *Inlay;*

2. (auch: im...), un-, nicht; Beispiel; → *inaktiv;* Impotenz.

inaktiv

ruhend; unwirksam; vorübergehend keine Wirkung zeigend; nicht → *aktiv;* Beispiel: inaktiver Krankheitsprozess; Gegensatz: aktiv.

inaktivieren

unwirksam machen; Beispiel: Aufhebung der schädlichen Wirkung mancher → *Viren* durch chemische Desinfektionsmittel.

Inaktivitätsatrophie

Gewebeschwund bzw. Knochenschwund infolge Nichtbenutzens (→ *Atrophie*); Beispiel: Muskelschwund infolge einer Lähmung.

incisal

→ *inzisal.*

Incisivus

→ *Inzisivus.*

Index

(Mehrzahl: Indexe oder Indizes);
1. Anzeiger, Messwert; Beispiele:
→ *Oral-Hygiene-Index* (OHI),
→ *Approximalraum-Plaque-Index* (API),
→ *Papillen-Blutungs-Index* (PBI),
→ *Sulcus-Blutungs-Index* (SBI);

2. Buchstabe oder Zahl, die zur Unterscheidung gleichartiger Größen (meist tiefer stehend) angehängt wird; Beispiele: α_1, H_2O_2 (für Wasserstoffperoxid) oder bei → *IP 1.*

indifferent

unbestimmt; gleichgültig; auf keinen Reiz ansprechend; Gegensatz: → *different.*

Indikation

Heilanzeige für eine bestimmte Behandlungsmaßnahme oder für ein bestimmtes Medikament; Gegensatz: → *Kontraindikation.*

Indikator

Substanz, die durch Farbänderung anzeigt, ob ein Stoff z.B. *alkalisch,* → *neutral* oder *sauer* reagiert; Beispiel: → *Lackmus.*

Indikatorpapier

in der Zhk.: mit einem → *Indikator* getränkter Papierstreifen, der die erfolgte → *Sterilisation* anzeigt. Durch die Wärmewirkung verfärbt sich der Indikator.

Indikatorpapier verwendet man zur einfachen Sterilisationskontrolle (nicht zu verwechseln mit der biologischen Sterilisationskontrolle durch → *Sporenpäckchen).*

indirekte Infektionswege

→ *Schmier-Infektion* sowie → *Wasser-* und *Nahrungsmittel-Infektion.*

Individualprophylaxe

(Abk.: IP), Programm zur Verhütung von → *Karies* und Parodontalerkrankungen (→ *parodontal*; → *Parodontose*). Alle Maßnahmen der IP (→ *IP 1, IP 2, IP 3, IP 4 und IP 5*) sind auf eine Einzelperson (Individuum) bezogen; Gegensatz: → *Gruppenprophylaxe.* Die IP bezieht sich auf die Altersgruppe der 6- bis 18-jährigen.

Gesetzliche Grundlage für den Anspruch auf Teilnahme an der IP ist das Sozialgesetzbuch (SGB).

individuell

persönlich; auf die Einzelperson (Individuum) bezogen; Beispiel: individueller Löffel; Gegensatz (in der Zhk.): → *konfektioniert.*

indiziert

in der Medizin: angezeigt; ratsam; erforderlich; medizinisch zweckmäßig; → *Indikation*; Beispiel: bei Kammerflimmern ist als Notfallmaßnahme die → *Defibrillation* indiziert; Gegensatz: *kontraindiziert*; → *Kontraindikation.*

indolent

(von: *dolor*; lat. der Schmerz), schmerzlos; schmerzfrei; gleichgültig; träge.

Infans

kleines Kind; Kleinkind.

infantil

kindlich; unentwickelt; noch unterentwickelt; → *Infans.*

Infarkt

Absterben eines Gewebe- oder Organteils nach plötzlicher und andauernder Unterbrechung der Blutzufuhr; Beispiel: Herzinfarkt.

infaust

aussichtslos; ungünstig (auf einen Krankheitsverlauf oder auf eine → *Prognose* bezogen); Beispiel: Die Prognose von AIDS ist infaust.

Infekt

→ *Infektion.*

Infektion

(auch: *Infekt*), Eindringen und Vermehren von pathogenen (krankmachenden) → *Mikroorganismen* in den Körper. Als Folge können → *Infektionskrankheiten* oder Wundinfektionen (→ *chirurgische Infektionen*) entstehen; → *Infektionswege.*

Infektion, chirurgische

(auch: Wundinfektion):

Arten:

- *pyogene* (auch: *purulente*) = eitrige Infektion; Ursachen: *Staphylokokken* oder *Streptokokken;*
- *putride* (faulige, übelriechende) Infektion; Ursachen: → *Kolibakterien,* → *Pyozyaneus*;
- Infektion durch → *anaerobe* Bakterien; Beispiele: Tetanusbazillus, Gasbrandbazillus;
- Infektion durch Erreger von → *Infektionskrankheiten* ("spezifische Infektion"); Beispiel: Tuberkulose;
- Infektion durch → *Aktinomyzeten.*

Infektionskette

reihenweise Übertragung von Krankheitserregern von Mensch zu Mensch, von Tier zu Mensch (und umgekehrt) oder von Tier zu Tier.

Sie besteht aus:

1. *Infektionsquelle* (Mensch, Tier),
2. *Übertragungsweg* und
3. *Individuum*, das infiziert wird.

Die Infektionskette ist Voraussetzung für die Ausbreitung jeder → *Infektionskrankheit.*

Infektionskrankheit

(auch: Seuche; ansteckende Krankheit), Krankheit, die durch eine → *Infektion* entsteht; Beispiele: → *Hepatitis* und *AIDS*. Die meldepflichtigen Infektionskrankheiten sind im → *Bundesseuchengesetz* aufgeführt.

Infektionswege

1. *direkt:* → *Tröpfchen-Infektion* und → *Kontaktinfektion;*

2. *indirekt:* → *Schmier-Infektion* sowie → *Wasser-* und *Nahrungsmittel-Infektion.*

infektiös

(auch: *kontagiös*); ansteckend; → *Infektion.*

inferior

tiefer gelegen, unten; Beispiel: *Vena Cava inferior*; Gegensatz: → *superior.*

Infiltrat

durch → *Infiltration* eingelagerte Substanz; Beispiel: Bei der → *Infiltrationsanästhesie* ist das → *Anästhetikum* das Infiltrat, durch das die → *terminalen* Nervenenden blockiert werden.

Infiltration

Einlagerung von Zellen, z.B. Tumorzellen, → *Granulozyten* oder von Flüssigkeit, z.B. Gewebeflüssigkeit, in das Bindegewebe. Die meist örtlich begrenzte Einlagerung nennt man → *Infiltrat.*

Infiltrationsanästhesie

ist eine Art der Lokalanästhesie (→ *Anästhesie*); das → *Lokalanästhetikum* wird in das Umfeld des Operationsgebietes injiziert (→ *Injektion*). Die Schmerzausschaltung beginnt nach etwa 5 bis 10 Minuten; Dauer: etwa 60 Minuten.

infiltrativ

sich ausbreitend; Beispiel: Entzündung bei → *Phlegmone.*

infiltrieren

eindringen; → *infiltrativ.*

infiltrierend

in gesundes Gewebe eindringend; Beispiel; infiltrierendes Wachstum der Tumorzellen von → *malignen* Tumoren; Gegensatz: → *verdrängend;* → *expansiv.*

infizieren

eindringen; sich mit einem pathogenen (krankmachenden) → *Mikroorganismus* anstecken; → *Infektion.*

infiziert

angesteckt; → *infektiös* geworden; mit pathogenen Mikroorganismen verunreinigt; Beispiel: infizierte Wunde; → *Infektion.*

Inflammatio

→ *Entzündung.*

infra..., Infra...

Vorsilbe mit der Bedeutung von: unterhalb (von etwas); Beispiel: → *infraorbital.*

infraorbital

unterhalb der Augenhöhle *(Orbita); Beispiel:* → *Nervus infraorbitalis.*

Infrarotbestrahlung

wärmeerzeugende Lichtquelle mit einer Wellenlänge unterhalb des Bereiches von rotem Licht; Anwendung in der Zhk.: zur Schmerzlinderung; Gerät: "Solluxlampe".

Infusion

tropfenweises Einfließenlassen größerer Flüssigkeitsmengen in den Körper über die Blutwege; Infusionsarten: → *intravenös,* → *subkutan* oder → *rektal.*

Inhalation

Einatmen von Medikamenten; Beispiele: Inhalation eines Medikaments zur Verbesserung der Lungenfunktion bei akutem Asthmaanfall und von → *Narkotika* bei der → *Inhalationsnarkose.*

Inhalationsnarkose

→ *Narkose*, bei der ein Narkosegas (Gemisch aus Sauerstoff, Lachgas und einem Narkotikum, z.B. *Halothan*) über die Lunge aufgenommen wird; meist über eine → *Intubation.*

inhalieren

einatmen (zu Heilzwecken); → *Inhalation.*

Inhaltsstoffe

der Nahrung sind die Nährstoffe (→ *Eiweiß,* → *Fett* und → *Kohlenhydrate),* → *Vitamine* (z.B. Vitamin A, D, E, K, B_1, B_2, B_6, B_{12} und C), Mineralstoffe (z.B. Natrium, Calcium, Phosphor), Spurenelemente (z.B. Eisen, Jod), Ballaststoffe (z.B. Zellulose) sowie Geschmacksstoffe.

Inhibitor

hemmender Stoff; Beispiel: Stoff, der die Wirkung von → *Enzymen* aufhebt.

inhomogen

(auch: *heterogen*), ungleichartig; Gegensatz: → *homogen.*

initial

anfänglich; am Anfang auftretend; Beispiel: Initialstadium einer Infektionskrankheit mit allgemeinen Krankheitserscheinungen wie Fieber, Kopfschmerzen, Mattigkeit.

Initialbehandlung

Vorbehandlung; Beispiel: Motivation zur Verbesserung der Mundhygiene, um vor Beginn der Parodontalbehandlung Entzündungen möglichst auszuschalten.

Initialdosis

Arzneimenge, die bei Beginn der Behandlung verabreicht wird.

Initialkaries

erstes → *Stadium* der → *Karies*; Anfangskaries.

Initialläsion

Anfangsverletzung; erste Schädigung (→ *Läsion*); Beispiel: Initialläsion durch Karies.

Injektion

Einspritzen von Flüssigkeiten (insbesondere von Heilmitteln) in das Körpergewebe;
Arten:
- *intraarteriell* = in eine Arterie;
- *intraartikulär* = in ein Gelenk;
- *intrakardial* = in das Herz;
- *intrakutan (intracutan)* = in die Haut;
- *intraligamentär (intraligamental)* = in den Periodontalspalt;
- *intramuskulär* = in einen Muskel;
- *intravenös* = in eine Vene;
- *subkutan (subcutan)* = unter die Haut;
- *submukös* = unter die Schleimhaut.

Injektionsnarkose

→ *Injektion* eines Narkosemittels zur Allgemeinbetäubung; Anwendung: bei Kurznarkosen oder zur Einleitung einer → *Inhalationsnarkose.*

injizieren

eine Flüssigkeit (in den Körper) einspritzen; → *Injektion.*

Inkorporation

Eingliederung; Beispiel: Inkorporation einer → *Prothese.*

Inkret

(auch: *Hormon*), inneres → *Sekret;* Stoff, der von endogenen Drüsen abgegeben wird.

Inkubationszeit

(bei → *Infektionskrankheiten*), Zeit zwischen Ansteckung (bzw. zwischen dem Eindringen der Krankheitserreger) bis zum Auftreten der ersten Krankheitszeichen. Infektionskrankheiten haben typische Inkubationszeiten, z.B. die → *Hepatitis.*

inkurabel

unheilbar.

Inlay

(sprich: *inleh*; engl.), Einlagefüllung, z.B. Keramik- oder Gold-Inlay.

Inlaybrücke

festsitzender Zahnersatz, deren → *Brückenanker* Gussfüllungen sind.

Innervation

Versorgung eines Körpergebietes oder Organs mit Nerven.

inoperabel

durch eine → *Operation* nicht mehr zu heilen; keine Aussicht auf Heilung trotz Operation; Beispiel: inoperabler Tumor; Gegensatz: → *operabel.*

INR

Abk. für: *International Normalized Ratio* (= international normiertes Verhältnis); ein Faktor, der angibt, wie lange die Blutungszeit (Gerinnungszeit) ist; das ist die Zeit, in der das → *Prothrombin* in → *Thrombin* umgewandelt wird; Normalwert: 1,0. Eine INR von 2,0 bedeutet, dass die Blutungszeit (durch Einnahme von → *Antikoagulanzien*, z.B. von *Marcumar*) doppelt so lang ist wie normal.
Die Blutungszeit kann auch durch den → *Quickwert* angegeben werden.

Insalivation

Einspeichelung; Vermischen der Speisen mit dem Speichel *(Saliva)*.

Insektizid

insektenvernichtendes Mittel.

in situ

an der richtigen (ursprünglichen) Stelle; in der richtigen Lage.

Inspektion

besichtigen; hineinsehen; in der Zhk.: Untersuchen (ohne Instrumente).

Inspiration

1. in der Medizin: → *Einatmung*; Gegensatz: → *Exspiration*;
2. allgemein: Eingebung, Einfall, plötzlicher Gedanke.

in statu nascendi

im Zustand des Entstehens; Beispiel: *Pulpitis* in statu nascendi.

Insuffizienz

ungenügende Leistung eines → *Organs*; Beispiel: Herzinsuffizienz.

Insulin

→ *Hormon* der → *Langerhansschen Inseln* der Bauchspeicheldrüse; Funktion: Senkung des Blutzuckerspiegels; gegensätzlich wirkende Hormone: → *Glukagon* und → *Adrenalin*.

intakt

unbeschädigt, unverletzt, unberührt.

Intelligenz

Fähigkeit des Menschen, sich rasch in neue Situationen zu versetzen und durch Denkleistungen neue Probleme sinnvoll zu lösen; → *IQ*.

Intelligenzquotient

→ *IQ*.

Intensität

Stärke; Heftigkeit; Wirksamkeit; Beispiel: Intensität einer Strahlung ("harte" oder "weiche" Röntgenstrahlen).

intensiv

angespannt; angestrengt; kräftig; Beispiel: Intensivmotivation bei der Individualprophylaxe; → *Intensität*.

inter..., Inter...

Vorsilbe mit der Bedeutung von: zwischen, (örtlich und zeitlich); Beispiele: → *interdental;* → *Interlock*.

Interaktion

Wechselwirkung; Beispiel: Interaktion unterschiedlicher Medikamente bei gleichzeitiger Verabreichung.

interdental

zwischen den Zähnen liegend.

Interdentalbürste

kleine Bürste zur Reinigung des → *Interdentalraums*.

Interdentalhygiene

Reinigung der Zahnzwischenräume, z.B. mit Zahnseide, Interdentalbürstchen oder Zahnhölzchen.

Interdentalkaries

andere Bezeichnung für: → *Approximalkaries.*

Interdentalkeil

kleiner Holz- oder Kunststoffkeil; Verwendung: zum Verkeilen von → *Matrizen*, die dadurch an den Zahn angepresst werden.→ *interdental.*

Interdentalpapille

(*Papilla gingivalis*; oder: *Papilla interdentalis*), der Teil der → *Gingiva marginalis*, der den Interdentalraum (Zahnzwischenraum) bedeckt.

Interdentalraum

(auch: *Approximalraum*), Raum zwischen zwei Nachbarzähnen, die in Kontakt miteinander stehen.

Der Interdentalraum wird von den *Approximalflächen* (*mesial* und *distal*) begrenzt.

Interferon

im Körper gebildeter Immunstoff (insbesondere gegen → *Viren*); vermutlich mit hemmender Wirkung auf das Wachstum → *maligner* Tumoren.

Interimsprothese

vorläufige (nicht endgültige) → *Prothese;* Übergangsprothese.

Interlock

Geschiebe; engl. = gegenseitige Verriegelung; das Interlock wird zwischen zwei Kronen eingelassen.

intermaxillär

zwischen Ober- und Unterkiefer liegend.

intern

innerlich; innerhalb; die inneren → *Organe* betreffend; Gegensatz: → *extern.*

internes Granulom

→ *Pulpagranulom.*

Internist

Facharzt für innere Krankheiten.

interprismatisch

zwischen den → *Schmelzprismen.*

interradikulär

zwischen den Zahnwurzeln liegend; Beispiel: interradikuläres → *Septum* (Knochenwand zwischen zwei Wurzeln).

interstitiell

im Zwischenraum (zwischen Geweben oder Organen) gelegen; Beispiel: interstitielle Entzündung im Binde- oder Stützgewebe.

Intervall

Zwischenzeit; Pause; Beispiel: Behandlungsintervall.

interzellulär

zwischen den Zellen liegend; Beispiel: → *Interzellularsubstanz.*

Interzellularsubstanz

zwischen den Bindegewebszellen liegende Substanz, in die elastische oder kollagene Fasern und Kalksalze (beim Knochen) eingelagert sind.

Intima

Kurzbezeichnung für: → *Tunica intima* (innerste Gewebsschicht von Blutgefäßen); → *Tunica.*

Intoxikation

Vergiftung; schädliche Einwirkung von Giftstoffen auf den Körper; → *toxisch.*

intra..., Intra...

Vorsilbe mit der Bedeutung von: zwischen; innerhalb; einwärts; Beispiele: → *intramuskulär;* → *intrakutan.*

intraalveolär

innerhalb der → *Alveole*; Beispiel: zur Beschreibung der Knochentasche bei → *Parodontitis marginalis profunda.*

intraarteriell

(Abk.: i.a.), in eine → *Arterie*; in einer Arterie befindlich; Beispiel: intraarterielle → *Injektion.*

intraartikulär

in ein Gelenk hinein; im Innern eines Gelenkes *(Articulatio)* liegend; Beispiel: intraartikuläre → Injektion.

intracutan

→ *intrakutan.*

intrakutan

(auch: *intracutan*; auch: *intradermal;* Abk.: i.c.), in die Haut (bei → *Injektionen*) oder in der Haut liegend; Beispiel: intrakutane Naht.

intraligamental

frühere Bezeichnung für → *intraligamentär.*

intraligamentär

(früher: *intraligamental*), wörtlich: "innerhalb eines Bandes"; in der Zhk: im Periodontal-Spalt zwischen den Fasern der → *Wurzelhaut*; → *Intraligamentäre Anästhesie.*

Intraligamentäre Anästhesie

(früher: *Intraligamentale A.*; Abk.: IA), → *Anästhesie* zur örtlichen Betäubung der Nervenendäste eines Zahnes (→ *Infiltrationsanästhesie*). Die Injektion erfolgt in den → *Periodontal-Spalt* (Spalt zwischen Knochenfach und Zahnwurzel).

intramuskulär

(Abk.: i.m.), in den Muskel hinein (bei → *Injektionen*); innerhalb eines Muskels gelegen; Beispiel: intramuskuläre Injektion.

intra operationem

während eines chirurgischen Eingriffs.

intraoral

(früher: *enoral*), innerhalb der Mundhöhle; Beispiel: intraorale Fotografie, intraorale → *Leitungsanästhesie*; Gegensatz: → *extraoral.*

intraorale Fotografie

(→ intraoral), Fotografie des Mundinnern (Zähne, Füllungen, Kronen, Zahnersatz, Schleimhaut und Zunge).

intraossal

(auch: *enossal* oder *intraostal*), innerhalb des Knochens liegend; Beispiel: intraossaler Abszess.

intraostal

→ *intraossal.*

intrapulpär

innerhalb der → *Pulpa.*

intravasal

(auch: *intravaskulär*), innerhalb der (Blut-)Gefäße.

intravaskulär

→ *intravasal.*

intravenös

(Abk.: i.v.), in eine Vene hinein (bei → *Injektionen*); innerhalb einer Vene.

introvertiert

auf sich selbst bezogen; nach innen gekehrt; Gegensatz: → *extrovertiert.*

Intrusion

1. → *traumatische* Versenkung von Zähnen in die → *Alveole;*

2. in der KfO.: Bewegung eines Frontzahnes in den Kiefer hinein; Beispiel: durch Einbissrille in den → *Aktivator.*

Intubation

Einführung eines biegsamen Schlauches (→ *Endotrachealtubus*) vom Mund oder von der Nase aus in die Luftröhre *(Trachea)*; sicherste Methode zur Verhinderung einer → *Aspiration* von Blut, Schleim oder Erbrochenem in die Luftröhre; Anwendung: bei der Intubationsnarkose und zur künstlichen Beatmung.

Invalidität

dauernde Arbeitsunfähigkeit.

Inz

Abk. nach BEMA: Eröffnung (→ *Inzision*) eines Abszesses.

inzidieren

einschneiden; eine → *Inzision* durchführen.

inzisal

(auch: *incisal*), an der Schneidekante; in Richtung auf die Schneidezähne (Inzisivi).

Inzision

operativer Einschnitt; operative Eröffnung; Beispiel: Inzision eines → *Abszesses.*

Inzisivus

(auch: *Incisivus; Dens incisivus;* Mehrzahl*: Inzisivi),* der → *Schneidezahn.*

Ion

elektrisch geladenes Teilchen.

Ionendosis

(auch: *Exposition*), ionisierende Strahlung (Röntgen- oder Gammastrahlen) der in 1 kg Luft freigesetzten → *Elektronen;* Einheit: C/kg (Coulomb je Kilogramm); → *Ion*.

ionisieren

Bildung von → *Ionen*; Beispiele: durch Licht, kosmische Höhenstrahlung, natürliche Radioaktivität oder durch Stromleitung in einer Gasstrecke (Stoßionisation).

ionisierende Strahlen

nennt man die energiereichen Strahlenarten wie Röntgen- und Gammastrahlen. Ionisierende Strahlen geben beim Auftreffen oder beim Durchtritt durch Materie, z.B. durch Gewebe, so viel Energie ab, dass die getroffenen Atome ionisiert (→ *ionisieren*) werden.

Ionophorese

(auch: *Iontophorese*), das Einbringen von → *Ionen* in den Körper mit Hilfe des elektrischen Stromes; in der Zhk.: physikalische Methode zum Erzielen einer keimtötenden Wirkung in Wurzelkanälen (→ *Phys*).

Iontophorese

→ *Ionophorese*.

IP

Abk. für: → *Individual-Prophylaxe* (nach BEMA).

IP 1

(eine BEMA-Nr.); die Leistung für eine IP 1 umfasst die Beurteilung der Mundhygiene und des Zustandes der Gingiva. Dokumentiert wird im Rahmen der → Individualprophylaxe (IP) ein → *Blutungsindex*, z.B. PBI oder SBI, der → *Plaque-Index*, z.B. OHI oder API oder der → *Quigley-Hein-Index*.

IP 2

(eine BEMA-Nr.); die Leistung für eine IP 2 umfasst die Aufklärung über (Zahn-)Krankheiten und → *Parodontopathien* sowie deren Vermeidung im Rahmen der → *Individual-Prophylaxe* (IP).

IP 3

(eine BEMA-Nr.); die Leistung für eine IP 3 umfasst die Überprüfung des Übungserfolges; → *Remotivation* im Rahmen der → *Individual-Prophylaxe* (IP).

IP 4

(eine BEMA-Nr.); die Leistung für eine IP 4 umfasst die lokale (örtliche) → *Fluoridierung* der Zähne im Rahmen der → *Individual-Prophylaxe* (IP).

IP 5

(eine BEMA-Nr.); die Leistung für eine IP 5 umfaßt die Versiegelung von kariesfreien → *Fissuren* der bleibenden → *Molaren* (Zähne 6 und 7) mit aushärtenden Kunststoffen im Rahmen der → *Individual-Prophylaxe* (IP).

IQ

Abk. für: Intelligenzquotient; Verhältnis (Quotient) aus Intelligenzalter und Lebensalter (mal 100);

IQ in %	Ergebnis
über 126	hervorragend
118 bis 126	sehr gut
110 bis 117	gut
91 bis 109	durchschnittlich
63 bis 78	→ *Debilität*
unter 62	→ *Demenz*; Schwachsinn

ir..., Ir...

Vorsilbe mit der Bedeutung von: ohne, nicht, un- (verneinend); Beispiel: → *irreversibel.*

irregulär

unregelmäßig; von der Regel abweichend; Gegensatz: → *regulär*; Beispiel: irreguläre Wurzelzahl eines Zahnes (anomale Anzahl der vorhandenen Wurzeln).

irreparabel

nicht wieder herstellbar; nicht heilbar; Beispiel: irreparabler Schaden; Gegensatz: → *reparabel.*

irreversibel

nicht umkehrbar; nicht rückgängig zu machen; Beispiel: irreversible Abformmaterialien wie *Alginate* können nach dem Aushärten nicht wieder in den ursprünglichen Zustand zurückgeführt werden; Gegensatz: → *reversibel.*

Irritation

Reiz; Reizung; Beispiel: Irritation eines Nervs.

irritieren

reizen; anregen (von Nerven); unsicher machen; → *Irritation.*

Ischämie

(sprich: *ischämie*), Blutleere; Blutmangel (einzelner Organe) infolge mangelhafter Blutversorgung.

iso..., Iso...

Vorsilbe mit der Bedeutung von: gleich (in Bezug auf z.B. Zahl, Grösse, Stärke); Beispiel: → *isotonisch.*

ISO

Abk. für: International Organization for Standardization (engl.) = Internationale Organisation, die einheitliche Maßstäbe (Normen) erarbeitet, z.B. genormte Bohrerdurchmesser.

Isolation

(auch: *Isolierung*),

1. Getrennthaltung von Personen; Beispiel: Isolierung von Patienten mit einer → *Infektionskrankheit*, z.B. Typhus;

2. Verhinderung des Durchgangs, z.B. von Wärme, Schall oder elektrischem Strom sowie bakterieller oder chemischer Reize; Beispiel: die Zement-Unterfüllung bildet eine Isolationsschicht zwischen Zahngewebe und der metallischen Füllung.

isotherm

mit gleichbleibender (Körper-)Temperatur.

isotonisch

unter gleichbleibendem (osmotischen) Druck; → *isotonische Lösung.*

isotonische Lösung

eine Lösung, die die gleiche Konzentration hat wie eine andere, beispielsweise wie Blut; Beispiel: 0,9-prozentige Kochsalzlösung ist eine dem Blut isotonische Lösung. Eine isotonische Lösung bewirkt – im Gegensatz zu einer → *hypotonischen* oder einer → *hypertonischen Lösung* – keine → *Osmose.*

Isotop

Atom eines bestimmten Elementes mit unterschiedlicher Neutronenzahl und damit unterschiedlicher Massenzahl. Isotope, die radioaktive Strahlen aussenden, nennt man Radio-Isotope; Beispiel: radioaktives Jod; → *Nuklearmedizin.*

-itis

(Mehrzahl: *itiden*), Endsilbe mit der Bedeutung von: Entzündung; Beispiel: → *Gingivitis.*

i.v.

Abk. für: → *intravenös.*

Jacketkrone

(sprich: *dschäcketkrone*), Mantelkrone aus Keramik (s. Abb. → *Kronen*).

JArbSchG

Abk. für: Jugendarbeitsschutzgesetz (Gesetz zum Schutz der arbeitenden Jugend).

Jejunum

der Leerdarm; mittlerer Teil des → *Dünndarms.*

Jochbein

(Os zygomaticum), schließt sich an den → *Jochbeinfortsatz* des Oberkiefers an.

Jochbeinfortsatz

(Processus zygomaticus), einer der 4 Fortsätze des → *Oberkiefers.* Er stellt die Verbindung vom Oberkieferkörper zum Jochbein her.

Jod

(chem. Zeichen: J), chemisches Element, das zur Gruppe der → *Halogene* gehört. Jod ist Bestandteil des Hormons der → *Schilddrüse.*

Jodoform

gelbes Pulver zur Wunddesinfektion; Verwendung: bei Extraktionswunden.

Jodoform-Paste

Wurzelfüllpaste aus → *Jodoform,* → *Chlorphenol*, Kampfer und Menthol.

Joule

(sprich: *dschuhl*), Einheit der Wärme(menge); 1 J (1 Joule) = 0,001 kJ (Kilojoule) = 1 Ws (Wattsekunde); frühere Einheit: → *Kalorie (cal).*

Juga alveolaria

Knochenerhebungen (Wölbungen) am Zahnfortsatz an den Stellen der einzelnen → *Alveolen.*

Jugendarbeitsschutzgesetz

(Abk.: JArbSchG) Gesetz zum Schutz junger Menschen vor Überforderung und Arbeitsschäden; Geltungsbereich: für Personen unter 18 Jahren, die in Berufsausbildung stehen bzw. als Arbeitnehmer/in (oder Heimarbeiter/in) beschäftigt sind. Das JArbSchG regelt u.a. die Arbeitszeit, Berufsschulzeit, Ruhepausen, Freizeit und Nachtruhe, Wochenend- und Feiertagsruhe, Urlaub, Arbeitsverbote (z.B. keine Akkordarbeit) und die vorgeschriebenen ärztlichen Untersuchungen.

justieren

genau einrichten; genau einstellen (von Apparaten); Beispiel: Justieren eines → *Aktivators.*

juvenil

jugendlich; im Jugendalter auftretend; Beispiel: juveniler → *Diabetes mellitus.*

k

Abk. für: vorhandene Krone (im → *HKP).*

K

Abk. für: geplante Krone (im → *HKP);* "K" steht nach BEMA für: Vollgusskrone, Teilkrone, → *Inlay*, unverblendete Stiftkrone, Wurzel (stift-)kappe.

Kachexie

schlechter Zustand (des Körpers); Kräfteverfall; Beispiel: Kachexie bei Krebs oder bei Unterernährung.

Kalium

chemisches Element; chemisches Zeichen: K; Kalium ist Bestandteil jeder Zelle und Körperflüssigkeit; Wirkung: Kalium steuert elektrische Vorgänge an Nerven und Muskeln.

Kallus

Heilungsgewebe des Knochens. Nach einem Knochenbruch entwickelt sich in der Bruchlücke der Kallus.

Kalorie

(cal), frühere Einheit der Wärme(menge); jetzt: J (→ Joule);
1 kcal = 1 Kilokalorie = 1000 cal;
1 cal = 4,1868 J.

Kalzium

→ *Calcium.*

Kalziumhydroxid

→ *Calciumhydroxid.*

Kammer

(Ventrikel), muskulöser, unterer Teil jeder Herzhälfte, von der die → *Arterien* wegführen.

Kammerflimmern

Zustand bei einer Herzfrequenz von 350 bis 500 je Minute; es erfolgt kein Bluttransport mehr; der → *Karotispuls* ist nicht mehr tastbar.

Kammerflimmern ist Ursache des plötzlichen Herztods; Abhilfe: → *Defibrillation* (durch Notarzt).

kanalikulär

den Wurzelkanal betreffend.

Kanüle

Hohlnadel für Injektionsspritzen; → *Injektion.*

Kanzer

andere Bezeichnung für → *Krebs;* engl.: *cancer.*

kanzerogen

(auch: *karzinogen*); krebserzeugend.

kanzerös

(auch: → *karzinomatös*); krebsartig.

KAP

Abk. für: Kortison-Antibiotikum-Präparat (→ *KAP-Präparat).*

Kapazität

1. Fassungsvermögen; Beispiel: Lungenkapazität;

2. hervorragender Fachmann (auf einem bestimmten Gebiet).

Kapillaren

Haargefäße; feinste Verzweigungen der Blutgefäße zwischen → *Arteriolen* und → *Venolen*. Die Kapillaren dienen dem Austausch von Nährstoffen, O_2 und CO_2 zwischen Blut und Gewebe.

Kaposi-Sarkom

bräunlich-bläuliche, knötchenförmige → *maligne* Tumore (→ *Sarkom*) der Haut, Schleimhaut und im fortgeschrittenen Stadium auch der inneren Organe. Das Kaposi-Sarkom tritt bei HIV-Erkrankung (AIDS) häufig im Bereich der Mundhöhle auf.

KAP-Präparate

Abk. für: Kortison-Antibiotikum-Präparat; Beispiel: medikamentöse Einlage; Präparat: z.B. Ledermix; → *Kortison;* → *Antibiotikum.*

Karat

1. Feinheitsgrad für Goldlegierungen in Vierundzwanzigstel (reinen Goldes); 24 Karat entspricht 1000 ‰;
2. Gewichtsmaß für Edelsteine; 1 Karat = 1 Kt = 0,2 g.

Karborund

Siliciumkarbid (aus Kohle, Sand und Quarz); Werkstoff für keramische Schleifkörper.

Kardia

(auch: *Cardia*; lat.: Cor, griech: cardia), das → *Herz.*

Kardiakum

(auch: *Cardiakum*), Arzneimittel, um die Herztätigkeit zu unterstützen; Beispiel: Digitalispräparate.

kardial

das Herz *(Cardia)* betreffend.

Kardiologe

Facharzt für Erkrankungen des Herzens.

Kardiologie

Wissenschaft von den Herzkrankheiten.

Karies

(auch: *Caries*; sprich: *kari-es),*
1. Zahnkaries (→ *Caries dentium);* Zahnfäule;

2. Knochenfraß (Knochenkaries), Zerstörung des Knochens.

Kariesindex

Verhältnis der Summe der fehlenden, kariösen und gefüllten Zähne zur Gesamtzahl der Zähne. Der Kariesindex ist ein Messwert für den Kariesbefall.

Kariesprophylaxe

vorbeugende Maßnahmen zur Verhinderung von → *Karies;* → *Prophylaxe.*

Kariesrezidiv

Wiederauftreten einer → *Karies*; Beispiel: Kariesrezidiv unter einer Füllung, wenn die Karies nicht restlos entfernt wurde; nicht zu verwechseln mit → *Sekundärkaries.*

kariogen

→ *Karies* hervorrufend; Karies erzeugend; Beispiel: kariogene Ernährung (stark zuckerhaltige Ernährung).

kariös

von → *Karies* befallen.

Karotin

ein Provitamin, d.h. die Vorstufe von → *Vitamin A*; Karotin wird in Pflanzen gebildet; Beispiel: Karotten.

Karotis

Kurzbezeichnung für: → *Arteria carotis* (Halsschlagader; auch: Kopfschlagader).

Karotispuls

an der Halsschlagader *(Karotis)* fühlbarer Puls; der Karotispuls gibt Auskunft über die Herzfunktion.

Das beidseitige Vorhandensein des Karotispulses wird bei → *Notfallpatienten* laufend geprüft; → Herzmassage.

Karyogramm

Darstellung des Chromosomenbestands einer Zelle, eines Gewebes oder eines Menschen; Beispiel: Bei einer Fruchtwasser-Untersuchung entnommene Zellen werden auf Vollständigkeit des Chromosomensatzes untersucht (normal: 23 Chromosomen-Paare). Dazu werden die Chromosomen paarweise und der Größe nach geordnet.

Mit Hilfe des Karyogramms kann man Krankheiten wie z.B. das → *Down-Syndrom* frühzeitig erkennen.

karzinogen

(auch: *kanzerogen*); Karzinome erzeugend; krebserzeugend; Beispiele für krebserzeugende Substanzen: Nikotin, Teer, Asbest.

Karzinom

(Abk.: Ca.), → *maligner* (bösartiger), vom → *Epithel* ausgehender → *Tumor.*

karzinomatös

krebsartig; bösartig; wie ein → *Karzinom.*

Karzinose

Ausbreitung von Krebszellen im ganzen Körper; → *Karzinom;* → *Metastasen.*

Katalysator

1. Stoff, der einen chemischen Prozess beschleunigt, ohne durch die Reaktion selbst verändert zu werden; Beispiel: → *Enzyme* sind → *Biokatalysatoren;*
2. in der Zhk.: Mittel zum Starten bzw. Beschleunigen von chemischen Vorgängen; Beispiel: Abbinden von → *Elastomeren* durch den Reaktor; (auch Starter, Härter).

Kataplasma

Umschlag mit Medikamenten in Brei- oder Salbenform.

Katarrh

→ *seröse* Schleimhautentzündung (→ *Virusinfekt*) mit starker Absonderung von dünnflüssigem (serösem) Sekret.

Katgut

das → *Catgut.*

Katode

(früher: Kathode) negative (–) Elektrode (negativer Pol) einer Stromquelle, z.B. einer Batterie; Gegensatz: → *Anode.*

kaudal

fußwärts; abwärts liegend; in Richtung des Endes der Wirbelsäule gelegen; Beispiel: kaudale Anästhesie im Bereich des Kreuzbeins; Gegensatz: → *kranial.*

Kaumuskeln

zu den Kaumuskeln zählt man den → *Musculus masseter* (großer Kaumuskel), den → *Musculus temporalis* (Schläfenmuskel), den → *Musculus pterygoideus medialis* (innerer Flügelmuskel) und den → *Musculus pterygoideus lateralis* (äußerer Flügelmuskel). Alle Kaumuskeln werden vom 3. Ast des Trigeminusnervs versorgt.

kausal

ursächlich; die Ursache betreffend. Bei der kausalen Behandlung werden die Krankheitsursachen, nicht ihre → *Symptome, behandelt.*

Kaustikum

Ätzmittel; in der Zhk.: z.B. zur → *Devitalisation* des Zahnmarks; Präparat: z.B. *Causticin, Toxavit.*

Kauterisation

- *chemische Zerstörung* von Gewebe mit einem → *Kaustikum;*
- Gewebszerstörung durch *Verbrennung* (Wärmewirkung des elektrischen Stromes); → *Elektrokoagulation.*

Kaverne

→ *pathologischer* Hohlraum; Höhle; Beispiel: Kaverne (abgekapselter Hohlraum) in der Lunge, z.B. bei → *Tuberkulose.*

Kavität

1. → *pathologischer* Hohlraum; → *Kaverne;*
2. in der Zhk.: Höhle ("Loch") im Zahn infolge von → *Karies.* Von der Tiefe der Kavität hängt es ab, welche Behandlungsart (Beispiel: → *CP-Behandlung)* und welche Füllungsmaterialien angewendet werden.

Kavitätenpräparation

Gestaltung einer → *Kavität* zur Aufnahme einer Füllung; Beispiel: das Anbringen einer → *Retention.* Die Einteilung der Kavitäten erfolgt nach → *Black.*

KBV

Abk. für: Kassenzahnärztliche Bundesvereinigung.

kcal

Kurzzeichen für: Kilokalorie; frühere Einheit der Wärme-(Energie); 1 kcal = 1000 cal = 4,1868 kJ (Kilojoule).

KCH

Abk. nach BEMA: konservierend-chirurgisch.

Kehlkopf

(Larynx), Eingangspforte zur Luftröhre. Der Kehlkopf dient gleichzeitig der Stimmbildung. Er besteht aus einem Knorpelgerüst, das durch Bänder miteinander verbunden ist. Die Kehlkopfhöhle ist mit Schleimhaut ausgekleidet. Die Stimmbänder sind elastische Schleimhautfalten.

Keilbein

(Os sphenoidale), quer im Schädel liegender, schmetterlingsförmiger Knochen. Im Keilbein befindet sich die → *Keilbeinhöhle.*

Keilbeinhöhle

(Sinus sphenoidalis), sie liegt in der Mitte der Schädelbasis und gehört zu den → *Nasennebenhöhlen.*

Keimdrüsen

(Gonaden; auch Geschlechtsdrüsen); die Keimdrüsen der Frau sind die Eierstöcke *(Ovarien).* Die Hormone Östrogen und Gestagen bewirken die weibliche Sexualausprägung (z.B. Schambehaarung, Brustentwicklung), die Steuerung des Menstruationszyklus und der Schwangerschaft.

Die Keimdrüsen des Mannes sind die Hoden *(Testes).* Sie produzieren → *Androgene.* Beispiel: Das Hormon Testosteron bewirkt die männliche Sexualausprägung (z.B. Bartwuchs und Stimmlage) sowie die Bildung von → *Spermien.*

Keimzelle

→ *Eizelle* und → *Samenzelle.*

Keloid

übermäßige Bildung von Narbengewebe nach einer Wundheilung; Narbenwucherung.

Kerr

1. ein thermoplastisches → *Abformmaterial;*

2. Wurzelkanalinstrumente nach *Robert Kerr* (1870 bis 1960).

KfO.

Abk. für: → *Kieferorthopädie*; Beispiel: *KfO-Plan.*

Kiefer

Knochen des Gesichtsschädels; man unterscheidet → *Oberkiefer* und → *Unterkiefer.*

Kiefergelenk

ermöglicht die Bewegung des → *Unterkiefers.* Der Unterkiefer bildet den Gelenkkopf, das → *Schläfenbein* bildet die → *Gelenkpfanne* (Abb.).

Funktion: Beim Öffnen des Mundes gleitet der Gelenkkopf auf seiner Gelenkbahn bis vor den → *Gelenkhöcker.* Dabei wird die Gelenkscheibe (→ *Discus articularis*) mitgezogen.

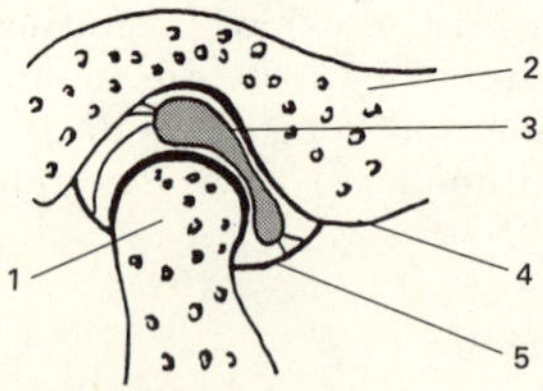

Abb.: Kiefergelenk

1 = Gelenkkopf *(Kondylus)*
2 = Gelenkpfanne *(Fossa articularis)*
3 = Gelenkscheibe *(Discus articularis)*
4 = Gelenkhöcker *(Tuberculum articulare)*
5 = Gelenkkapsel *(Capsula articularis)*

Kieferhöhle

(Sinus maxillaris; auch: *Antrum*); die beiden Kieferhöhlen (→ *Oberkiefer*) erstrecken sich bis unter die Augenhöhlen. Häufig sind die Wurzeln der *Molaren* nur durch eine dünne Knochenschicht (Lamelle) von der Kieferhöhle getrennt. Die Kieferhöhlen gehören zu den → *Nasennebenhöhlen.*

Kieferklemme

erschwerte Mundöffnung, z.B. als Folge von entzündlichen Prozessen im Kieferbereich, z.B. bei → *Dentitio difficilis* oder bei Erkrankungen des → *Kiefergelenks.*

Kieferluxation

Ausrenkung *(Luxation)* des Kiefergelenks; nach einer Kieferluxation befindet sich der Gelenkkopf vor dem → *Gelenkhöcker.* Folge einer Kieferluxation ist eine → *Kiefersperre.*

Kieferorthopädie

(engl.: *Orthodontia* oder *Orthodontics);* Behandlung von Zahnstellungs- und Kieferanomalien; → *Anomalie.*

Kieferregulierung

umgangssprachliche Bezeichnung für kieferorthopädische Maßnahmen; → *Regulierung.*

Kieferspalte

→ *Gesichtsspalten.*

Kiefersperre

Unfähigkeit, Mund und Zahnreihen zu schließen; mögliche Ursache: → *Kieferluxation;* → *Luxation.*

KKE

Abk. für: Krankenkasse der Arbeiter "Eintracht"; eine AEV-Ersatzkasse; → *AEV*; → *Krankenkassen*.

KKH

Abk. für: Kaufmännische Krankenkasse Halle; eine VdAK-Ersatzkasse; → *VdAK*; → *Krankenkassen*.

Klammer

Halteelement für Teilprothesen; man unterscheidet ein-, zwei- und dreiarmige, sowie gebogene (aus einem elastischen Draht) und gegossene Klammern.

-klasten

Endsilbe mit der Bedeutung von: abbauende Zellen; Beispiel: → *Osteoklasten*.

Kleinhirn

regelt das Zusammenspiel einzelner Bewegungsimpulse zu sogenannten "flüssigen" Bewegungen. So müssen z.B. beim Gehen die Bewegungen verschiedener Muskeln koordiniert werden, um den Bewegungsablauf zu steuern. Das Kleinhirn gehört zum → zentralen *Nervensystem*.

Klimakterium

Wechseljahre (der Frau); Übergangszeit bis zum Aussetzen der Menstruation und der Fruchtbarkeit.

KM

Abk. für: (geplante) Krone, metallkeramisch verblendet (im → *HKP*); → *Verblendkrone*.

Knochen

(Os), bestehen aus → *Knochengewebe*, das neben Zahnschmelz, Zahnbein und Zahnzement das härteste Gewebe des menschlichen Organismus ist. Unter der Knochenhaut (→ *Periost*) liegt die äußere Rindenschicht (→ *Kortikalis*), darunter die schwammige → *Spongiosa*. In der Spongiosa befindet sich das → *Knochenmark*; → *Knochenarten*.

Knochenarten

Das Skelett hat unterschiedlich geformte Knochen. Man unterscheidet:

- → *Röhrenknochen*; Beispiele: Oberarmknochen; Mittelhandknochen;
- → *platte Knochen*: Beispiele: Brustbein; Beckenknochen;
- *kurze Knochen*: Beispiel: → *Wirbel*;
- → *pneumatisierte Knochen*: Beispiele: → *Oberkiefer*; Stirnbein.

Knochenbolzung

(auch: Knochenverbolzung), eine Maßnahme, mit der man eine Gefäßblutung aus dem Knochen zum Stillstand bringen kann; Vorgang: das Blutgefäß wird durch einen in den Knochen hineingeschlagenen Knochenspan verschlossen (verbolzt).

Knochengewebe

gehört zu den → *Binde-* und *Stützgeweben*. Das Knochengewebe besteht aus Knochenzellen (→ *Osteozyten*) und der verkalkten → *Interzellularsubstanz*. Knochengewebe wird gebildet durch → *Osteoblasten* und abgebaut durch → *Osteoklasten*.

Knochenhaut

→ *Periost.*

Knochenmark

- rotes, blutbildendes Gewebe im Innern des Knochens (in der Spongiosa). Die Blutstammzellen sind Vorstufen in der Entwicklung der → *Blutkörperchen;* → *Blutbildung;*
- gelbes Fettmark, z.B. im Schaft der Röhrenknochen Erwachsener.

Knochennaht

unbewegliche Knochenverbindung, z.B. zwischen → *Gaumenbeinen* und den → *Gaumenfortsätzen* des Oberkiefers.

Knochenresektion

(Abk.: KnR), Abtragung des Knochens am schon verheilten Kiefer als Vorbereitung für eine prothetische Versorgung.

Knorpel

bestehen aus druckfestem, elastischem → *Knorpelgewebe.*

Man unterscheidet:

- *hyaline Knorpel* mit glasartigem Aussehen, z.B. Knorpelschicht, mit der die Gelenkflächen bedeckt sind, und Nasenknorpel;
- *elastische Knorpel* mit überwiegend elastischen Fasern: Beispiel: Ohrmuschel;
- *faserige Knorpel*, sind besonders druckbeständig; Beispiel: Bandscheiben.

Knorpelgewebe

gehört zu den → *Binde-* und *Stützgeweben*. Es ist aus Knorpelzellen *(Chondrozyten)* und → *Interzellularsubstanz* aufgebaut. Knorpelgewebe unterscheiden sich durch die Art der eingelagerten Fasern. Man findet Knorpelgewebe z.B. bei Bandscheiben, wo neben Festigkeit zugleich Elastizität erforderlich ist.

KnR

Abk. nach BEMA: *Knochenresektion* am Alveolarfortsatz zur Formung des Prothesenlagers.

Koagulation

die → *Blutgerinnung.*

koagulieren

gerinnen; Beispiel: Blutgerinnung; → *Elektrokoagulation.*

Koagulum

das Blutgerinnsel; → *Blutgerinnung.*

Kochsalzlösung, physiologische

0,9-prozentige NaCl-Lösung; Verwendung: zur Wundspülung. Die physiologische Kochsalzlösung ist dem Blut → *isotonisch.*

Kofferdam

(auch: Cofferdam), Hilfsmittel zur vollständigen Trockenhaltung des Arbeitsfeldes. Mit Hilfe von Spezialklammern wird ein ausgestanztes Gummituch → *zirkulär* um die Zähne gespannt und von außen mit einem Spannrahmen fixiert.

Kohlendioxid (CO_2)

1. wird zusammen mit Wasser (H_2O) bei der → *Photosynthese zu* → *Traubenzucker* aufgebaut;

2. entsteht bei der inneren → *Atmung* und wird durch die Wände der → *Kapillare* eines Organs ins Blut aufgenommen und über die → *Lungenalveolen* wieder ausgeschieden.

Kohlenhydrate

(Saccharide), dazu gehören → *Einfachzucker,* → *Doppelzucker* und → *Vielfachzucker. Kohlenhydrate* entstehen bei der → *Photosynthese* (Assimilation) in Pflanzen.

Fast alle Lebewesen sind in ihrer Ernährung auf die in den Pflanzen erzeugten Kohlenhydrate angewiesen. Im Stoffwechsel, z.B. des menschlichen Organismus, werden die Kohlenhydrate ab- und umgebaut. Dabei wird die gespeicherte Energie frei und für den Körper nutzbar. Die Endprodukte des Stoffwechsels sind Kohlendioxid (CO_2) und Wasser (H_2O). Sie werden vom Körper ausgeschieden und stehen danach zur Photosynthese erneut zur Verfügung.

Kohlenmonoxid

(CO), ist ein Atemgift. Es entsteht bei der unvollständigen Verbrennung. Eingeatmetes Kohlenmonoxid geht eine unlösbare Verbindung mit dem → *Hämoglobin* ein, das dadurch keinen Sauerstoff (O_2) mehr transportieren kann.

Kohlenmoxid-Vergiftungen führen zum Tod ("innere Erstickung").

Kokken

Kugelbakterien; Beispiele: → *Streptokokken oder* → *Staphylokokken.*

Koli

(auch: *Coli);* → *Kolibakterien.*

Kolibakterien

(Escherichia coli), in der menschlichen → *Bakterienflora* des Darmes vorkommende aerobe, gramnegative bewegliche Stäbchen-Bakterien (→ *Bakterien);* → *Darmflora.*

Kolik

krampfartiger Schmerz; Beispiel: Nierenkolik.

kollabieren

zusammenbrechen; einen → *Kollaps* erleiden.

Kollagen

Gerüsteiweiß; Grundsubstanz des Bindegewebes.

Kollaps

frühere Bezeichnung für → *Schock.*

Koma

(auch: *Coma*; griech.: "tiefer Schlaf"), tiefe *Bewusstlosigkeit.* Der Patient kann durch äußere Reize nicht mehr geweckt werden; Ursache: Hirnverletzungen, Hirnerkrankungen *(Coma cerebrale)* oder als Folge einer Stoffwechselkrankheit, z.B. → *Diabetes mellitus (Coma diabeticum).*

Kombination

Verknüpfung; Zusammenfügung; Beispiel: → *Kombinationsnarkose.*

Kombinationsnarkose

→ *Narkose* unter gleichzeitiger Verwendung verschiedener → *Narkotika;* Vorteil: geringeres Narkose-Risiko und Verringerung von Nebenwirkungen. Eine Kombinationsnarkose wird eingeleitet durch eine → *Injektionsnarkose* und weitergeführt durch eine → *Inhalationsnarkose.* Muskelrelaxantien dienen der absoluten Muskelerschlaffung; → *Relaxation.*

kombinierter Zahnersatz

→ *Zahnersatz, kombinierter.*

Kommotio

die → *Commotio.*

Kompakta

(auch: *Compacta);* → *Kortikalis.*

Kompatibilität

Verträglichkeit; Vereinbarkeit; Beispiele:
1. Biokompatibilität (Gewebeverträglichkeit);
2. Eigenschaft von Computern, die zusammenarbeiten können.

Kompensation

Ausgleich einer gestörten Funktion; Kompensation eines erkrankten Organs durch ein gesundes; Beispiel aus der Zhk.: Schonung der Kaufunktion einer → *parodontal* geschädigten Seite durch Überbelastung der Gegenseite.

Komplex

Zusammenfassung; Gesamtheit; man unterscheidet:
1. medizinisch-biologisch: Antigen-Antikörper-Komplex; → *Immunabwehr;*
2. psychologisch: Minderwertigkeitskomplex; Zwangsvorstellung.

Komplikation

Schwierigkeit; Hinzutreten einer Krankheit zu einer bereits bestehenden; Beispiel: Lungenentzündung nach einem Herzinfarkt.

Komponente

Teil eines Ganzen; Bestandteil; Beispiel aus der Zhk.: Zweikomponenten-Abformung (Abformung mit zwei verschiedenen Abformmaterialien).

Composites

→ *Composites.*

Kompression

Druck; Zusammenpressen; Beispiel: Kompressionsverband (Druckverband); in der KfO.: Zahnengstand bei → *Kompressionsanomalie.*

Kompressionsabformung

Art der → *Funktionsabformung*, bei der mit zähfließendem Abformmaterial Druck auf die Schleimhaut ausgeübt wird, um die späteren Belastungsverhältnisse zu berücksichtigen.

Kompressionsanomalie

(auch: Schmalkiefer); Merkmale: der Oberkiefer ist übermäßig schmal, das Gaumendach hoch; die Frontzähne stehen sehr eng (komprimiert). Mögliche Ursache: Lutschen und dauernde Mundatmung im Kindesalter.

komprimieren

zusammenpressen, zusammendrücken; → *Kompression.*

Kondensation

1. Übergang eines Stoffes vom flüssigen in den gas- bzw. dampfförmigen Zustand;

2. in der Zhk.: Verdichten von → *plastischen* Füllungen durch → *Druck;* Beispiel: "Stopfen" von Amalgamfüllungen.

Kondition

körperliche Leistungsfähigkeit eines Menschen.

Kondylus

(auch: *Condylus)* → *Gelenkkopf.*

konfektioniert

vorgefertigt; in der Zhk.: von der Industrie angefertigte (vorgefertigte) Teile; Beispiele: konfektionierte Kronen, Abformlöffel oder → *Attachments;* Gegensatz: → *individuell.*

kongenital

angeboren; vererbt; auf Grund einer Erbanlage; Beispiel: Vielfingrigkeit (Hand mit 6 oder mehr Fingern).

konisch

kegelförmig; kegelstumpfförmig; → *Konus.*

konkav

nach innen gewölbt; Beispiel: Hohlspiegel; Gegensatz: → *konvex.*

Konkrement

bräunlich-schwarzer, harter Zahnbelag in einer → *Zahnfleischtasche,* durch Mineralstoffe des Blutes gehärtete, ursprünglich weiche Beläge. Konkremente sind härter als → *Zahnstein.*

konservativ

bewahrend; erhaltend (auf eine Behandlung bezogen); Beispiel: konservative Behandlung; Gegensatz: → *operativ.*

konservierend

erhaltend; bewahrend; in der Zhk.: zahnerhaltende Maßnahmen.

Konservierung

Haltbarmachung; Beispiel: Konservierung von Gewebe zur → *histologischen* Untersuchung.

Konsistenz

Beschaffenheit; Beständigkeit; Struktur eines Stoffes, z.B. zähflüssig (viskös), breiig, teigig, fest.

konstant

beständig; fest; gleichbleibend; Beispiel: konstante Temperatur während der Sterilisationszeit; Gegensatz: → *variabel.*

Konstanzprüfung

Gesamtheit aller Maßnahmen, die nach § 16 RöV (→ *Röntgenverordnung*) bei Röntgenanlagen erforderlich sind und der Qualitätsprüfung und → *Qualitätssicherung* dieser Anlagen dienen. Die Konstanzprüfung soll zu fehlerfreien und rationellen Röntgenaufnahmen sowie zur Vermeidung von Wiederholungsaufnahmen und damit auch unnötiger Strahlenexposition des Patienten beitragen.

Bei der Konstanzprüfung werden Prüfkörperaufnahmen mit einem sog. Konstanzprüffilm angefertigt und mit den Aufnahmen der → *Abnahmeprüfung* verglichen.

Die Aufnahmen sind, zusammen mit den Belichtungsdaten (Belichtungszeit, Filmmaterial, Röhrenspannung und Entwicklertemperatur) zwei Jahre aufzubewahren.

Wiederholung der Konstanzprüfung	
Röntgenanlage	einmal monatlich*)
Filmverarbeitung (Entwicklung)	einmal je Arbeitswoche und bei jedem Film- oder Chemikalienwechsel
Dunkelkammerbeleuchtung	einmal pro Jahr
*) ggf. alle drei Monate	

Konstitution

körperlicher und seelischer Gesamtzustand; Verfassung des Patienten; → *Konstitutionstypen.*

konstitutionell

(auch: *endogen*), anlagebedingt; auf die Gesamtverfassung des Menschen bezogen; Beispiel: konstitutionelles Ekzem; → *Konstitution.*

Konstitutionstypen

(nach *Kretschmer*); man unterscheidet nach Kretschmer vier Typen (Körper und Seele betreffend):

- *leptosomer* (auch: asthenischer) Typ: schmal gebaut;
- *athletischer* Typ: kräftig, muskulös;
- *pyknischer* Typ: gedrungen, fettleibig;
- *dysplastischer* Typ: unharmonisch.

Konstruktionsbiss

Wachsbissnahme der KfO.; Behandlung, die die Position festlegt, die beide Kiefer zueinander einnehmen sollen.

Konsultation

Beratung, z.B. durch den Arzt.

konsultieren

einen Arzt um Rat fragen; → *Konsultation.*

kontagiös

andere Bezeichnung für: → *infektiös.*

Kontakt

Berührung; Beispiel: Kontakt mit → *Allergenen.*

Kontaktallergie

→ *Allergie*, übertragen durch Hautkontakt mit der auslösenden Substanz; Beispiel: → *Dermatitis* durch Kontakt mit Nickel.

Kontaktinfektion

direkte → *Infektion*; bei Haut- oder Schleimhautkontakt (z.B. durch Kuss oder Geschlechtsverkehr) können Krankheitserreger von einer Person auf eine andere übertragen werden; Beispiel: AIDS-Viren durch ungeschützten Geschlechtsverkehr mit einem AIDS-Infizierten.

Kontaktinfektion ist eine direkte Infektion (Mensch-zu-Mensch-Infektion); → *Infektionswege.*

Kontaktpunkt

Berührungsstelle zweier Nachbarzähne an den *approximalen* Flächen. Im Alter wird infolge der Beanspruchung des Gebisses (Abrasion) der Kontakt*punkt* in eine Kontakt*fläche* umgewandelt.

Kontamination

Verunreinigung; Verschmutzung; Verseuchung; Beispiele: durch Krankheitskeime oder radioaktive Strahlen; Gegensatz: → *Dekontamination.*

kontaminiert

verunreinigt; verseucht; Beispiele: die Hände des Zahnarztes und der Helferin sind nach einer Behandlung mit Bakterien kontaminiert, ebenso die Instrumente.

kontinuierlich

ununterbrochen; stetig; fortdauernd; unaufhörlich; Beispiel: kontinuierlicher Medikamentenabusus.

kontra..., Kontra...

Vorsilbe mit der Bedeutung von: gegen, entgegengesetzt; Beispiel: → *Kontraindikation.*

kontrahieren

zusammenziehen; → *Kontraktion.*

Kontraindikation

"Gegenanzeige"; Umstand, der eine Behandlung nicht zweckmäßig erscheinen läßt; Gegensatz: → *Indikation.*

kontraindiziert

in der Medizin: nicht angezeigt (nicht → *indiziert*); Beispiel: Amalgamfüllung ist (nach BEMA) bei → *Niereninsuffizienz* und *Allergie gegen Amalgam* kontraindiziert.

Kontraktion

Zusammenziehen eines Muskels; Beispiel: Kontraktion des Herzmuskels während der → *Systole.*

Kontraktur

Verkürzung, Zusammenziehung, z.B. von Narben (Narbenkontraktur); auch: Versteifung, z.B. von Gelenken.

Kontrast

starker Gegensatz; Beispiel: kontrastreiche Röntgenaufnahme (Helldunkel-Kontrast).

Kontrazeption

Empfängnisverhütung.

Kontrollbereich

bei zahnärztlichen Röntgengeräten: Abstand von etwa 1,5 m vom Röntgengerät zum zahnärztlichen Personal. Im Kontrollbereich darf sich nur der Patient aufhalten. Der Patient muss Schutzkleidung tragen; → *Röntgenverordnung.*

Kontusion

Quetschung; stumpfe (Organ-)Verletzung; Beispiel: Kontusion des Gehirns (*Contusio cerebri*).

Konus

Kegel; Kegelstumpf.

Konuskrone

(auch: Doppelkrone), Verankerung von Zahnersatz durch zwei ineinander passende Kronen.
Teile: Pfeilerzahn mit konisch gestalteter, einzementierter Primärkrone (Primäranker oder Innenkonus) und Sekundärkrone (Sekundäranker oder Außenkonus), die in den herausnehmbaren → *Brückenkörper* eingearbeitet ist.

konvergieren

sich einander nähern; zusammenstreben; nach innen bewegen; Beispiel: konvergieren beider Augen beim Fixieren eines nahen Gegenstandes; Gegensatz: → *divergieren.*

konvex

nach außen gewölbt; Beispiel: Sammellinse; Gegensatz: → *konkav.*

Konzentration

Zusammenfassung; Anreicherung; Gehalt einer Lösung an gelösten Stoffen. Beispiel: Die Wirkung der Desinfektion ist abhängig von der Konzentration des Desinfektionsmittels und der Einwirkungszeit (Gebrauchsanweisung beachten); → *Lösung.*

Koordination

Abstimmung; geordnetes Zusammenwirken; Beispiel: Koordination der verschiedenen Muskeln bei der Bewegung.

koordinieren

aufeinander abstimmen; → *Koordination.*

Kopfbiss

Biss, bei dem die Schneidekanten der Frontzähne in der → *Okklusion* aufeinander stehen (s. Abb. → *Bissanomalie*).

koronal

(auch: *coronal)*, die → (Zahn-)Krone betreffend; an der Zahnkrone befindlich; Beispiel: koronaler Abszess, ausgehend vom Zahnsäckchen eines verlagerten Zahnes.

koronar

kranzförmig; die Herzkranzgefäße betreffend; Beispiel: → *Koronararterien.*

Koronararterien

die → *Herzkranzgefäße.*

Korpuskularstrahlung

Teilchenstrahlung; → *Strahlung.*

Korrektur

Berichtigung, Verbesserung; in der Zhk.: z.B. Verbesserung der Zahnstellung bei → *Anomalien.*

Korrekturabformung

(auch: Korrekturabdruck) → *Doppelabformung.*

Korrosion

1. chemische oder elektrochemische Zerstörung von Metallen (von der Oberfläche her); Beispiel: Rosten;

2. medizinisch: Zerstörung von Gewebeteilen durch Entzündungsvorgänge oder Ätzmittel.

korrosionsfest

Eigenschaft einiger Metalle, insbes. der Edelmetalle, von → *Korrosion nicht* zerstört zu werden.

Kortikalis

(auch: *Kompakta)*; Kurzbez. für: *Substantia corticalis*); harte, äußere "Rinde" des Knochens.

Kortison

(auch: *Cortison*), entzündungshemmendes → *Hormon* der Nebennierenrinde.

Kostenträger

der ärztlichen Versorgung siehe Tabelle → *Krankenkassen und sonstige Kostenträger*. Kostenträger haben erkrankte Personen mit Geld- oder Sachleistungen zu versorgen.

Kot

(auch: Stuhl), Ausscheidungsprodukt des → *Dickdarms;* → *Exkremente.*

Krampfadern

(Varizen), pathologisch erweiterte, meist oberflächlich liegende → *Venen.*

Krampon

(sprich: *krampong*; franz.), Befestigungsstift → *palatinal* an Porzellanzähnen mit knopfförmigem Ende zur Verankerung im Prothesenkunststoff.

kranial

zum Kopf *(Cranium)* hin; im Körper "nach oben gelegen"; Gegensatz: → *kaudal.*

Krankenkassen

siehe Tabelle folgende Seite.

Krankenversicherung

eine Versicherung mit der Aufgabe, die Gesundheit zu erhalten oder wieder herzustellen; man unterscheidet:

1. gesetzliche Krankenversicherungen; → *Krankenkassen* (siehe Tabelle bei → *Sozialversicherung*);

2. private Krankenversicherungen.

Krankheit

Erkrankung (lat.: *morbus*; griech.: *pathos*; engl.: *disease*); "Fehlen" von → *Gesundheit.*

Krankenkassen, gesetzliche und sonstige **Kostenträger** der ärztlichen und zahnärztlichen Versorgung	
Primärkassen	
Allgemeine Ortskrankenkasse	AOK
Betriebskrankenkassen	BKK
Innungskrankenkassen	IKK
See-Krankenkasse	SeeKK
Landwirtschaftliche Krankenkasse	LKK
Bundesknappschaft	BKN
Ersatzkassen (zwei Gruppen)	
Verband der Angestellten-Krankenkassen - VdAK	
Barmer Ersatzkasse	BEK
Deutsche Angestellten-Krankenkasse	DAK
Hamburg-Münchener-Ersatzkasse	HaMü
Handelskrankenkasse Bremen	HKK
Hanseatische Ersatzkasse	HEK
Kaufmännische Krankenkasse Halle	KKH
Techniker-Krankenkasse	TK
Verband der Arbeiter-Ersatzkassen - AEV	
Braunschweiger Kasse	BK
Buchdrucker-Krankenkasse	BuK
Gärtner-Krankenkasse	GKK
Hamburgische Zimmerer-Krankenkasse	HZK
Krankenkasse der Arbeiter "Eintracht"	KKE
"Neptun" Berufskrankenkasse für die Binnenschifffahrt	NK
Schwäbisch-Gmünder-Ersatzkasse (früher: SGEK)	GEK
Sonstige Kostenträger (Auswahl)	
Postbeamtenkrankenkasse	PBeaKK
Krankenversorgung der Bundesbahnbeamten	KVB
Bundeswehr	BW
Bundesgrenzschutz	BGS
Zivildienst	ZD
Berufsgenossenschaften	BG
Sozialhilfe, z.B. Sozialamt, Jugendamt	–
Versorgungsämter	–

Krankheitsursachen

Faktoren (maßgebende Umstände), die krank machen; Arten:

1. *äußere (exogene)* Krankheitsursachen; Beispiele: Umwelteinflüsse wie Ernährung, Gifte, Hitze, Kälte, Parasiten, Strahlen, psychische Faktoren (Stress);

2. *innere (endogene)* Krankheitsursachen; Beispiele: genetische Schäden, jeweilige Disposition (Bereitschaft).

Krebs

(auch: *Kanzer);* → *Karzinom.*

Kreislauf

→ *Blutkreislauf.*

Kreislaufversagen

umgangssprachliche Bezeichnung für → *Schock (Kollaps).*

Kreuzbiss

Man unterscheidet den:

– frontalen Kreuzbiss, bei dem in Schlussbiss-Stellung die unteren Schneidezähne vor den oberen stehen.

– seitlichen Kreuzbiss, bei dem in Schlussbiss-Stellung die bukkalen Höcker der unteren → *Prämolaren* oder → *Molaren* weiter bukkal stehen als die oberen.

Krise

(auch: Krisis), Entscheidung; entscheidende Phase in einem Krankheitsverlauf, oft in Verbindung mit einem Fieberanfall.

Kriterium

Kennzeichen; unterscheidendes Merkmal.

Krone

1. (Kurzbez. für → *Corona dentis*) der in die Mundhöhle hineinragende Teil des Zahnes;

2. prothetische Versorgung eines Zahnes mit einer Krone; man unterscheidet: Vollkronen und Teilkronen:
- Vollkronen umfassen den ganzen Zahn; Arten: → *Verblendkrone*, → *Jacketkrone* (Mantelkrone), → *Vollgusskrone*, → Teleskopkrone und Stiftkrone (Krone mit → *Stiftaufbau*); → *Teilkronen* bedecken nur einen Teil der natürlichen Zahnkronen.

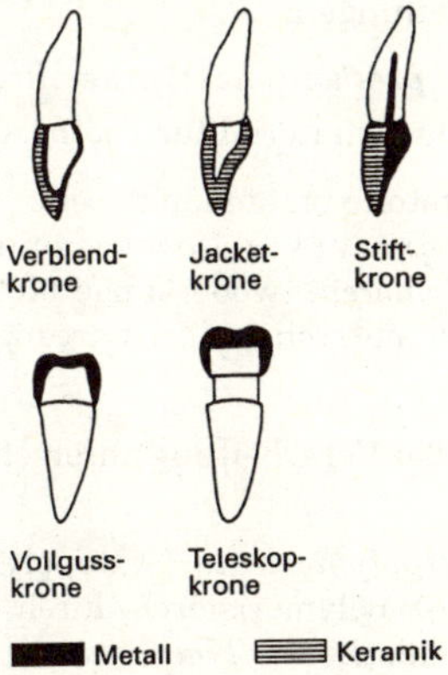

Abb.: Kronen

Kronenpulpa

der Teil des → *Zahnmarks*, der im → *Pulpakavum* (im Bereich der Krone) liegt.

Kultur

in der Biologie: Züchtung von → *Mikroorganismen* oder Gewebezellen auf einem Nährboden.

Kumulation

Anhäufung; Verstärkung, z.B. bei wiederholter Einnahme eines Arzneimittels, während die Wirkung der vorangegangenen Dosis noch nicht abgeklungen ist: Beispiel: Kumulation von → *Barbituraten.*

Kunststoffe

organische chemische Verbindungen, die künstlich hergestellt werden; Verwendung in der Zhk.:

1. als *Füllungsmaterial*, z.B. für Frontzahnfüllungen;

2. als *prothetische* Werkstoffe, z.B. rosa Basismaterial für Prothesen.

Kunststoffe entstehen durch → *Polymerisation* aus → *Monomeren* und → → *Polymeren,* wobei lange Molekül-Ketten entstehen (Aushärtungsvorgang).

Nach der Verarbeitung unterscheidet man:

- *Kaltpolymerisate* (Autopolymerisate): polymerisieren durch einen chemischen *Polymerisator (→ Katalysator)*; Beispiel: *Paladur*;
- *Kochpolymerisate* polymerisieren unter Einwirkung von Hitze; Beispiel: *Paladon*;
- *Lichtpolymerisate:* polymerisieren durch die Energie von sehr hellem Licht (Halogenlicht).

kurativ

heilend; Beispiel: *kurative* Medizin; Gegensatz: *präventive* Medizin; → *Präventiv-Medzin.*

Kürettage

(sprich: *kürettasch)*, Ausschabung; in der Zhk.: eine parodontal-chirurgische Behandlung.

Eine Kürettage besteht aus:

1. Entfernung des → *subgingivalen* Zahnsteins;

2. Auffrischung des → *Wurzelzementes;*

3. Entfernung des → *Granulationsgewebes.*

Kürette

meist doppelendiges Instrument mit leicht sichelförmigem Arbeitsteil zum Durchführen der → *Kürettage.*

Kurzwelle

→ *Hochfrequenztherapie.*

kutan

die Haut *(Cutis)* betreffend; auf der Haut befindlich; Beispiel: → *subkutan.*

Küvette

zerlegbarer Metallbehälter zum Einbetten eines Wachsmodells; Anwendung: z.B. bei der Prothesenherstellung.

KV

1. Abk. für: Krankenversicherung; → *Sozialversicherung*;

2. Abk. für: (geplante) Krone kunststoffverblendet (im → HKP); → *Verblendkrone*.

KVB

Abk. für: Krankenversorgung der Bundesbahnbeamten; ein "Sonstiger Kostenträger"; → *Krankenkassen*.

KVEG

Abk. für: Krankenversicherungs-Ergänzungsgesetz (von 1981).

KVKG

Abk. für: Krankenversicherungs-Kostendämpfungsgesetz.

KVWG

Abk. für: Krankenversicherungs-Weiterentwicklungsgesetz.

Kw

Abk. nach BEMA: *Kurzwellen-*, Mikrowellenbestrahlung (Anwendung hochfrequenter Ströme).

KZBV

Abk. für: Kassenzahnärztliche Bundesvereinigung.

KZV

Abk. für: Kassenzahnärztliche Vereinigung.

L

Abk. nach BEMA: → *Leitungsanästhesie*.

la

Abk. für: → *labial*.

labial

(auch: *labialis*; Abk.: la), in Richtung der Lippe (Labium); Beispiele: *Herpes labialis; disto-labial*.

Labialbogen

Außenbogen entlang der Frontzähne an KfO-Geräten; Beispiel: Bogen zum Zurückbewegen der Frontzähne.

labil

unbeständig; schwankend; leicht störbar (das Gleichgewicht, die Gesundheit); Gegensatz: → *stabil*.

Labium

die → *Lippe* (Mehrzahl: Labiae).

Labyrinth

Innenohr mit Bogengängen und Schnecke; → *Ohr*.

Lachgas

Stickoxidul (N_2O), ein Narkosegas, zur → *Inhalationsnarkose*. Lachgas hat starke Analgesiewirkung (→ *Analgesie*). Es wird bei der Narkose in Kombination mit → *Narkotika* verwendet.

Lackmus

gebräuchlicher → *Indikator* zur Bestimmung *saurer* und *alkalischer* Eigenschaften.
Säure färbt Lackmus *rot; Lauge* färbt Lackmus *blau*.

Lactose

→ *Laktose* (Milchzucker).

lädieren

verletzen; beschädigen.

Lähmung

Verlust oder Einschränkung der Fähigkeit, Muskeln bzw. Gliedmaßen zu bewegen; Beispiel: Fazialislähmung; Ursachen: → *Läsion* oder Erkrankung einzelner Muskeln, Nerven oder des Nervensystems.

Laktase

kohlenhydratspaltendes → *Enzym* des Darmsaftes. Laktase spaltet → *Laktose* (Milchzucker) in → *Glukose* und → *Galaktose.*

Laktose

Milchzucker; ein → *Doppelzucker.*

Lamelle

dünnes Blättchen; dünne Scheibe; Beispiel: Knochenlamelle.

Lamina

Blatt; dünne Platte; Gewebsschicht; Beispiel: die (papierdünne) Knochenlamelle des Siebbeins, die die obere Nasenscheidewand bildet.

Langenbeck-Haken

stumpfer, rechtwinklig abgebogener Wundhaken; benannt nach *B.von Langenbeck*, deutscher Chirurg (1810 bis 1887); Verwendung in der Zhk. vorwiegend als Wangenhalter.

Langerhanssche Inseln

sind die endokrinen Teile der → *Bauchspeicheldrüse.* Die A-Zellen der Langenhansschen Inseln produzieren Glukagon, das den Blutzuckerspiegel erhöht. Die B-Zellen produzieren Insulin, das den Blutzuckerspiegel senkt.

Lappenmesser

Messer mit der Form eines abgeschrägten Meißels (nach Willinger) zur kieferchirurgischen Behandlung.

Lappenoperation

chirurgische Maßnahme bei fortgeschrittener → *Parodontitis marginalis.* Dabei wird unter → *Anästhesie* ein → *Mukoperiostlappen* gebildet (Aufklappung), danach die → *Konkremente* entfernt und die oberste Schicht des freiliegenden Wurzelzements "angefrischt". Das Granulationsgewebe in der Tascheninnenwand wird anschließend abgetragen; evtl. vorhandene Knochentaschen werden behandelt.

Der gebildete Mukoperiostlappen wird meist ohne Kürzung wieder zurückgeklappt und durch Interdentalnähte fixiert. Das Wundgebiet wird postoperativ mit einem → *Zahnfleischverband* abgedeckt.

Lappenplastik

chirurgischer Eingriff zur Deckung eines Schleimhautdefektes; in der Nachbarschaft des Defektes wird dabei ein gestielter Haut- oder Schleimhautlappen gebildet und auf dem zuvor "angefrischten" Defekt durch Naht fixiert.

Laryngoskop

1. Kehlkopfspiegel;
2. Instrument (Spezial-Laryngoskop) zur Einstellung der Stimmritze bei der endotrachealen → *Intubation.*

Larynx

der → *Kehlkopf.*

Laser

(sprich: *lähser*), Abk. für: Light Amplification by Stimulated Emission of Radiation (engl.) Lichtverstärkung durch angeregte Strahlungsemission; Einrichtung zur Erzeugung, Verstärkung und Aussendung elektromagnetischer Strahlung;

Arten:
Festkörper-Laser, Gas-Laser und Halbleiter-Laser; → *Laserstrahl*; → *Laserchirurgie*; → *Laserkoagulation*, → *Laserschutzbrille*.

Laserchirurgie

chirurgische Maßnahmen unter Anwendung eines → *Lasers*, insbesondere zum Blutstillen, zum Schneiden und zum Beseitigen von → *Leukoplakien*.

Laserkoagulation

Koagulation (→ *Blutgerinnung*), d.h. Blutstillung, unter Einsatz eines → *Lasers*.

Laserschutzbrille

von der Unfallverhütungsvorschrift (VGB 93) für den Betrieb eines → *Lasers* vorgeschriebener Augenschutz (Laserstrahlenschutz).

Laserstrahl

(sprich: *lähserstrahl*), gebündeltes Licht mit hoher Energiedichte (→ *Laser*); Anwendung in der Chirurgie, z.B. zur Tumorentfernung; Anwendung in der ZH-Praxis: Kariesbeseitigung. *VORSICHT! Schutzbrille tragen!*

Läsion

Schädigung, Verletzung, Störung eines Organs oder Körperteils; Beispiele: Läsion eines Nervs wie beispielsweise des Fazialisnervs (→ *Facialis*), verursacht Lähmung der mimischen Muskeln im Gesicht.

latent

verborgen; verdeckt; nicht in Erscheinung tretend (bei einem Krankheitsverlauf); Beispiel: latenter → *Diabetes mellitus*.

lateral

seitlich, seitwärts gelegen; Gegensatz: → *medial*.

Latex

hochelastischer Werkstoff zur Herstellung beispielsweise von OP-Handschuhen oder Endotracheal-Tuben.

Latexallergie

Unverträglichkeitsreaktion auf → *Latex*; besonders gefährdet sind Personen, die bereits eine Allergie, z.B. Heuschnupfen, haben; Abhilfe: Latex-Produkte meiden bzw. latexfreie OP-Handschuhe benützen.

Lauge

wässrige Lösung einer → *Base; chemische Verbindung, die* OH^-*-Ionen abspaltet;* → *Dissoziation;* Beispiele: Natronlauge (NaOH), Kalilauge (KOH), Kalkwasser, das ist die wässrige Lösung des → *Calciumhydroxid;* $Ca(OH)_2$.

Ein Maß für die Stärke einer Lauge ist der → *pH-Wert*. Er liegt bei Laugen zwischen 7,1 (schwache Lauge) und 14 (sehr starke Lauge).

Wichtige Eigenschaften von Laugen:

- *färben Lackmus blau; (→ Indikator);*
- ätzen organische Stoffe, z.B. Haut und Gewebe;
- greifen Metalle an;
- leiten den elektrischen Strom.

Leber

(Hepar), größte Drüse, liegt im rechten Oberbauch. Sie produziert die Gallenflüssigkeit (kurz: → *Galle).*

Weitere Aufgaben der Leber (→ *Stoffwechselfunktionen*):

- *speichert Glukose* in Form von Glykogen;
- *entgiftet*, z.B. Alkohol, Medikamente; Ammoniak (Ammoniak ist ein Endprodukt des Eiweißabbaus);
- *produziert* die *Gerinnungsstoffe Prothrombin* und *Fibrinogen;*
- dient als *Blutdepot.*

Lederhaut

(Corium), bindegewebiger Anteil der Haut; sie ist reich an elastischen Fasern, Blutkapillaren, Nerven, Nervenendorganen (→ *Rezeptoren*), Schweißdrüsen und Haarwurzeln.

lege artis

vorschriftsmäßig; nach den Regeln der (ärztlichen) Kunst.

Legierung

Metallgemisch, meist durch Zusammenschmelzen mehrerer Metalle entstanden; Beispiele: Edelmetall-Legierung oder → *Amalgam.*

Leitungsanästhesie

eine Art der Lokalanästhesie (→ *Anästhesie*); die Anästhetika werden in der Umgebung eines Nervenstranges injiziert (→ *Injektion*); → *Lokalanästhetika.*

Lentulo

spiralförmiges Wurzelkanalfüllinstrument.

letal

tödlich; zum Tode führend; → *Letalität.*

Letalität

Sterblichkeit; Sterbewahrscheinlichkeit – im Verhältnis zu den Erkrankten (mit derselben Krankheit); → *Mortalität.*

Leukämie

umgangssprachlich: *Blutkrebs*; eine bösartige Wucherung der Blutstammzellen im → *Knochenmark*; Reifungsstörung der weißen → *Blutkörperchen.*

Je nach der Anzahl der Leukozyten im Blut unterscheidet man verschiedene Leukämieformen.

leuko..., Leuko...

Vorsilbe mit der Bedeutung von: weiß, glänzend; Beispiele: → *Leukoplakie.*

Leukopenie

krankhafte *Verminderung* der weißen Blutkörperchen (weniger als 4000 je mm^3); Gegensatz: → *Leukozytose.*

Leukoplakie

Verhornungsanomalie mit weißen Hautbezirken (häufig an der Wangenschleimhaut auftretend); Vorkommen: vor allem bei Rauchern. Leukoplakie ist eine mögliche Vorstufe einer Krebserkrankung.

Leukozyten

weiße → *Blutkörperchen.*

Leukozytose

Vermehrung der weißen Blutkörperchen als normale (physiologische) Reaktion auf eine → *Infektion*; Beispiel: Leukozytose bei → *akuten Erkrankungen;* Gegensatz: → *Leukopenie.*

li

Abk. für: → *lingual.*

Lichen

Flechte; Ausschlag; Beispiel: → *Lichen ruber planus.*

Lichen ruber planus

Knötchenflechte; netzförmige glänzende Veränderungen der Haut, insbesondere der Wangenschleimhaut.

Lichtpolymerisation

Verfahren, um → *Composite*-Materialien mit Hilfe von Halogen-Licht (sehr helles Licht) auszuhärten; → *Polymerisation.*

Lidreflex

"Blinzeln"; ein Schutzreflex des Auges.

Ligament

→ *Ligamentum.*

Ligamentum

(auch: Ligament), Band; Verbindungselement, meist aus straffen Bindegewebsfasern. Das Ligamentum dient zur Befestigung beweglicher Teile im Körper; Beispiele: Gelenkbänder; → *Sharpeysche Fasern* der Wurzelhaut; → *zirkuläre* Bänder am Zahnfleischrand.

Ligatur

1. Unterbindung; Schlinge zum Unterbinden von Blutgefäßen, z.B. zur Blutstillung;

2. Drahtschlinge zum Befestigen eines Zahnes an einer Schiene, z.B. nach → *Luxation* eines Zahnes;

3. in der KfO.: Draht oder Gummischlinge zum Bewegen von Zähnen.

ligieren

unterbinden; eine → *Ligatur* anlegen.

Liner

(sprich: *lainer*), Lack; Überzug; in der Zhk. z.B. als Kavitätenlack, als Unterfüllung oder zum Schutz des präparierten Zahnstumpfes. Liner enthalten u.a. → *Calciumhydroxid.*

Lingua

(auch: *Glossa*), die → *Zunge.*

lingual

(Abk.: li), zur Zunge *(Lingua)* gehörend; die Zunge betreffend.

Linse

1. *Medizin:* Teil des → *Auges*, in dem die Lichtstrahlen gebündelt werden; mit Hilfe der Linse werden die Bilder scharf eingestellt;

2. *Physik:* lichtdurchlässiger Körper, z.B. aus Glas, Quarz oder Kunststoff, mit kugelförmigen und/oder planen (ebenen) Grenzflächen. Beim Durchgang von Licht durch die Linse wird infolge der Brechung der Lichtstrahlen an der Linsenoberfläche der Öffnungswinkel des Strahlenbündels verändert und eine entsprechende Abbildung erzeugt.

Man unterscheidet
- *Sammellinsen (Konvex*-Linsen - in der Mitte dicker als am Rand) für Weit- (Alters-)Sichtigkeit und
- *Zerstreuungslinsen (Konkav*-Linsen - in der Mitte dünner als am Rand) bei Kurzsichtigkeit.

Lipase

fettspaltendes → *Enzym* des Bauchspeichels.

Lipide

die → *Fette.*

Lipoide

Fette und fettähnliche Stoffe; → *Fette.*

Lipom

gutartige Fettgewebegeschwulst.

Liposarkom

bösartige Fettgewebegeschwulst.

Lippe

(Labium); die Lippen (*Labiae*) dienen zusammen mit den Wangen zum Abdichten des Mundes. Sie werden von einem Ringmuskel gebildet, der außen von Gesichtshaut, innen von Schleimhaut bedeckt ist. Ober- und Unterlippe sind jeweils durch ein → *Lippenbändchen* mit dem Zahnfleisch verbunden.

Lippenbändchen

(Frenulum labii), das an der mittleren Innenseite der Ober- bzw. Unterlippe befindliche und zum → *Zahnfleisch* ziehende Schleimhautbändchen.

Lippen-Kiefer-Gaumenspalte

(umgangssprachlich: *"Wolfsrachen")*, eine angeborene Fehlbildung; → *Gesichtsspalten.*

Lippenspalte

(umgangssprachlich: *"Hasenscharte"*); angeborene Fehlbildung der Oberlippe, häufig kombiniert mit einer Kiefer- und Gaumenspalte; → *Gesichtsspalten.*

liq.

Abk. für: → *liquid.*

liquid

flüssig;

1. zahlungsfähig; im Besitz von Geld; → *Liquidation;*

2. in der Medizin: flüssig (bei Heilmitteln); Abk.: liq.

Liquidation

Rechnung (bei freien Berufen, z.B. Ärzten).

Liquor

Flüssigkeit; der *Liquor cerebrospinalis* ("Nervenwasser") umspült Gehirn und Rückenmark. Er befindet sich zwischen den Hirnhäuten (→ *Gehirn).*

livid

blassbläulich, fahl; Beispiel: Gesichtshaut bei Notfallpatienten.

LKK

Abk. für: Landwirtschaftliche Krankenkasse; eine *Primärkasse*; → *Krankenkassen*.

-logie

Endsilbe mit der Bedeutung von: Lehre von ...; Beispiel: → *Biologie.*

Logopäde

Spezialist für → *Logopädie.*

Logopädie

Lehre von den Sprachstörungen, z.B. Stottern, und deren Heilung.

lokal

örtlich; auf bestimmte Körperstellen bezogen; Beispiel: lokale Fluoridierung der Zähne.

Lokalanästhesie

lokale (örtliche) Schmerzausschaltung; Gegensatz: zentrale → *Anästhesie*: Medikamente zur Lokalanästhesie nennt man → *Lokalanästhetika.*

Lokalanästhetika

Mittel zur örtlichen Schmerzausschaltung; → *Anästhetikum.* Wirkungsweise: Lokalanästhetika blockieren die Erregungsleitung in den Nerven und damit die Schmerzempfindung im → *Gehirn.* Präparate für die Lokalanästhesie sind z.B.: Procain, Novocain, Lidocain, Xylocain.

Lokalanästhetika gibt es mit oder ohne Zusatz von → *Vasokonstringenzien,* z.B. Adrenalin, welche die Wirkungsdauer des Anästhetikums verlängern. Lokalanästhetika mit Vasokonstringenzien dürfen nicht in durchblutungsgestörte Gebiete injiziert werden.

Lokalelement

galvanisches Element (Spannungserzeuger, bestehend aus zwei verschiedenen Metallen und einer leitenden Flüssigkeit = Elektrolyt); unter einem Lokalelement versteht man eine Stelle (im Mund), an der zwei verschiedene (leitfähige) Stoffe Kontakt miteinander haben; Beispiele: bei Legierungen (Gold und Grundmetall), bei Füllungen (Edelmetall und → *Amalgam*).

Durch ein Lokalelement kann eine elektrische Spannung entstehen und zur → *Korrosion* und zur → *Oxidation* von Metallen (mit Verfärbung) im Mund führen.

Lokalisation

Ortsbestimmung; Beschränkung auf eine Stelle (Ort); Beispiel: Lokalisation einer kariösen Stelle.

lokalisiert

örtlich (auf bestimmte Körperstellen) begrenzt; → *Lokalisation.*

Lösung

besteht aus einem Lösungsmittel, z.B. Wasser, und einem, in feinster Verteilung gelösten Stoff, z.B. Kochsalz (NaCl). → *Konzentration* einer Lösung ist das Verhältnis der Menge des gelösten Stoffes zum Lösungsmittel; Beispiel: 0,9-prozentige NaCl-Lösung enthält 0,9 Teile NaCl und 99,1 Teile H_2O. Vergleiche: → *hypotonische Lösung;* → *hypertonische Lösung;* → *isotonische Lösung.*

Lues

andere Bezeichnung für: → *Syphilis.*

Luftröhre

(Trachea), 10 bis 12 cm langer Abschnitt der Atemwege zwischen Kehlkopf und Stammbronchien (→ *Bronchien*). Sie besteht aus etwa 20 hufeisenförmigen, nach hinten durch eine Membran verbundenen Knorpelspangen. Diese Spangen sind durch Bänder und Muskeln miteinander verbunden. Luftröhre und Bronchien sind mit Flimmerepithel ausgekleidet.

Lunge

(Pulmo); sie besteht aus zwei Lungenflügeln. Der rechte Lungenflügel besteht aus drei, der linke aus zwei sogenannten Lungenlappen.

Der kleinste Baustein eines Lungenlappens ist das → *Lungenbläschen.* Jeder Lungenflügel wird über einen → *Stammbronchus* belüftet.

Lungenalveolen

→ *Lungenbläschen.*

Lungenarterien

Blutgefäße, die sauerstoffarmes Blut von der rechten Kammer des Herzens zur Lunge transportieren.

Lungenbläschen

(auch: *Lungenalveolen*), sind traubenförmig an den Endästen der → *Bronchien* angeordnet. Die Bläschen sind von einem Netz feinster Blutgefäße (Kapillaren) umgeben.

Die Wände der Alveolen sind gasdurchlässig. Durch die Alveolen erfolgt der Gasaustausch bei der äußeren → *Atmung.*

Lungenfell

die die Lunge umhüllende Schicht. Das Lungenfell ist Teil des → *Brustfells (Pleura).*

Lungenvenen

Blutgefäße, die sauerstoffreiches Blut von der Lunge zum linken Vorhof des Herzens transportieren.

Luniatschek

Tamponadenstopfer (→ *Tamponade*), benannt nach dem deutschen Zahnarzt *Friedrich Luniatschek.*

Luxation

1. Verrenkung; Ausrenkung; Verschiebung zweier durch ein Gelenk mitein-

ander verbundener Knochen; Beispiel: Luxation des Kiefergelenks;

2. → *traumatische* Lockerung eines Zahnes.

luxieren

verrenken; aus seiner ursprünglichen Lage bringen; in der Zhk.: Bezeichnung für → *vestibulär-orale* Bewegungen bei der → *Extraktion;* → *Luxation.*

lymphatische Organe

sind die → *Lymphknoten,* → *Milz,* Mandeln *(Tonsillen)* und *Thymus.*

lymphatischer Rachenring

→ *lymphatische Organe* zur Infektionsabwehr für Erreger, die über die Mundhöhle oder die Nasenhöhle eingedrungen sind. Zum lymphatischen Rachenring gehören die Gaumenmandeln, die Rachenmandeln und die Zungenmandel.

Lymphe

hellgelbe Gewebsflüssigkeit, die beim Austritt von Blutplasma aus den Kapillaren ins Gewebe entsteht. Sie enthält z.B. → *Lymphozyten.*

Lymphgefäße

Gefäße, die die → Lymphe aus den Gewebespalten aufnehmen. Die Lymphgefäße führen über die in die Lymphbahn eingeschalteten → *Lymphknoten* einer Region zum Hauptlymphgefäß; Beispiel: Lymphgefäße aus dem Gebiet der Kiefer führen über die regionalen Halslymphknoten zum Hauptlymphgefäß.

Die Hauptlymphgefäße münden in die → *Hohlvene*. Das Lymphgefäßsystem bildet also kein in sich geschlossenes System, sondern ist mit dem Blutkreislaufsystem verbunden. Es dient der Entwässerung (Drainage) des Gewebes.

Lymphkapillaren

kleinste → *Lymphgefäße;* sie beginnen im Gewebe.

Lymphknoten

etwa linsen- bis bohnengroße Organe, die in der Lymphbahn der → *Lymphgefäße* liegen. Sie sind Filter für körperfremde Stoffe wie Bakterien und Zellreste. In den Lymphknoten werden die → *Lymphozyten* und → *Antikörper* gebildet.

lymphogen

auf dem Lymphweg entstanden; → *Lymphe*; Beispiel: lymphogene → *Metastasen.*

Lymphozyten

die im Lymphgewebe (vor allem in Milz und Lymphknoten) entstehenden, kleinsten weißen → *Blutkörperchen.* Lymphozyten erfüllen eine spezifische Abwehrfunktion; → *Immunabwehr.*

Man unterscheidet → *T-Lymphozyten,* → *B-Lymphozyten* und → *Plasmazellen.*

Lymphsystem

Organsystem, bestehend aus den → *Lymphgefäßen,* der → *Lymphe* und den → *lymphatischen Organen.*

Gemeinsame Aufgabe:
Regulierung des Flüssigkeitsvolumens im Gewebe und Abwehr körperfremder Stoffe.

Lysosomen

→ *Zellorganellen* zum Abbau von Stoffen in der Zelle.

LZK

Abk. für: Landeszahnärztekammer.

m

Abk. für: → *mesial.*

M.

1. Abk. für: → *Musculus* (Muskel); Beispiel: M. masseter;
2. Abk. für: Metallkeramikverblendung (im → *HKP).*

mA

Kurzzeichen für: Milliampere; eine Einheit der elektrischen Stromstärke; 1 mA = 1/1000 A.

Magen

(Ventriculus; auch: Gaster), schließt am Mageneingang an die → *Speiseröhre* an, am Magenausgang an den → *Zwölffingerdarm.* Im Magen wird der Speisebrei gespeichert, mit Magensaft durchmischt und die Verdauung von → *Eiweiß* eingeleitet.

Magnesium

chemisches Element (chem. Zeichen: Mg); ein Leichtmetall. Magnesium ist ein Blutbestandteil.

MAK

Abk. für: Maximale Arbeitsplatz-Konzentration; Definition der höchstzulässigen Konzentration eines Arbeitsstoffes als Gas, Dampf oder Schwebstoff in der Luft am Arbeitsplatz, die die Gesundheit der Beschäftigten nicht beeinträchtigt; Anwendung: zur Messung des Schadstoffgehalts der Luft;
zulässiger MAK-Wert für Quecksilber: 0,01 mg/m^3.

makro..., Makro...

Vorsilbe mit der Bedeutung von: groß, lang; Beispiele: → *Makrodontie;* → *Makrophagen*; Gegensatz: → *mikro.*

Makrodontie

das Auftreten von übermäßig großen Zähnen; Gegensatz: → *Mikrodontie.*

Makroglossie

krankhafte Vergrößerung der Zunge *(Glossa).*

Makrophagen

große → *Phagozyten* (Fresszellen).

makroskopisch

mit bloßem Auge sichtbar (ohne Vergrößerungsmittel wie Mikroskop); Beispiel: Makroorganismen wie Madenwürmer (Darmparasiten, Länge etwa 5 bis 10 mm); Gegensatz: → *mikroskopisch.*

Malaria

ist eine → *Infektionskrankheit.* Die Erreger der Malaria gehören zu den → *Protozoen.*

Malassez-Epithelreste

(sprich: *malaßeh*; franz.), nach dem französischen Chirurgen *L.C. Malassez* benannte Reste von → *Epithelzellen* in der Wurzelhaut, die zu → *Zysten* führen können. Sie stammen aus der embryonalen Zahnanlage.

Malazie

krankhafte Erweichung von Körpergewebe; Beispiel: → *Osteomalazie.*

maligne

bösartig; gefährlich (insbes. bei → *malignen Tumoren*); Gegensatz: → *benigne.*

maligne Tumoren

bösartige Geschwülste (→ *Malignome);* Beispiele: → *Karzinom,* → *Melanom,* → *Sarkom.*

Maligne Tumoren wachsen → *infiltrierend* und schnell. Sie sind unscharf begrenzt, dringen in die Nachbargewebe, z.B. in die Lymphbahnen und in Blutgefäße ein und bilden → *Metastasen*; Gegensatz: → *benigne* Tumoren.

Malignität

Bösartigkeit; → *maligne.*

Malignom

→ *maligner* Tumor.

Maltase

kohlenhydratspaltendes → *Enzym* des Bauchspeichels. Die Maltase spaltet → *Maltose* in zwei Moleküle → *Glukose.*

Maltose

Malzzucker; ein → *Doppelzucker.*

Mamma

weibliche Brust(drüse).

Mandibula

der → *Unterkiefer.*

mandibulär

zur → *Mandibula* (zum Unterkiefer) gehörig.

Mandrel

Maschineninstrument; Werkzeugträger zur Aufnahme von Scheiben für das Beschleifen von Zähnen.

Mandrin

(sprich: *mandräng*; franz.); das Mandrin ist ein feiner Draht, der in die → *Kanüle* gesteckt wird, um Verstopfungen zu vermeiden.

manifest

offen; erkennbar; Beispiel: manifeste AIDS-Erkrankung.

Manipulation

in der Medizin und Zahnmedizin: bestimmter (geschickter) ärztlicher bzw. zahnärztlicher Handgriff; Beispiel: Einrenken von Gelenken.

manuell

mit der Hand (hergestellt); Gegensatz: maschinell.

Marcumar

blutgerinnungshemmendes Medikament (→ *Antikoagulanzien*); zur Nachbehandlung z.B. nach → *Thrombose* oder Herzinfarkt.

Bei der Behandlung mit Antikoagulanzien muss die Blutgerinnungszeit überwacht werden (→ *INR*, → *Quickwert*).

Marcumar-Patienten haben einen Antikoagulantien-Ausweis.

marginal

am Rande gelegen; zum Rand gehörend; Beispiel: marginales Zahnfleisch (Zahnfleischrand).

markieren

kennzeichnen; mit einem Zeichen versehen; Beispiel: Markieren von Röntgenfilmen.

Markierungspinzette

→ *Pinzett*e zum Kennzeichnen der Tiefen von Zahnfleischtaschen.

Maryland-Brücke

sog. "Klebebrücke"; Brücke, die mit → *Adhäsiv-Technik an* den Pfeilerzähnen befestigt wird.

maskulin

männlich: Gegensatz: → *feminin.*

Masseter

Kurzbezeichnung für: → *Musculus masseter* (großer Kaumuskel).

Mastdarm

(*Intestinum rectum*; auch: Enddarm), Endabschnitt des → *Dickdarms.*

Mastikation

der Kauakt; das Kauen.

mastikatorisch

das Kauen betreffend; durch Kauen bedingt; → *Mastikation.*

Materia alba

wörtlich: "weiße Masse"; weicher, weißlicher Zahnbelag, der durch Wasser entfernt werden kann.

Matrize

1. Teil eines → *Attachments*; vertiefte Form (Hohlform), in die eine → *Patrize* (erhabener Körper) eingeschoben wird; Beispiel: der Negativteil eines Geschiebes;

2. Hilfsmittel zur Formung der Füllung aus biegsamem Metall, z.B. Stahlband; Arten (zu 2):

- *Ganzbandmatrize* (um den ganzen Zahn gelegt); Beispiel: *Tofflemir*-Matrize für eine mod-Füllung (dreiflächig);
- *Halbbandmatrize* (für eine Zahnwand); Beispiel: *Ivory*-Matrize für eine mo-Füllung (zweiflächig);
- *Zahnhalsmatrize.*

MAV

Abk. für: → *Mund-Antrum-Verbindung.*

Maxilla

der → *Oberkiefer*.

Maximaldosis

höchste Einzeldosis (→ *Einzelmaximaldosis*; Abk.: EMD) bzw. Tagesdosis (→ *Tagesmaximaldosis;* Abk.: TMD) eines einzunehmenden Medikaments.

Maximum

Höchstmaß; Gegensatz: → *Minimum;* Beispiel: → *Maximaldosis.*

MB

Abk. für: Metallkeramik-Brückenglied (im → *HKP).*

McCall-Girlanden

(sprich: *mäk-kol-girlanden),* wulstförmige Verdickungen des Zahnfleischrandes. McCall-Girlanden sind Zeichen einer → *lokalisierten* Parodontose.

MdE

Abk. für: Minderung der Erwerbsfähigkeit.

Med

Abk. nach BEMA: *medikamentöse* Einlage.

medial

zur Mitte hin, in der Mitte befindlich; Gegensatz: → *lateral.*

Medikament

Arzneimittel; Heilmittel; → *Pharmaka.*

medikamentös

mit Hilfe von → *Medikamenten* .

Medikation

Verabreichung; Verordnung (von Medikamenten).

mega..., Mega...

Vorsilbe mit der Bedeutung von: groß; hoch; weit; Beispiel: Megawatt; 1 Megawatt = 1 MW = 1 000 000 000 Watt.

Mehrfarb-Zahn

(auch: Multicolor-Zahn) künstlicher Zahn für Zahnersatz, der bezüglich Farbgebung, Transparenz (→ *transparent*) und durch angedeutete Füllungen den natürlichen Gebissverhältnissen des betreffenden Patienten weitgehend nahekommt.

Meiose

(auch: Reduktionsteilung), Verringerung (Halbierung) des normalerweise doppelten Chromosomensatzes (beim Menschen von 46 auf 23 Chromosomen).

Durch die Meiose erhalten die Keimzellen (Ei- und Samenzel-len) einen einfachen Chromosomensatz.

Aus der Verschmelzung von Ei- und Samenzelle entsteht dann die befruchtete Eizelle mit doppeltem Chromosomensatz.

Melanin

dunkler Farbstoff (Pigment), der in der Haut gebildet wird.

Melanom

sehr bösartige Geschwulst der Haut (→ *maligner* Tumor) oder der Schleimhaut durch Entartung der pigmentbildenden Zellen; → *Pigment.*

Meldepflicht

besteht für alle übertragbare Krankheiten im Sinne des → *Bundesseuchengesetzes*; Beispiele: Salmonellose, Hepatitis A, B, C, Toxoplasmose. Die Meldung erfolgt an das Gesundheitsamt.

Membran

1. schwingungsfähiges Blättchen, z.B. aus Metall;
2. dünne Haut, z.B. Zellwand.

Meniskus

halbmondförmige Knorpelscheibe in einigen Gelenken; Beispiel: Meniskus im Kniegelenk.

Menstruation

(auch: *Menses*), Monatsblutung; Regelblutung.

mental

1. geistig; gedanklich;
2. in der Zhk.: auf das Kinn *(Mentum)* bezogen; Beispiel: *Foramen mentale* (Kinnloch).

Mentum

das Kinn.

mesial

(Abk.: m), zur Mitte des Kiefers hin; der Kiefermitte zu gelegen; Gegensatz: → *distal.*

Mesialbiss

(auch: → *Progenie);* → *Bissanomalie;* beim Mesialbiss sind die Unterkiefer-Zähne nach → *mesial* verschoben und beißen vor die Oberkiefer-Zähne; Ursache: Überentwicklung des knöchernen Unterkiefers; → *Angle-Klasse III.*

mesio...

(in Verbindung mit anderen Richtungsbezeichnungen; von: mesial): nach vorn; Beispiel: → *mesio-bukkal.*

mesio-bukkal

(auch: *mesio-buccal*), nach vornewangenwärts liegend.

Mesiodens

überzähliger (oft mangelhaft ausgebildeter) Zahn zwischen den oberen mittleren Schneidezähnen.

Mesopharynx

mittlerer Rachenraum; Raum hinter den Gaumensegeln; → *Rachen.*

Mesothel

Auskleidung der → *serösen* Körperhöhlen; ein einschichtiges Plattenepithel (→ *Epithel*), z.B. Bauchfell *(Periotoneum)*, Brustfell *(Pleura)* und Herzbeutel *(Perikard)*; → *Endothel.*

meta..., Meta...

Vorsilbe mit der Bedeutung von: zwischen; inmitten; nach; hinter; Beispiel: → *Metaphyse.*

Metabolismus

→ *Stoffwechsel.*

Metallbasis

aus einer Chrom-Kobalt-Legierung gegossene → *Prothesenbasis* für eine partielle Prothese.

Metalle

hier: zahnärztliche Werkstoffe; Beispiele: Gold-Platin-Legierungen, goldfreie Legierungen auf Palladium-Basis und Nichtedelmetall-Legierungen (→ *NEM-Legierung;* → *Legierung)*; Verwendung:
- Metalle für Inlays, Kronen und Brücken;
- Metalle für Metallkeramik;
- Metalle für Modellgussprothesen; → *Metallbasis;*
- Metalle für Klammern oder Bügel (z.B. an Prothesen), Drähte (z.B. an KfO-Apparaten).

Metallkeramik

(auch: Metall-Verblend-Keramik; Abk.: MVK); mit keramischer Masse verblendete Krone aus Metall.

Metaphyse

(auch: Epiphysenfuge), Längenwachstumszone eines Röhrenknochens. Die Metaphyse liegt zwischen → *Diaphyse* und → *Epiphyse.*

Metastase

an einer anderen Stelle des Körpers auftretende Tochtergeschwulst eines *bösartigen* → *Tumors.* Metastasen entstehen durch Ausstreuung von Zellen über den Blut- oder Lymphweg.

Metastasierung

Ausbildung von → *Metastasen.*

-meter

Endsilbe mit der Bedeutung von: Messgerät; Beispiel: → *Parodontometer.*

Mg

Kurzzeichen für das chemische Element → *Magnesium.* Es findet sich im Blutplasma und in der Knochensubstanz (Knochengewebe).

MHK

Abk. für: Minimale Hemmkonzentration (von Antibiotika und Chemotherapeutika gegenüber Mikroorganismen).

Middeldorpf-Haken

gefensterter Wundhaken; Verwendung in der Zhk.: zum Abhalten der Lippe bzw. der Wange; benannt nach *A.Th.Middeldorpf,* deutscher Chirurg (1824 bis 1868).

Migräne

heftiger, meist anfallsweise auftretender Kopfschmerz.

MIK

Abk. für: *Maximale Immissions-Konzentration* (Höchstkonzentration von luftverschmutzenden Stoffen, die für Menschen, Tiere und Pflanzen noch als unbedenklich gelten); Beispiel: für Ozon: 120 $\mu g/m^3$ (halbstündlich gemessen).

mikro..., Mikro...

Vorsilbe mit der Bedeutung von: klein, kurz, gering; Beispiel: → *Mikrodontie;* Gegensatz: → *makro.*

Mikroben

frühere umgangssprachliche Bezeichnung für: → *Mikroorganismen.*

mikrobiell

von → *Mikroben* besiedelt; Beispiel: mikrobielle → *Plaque.*

Mikrobiologie

Teilgebiet der → *Biologie*, das sich mit Mikroorganismen befasst, z.B. mit Bakterien.

Mikrodontie

Zahnunterentwicklung; Auftreten von → *abnorm* kleinen Zähnen; Gegensatz: → *Makrodontie.*

Mikrognathie

Unterentwicklung des Oberkiefers.

Mikroorganismen

(auch: *Mikroben*); Kleinstlebewesen, die nur mikroskopisch sichtbar sind; zu den Mikroorganismen gehören → *Bakterien,* → *Pilze,* → *Viren* und → *Protozoen.*

Mikroskop

optisches Gerät zur starken Vergrößerung von Gegenständen, die mit bloßem Auge nicht sichtbar sind; Beispiele: Mikrorganismen, Blutkörperchen, Harnsäure-Kristalle im Urin.

mikroskopisch

nur mit Hilfe des → *Mikroskops* erkennbar; Beispiel: Bakterien (Länge etwa 0,5 bis 5 µm); Gegensatz: → *makroskopisch.*

Mikrowellen

sehr kurze elektromagnetische Wellen mit einer Wellenlänge unter 10 cm. Verwendung in der Zhk.: → *Hochfrequenztherapie.*

Mikrowellen haben eine größere Eindringtiefe als Kurzwellen.

Mikrowellentherapie

Erwärmung von Haut, Muskeln oder Knochen durch → *Mikrowellen*; Anwendung: bei → *chronischen* Entzündungen wie Gelenkerkrankungen.

Milchgebiss

→ *Gebiss.*

Milchzähne

(*Dentes decidui*), die ersten Zähne des Kindes, deren → Dentition im 6. bis 8. Lebensmonat beginnt und im 20. bis 30. Lebensmonat abgeschlossen ist. Milchzähne sind bläulich-weiß und normalerweise kleiner als → *bleibende Zähne.*

Die Wurzeln der Milchmolaren sind stärker gespreizt, weil die Zahnkeime der bleibenden → *Prämolaren* sich bereits dazwischen entwickeln; → *Gebiss.*

Miller-Nadel

glatte oder gezackte Sonde zur Wurzelkanalbehandlung; benannt nach *W. D. Miller*, amerikanischer Zahnarzt (1853 bis 1907); Beispiel: die Miller-Nadel wird mit Watte umwickelt zum Trocknen des Wurzelkanals benutzt.

Millimeter Quecksilbersäule

(mmHg), Einheit des → *Blutdrucks.*

Milz

(Splen), liegt im linken Oberbauch unter dem Zwerchfell. Sie kann Blut speichern, dient der Immunabwehr und baut Erythrozyten ab.

Mimik

Wechsel des Gesichtsausdrucks.

mimisch

auf die Gesichtsmuskulatur bezogen; die → *Mimik* betreffend.

mimische Muskeln

nennt man insbes. die ringförmigen Muskeln um Auge und Mund; sie ermöglichen, seelisches Befinden, z.B. Freude und Schmerz, auszudrücken. Sie werden vom Gesichtsnerv *(Nervus facialis)* versorgt.

Mineralisation

Einlagerung von Mineralsalzen, z.B. von Calciumsalzen, in die Zahnhartgewebe und in das Knochengewebe; "Verkalkung" z.B. des → *Schmelzepithels* während der Zahnentwicklung.

Die Mineralisation beginnt bei den Milchzähnen im 4.Schwangerschaftsmonat, bei den bleibenden Zähnen wenige Wochen vor der Geburt.

Mineralstoffe

z.B. Natrium (Na), Kalium (K), Calcium (Ca), Magnesium (Mg), werden für zahlreiche Lebensvorgänge benötigt (z.B. Na und K für die Reizleitung im Nervensystem und Ca als Baustoff für die Zahnhartsubstanz, Mg als Baustoff für die Knochensubstanz).

Minidam

vorgestanztes kleines Gummituch, das zum Trockenlegen des Arbeitsgebietes über den Zahn gezogen wird.

Minimum

Mindestmaß; Gegensatz: → *Maximum;* Beispiel: Minimum an Mundhygiene.

Miniplast-Schiene

abnehmbare Aufbiss-Schiene aus glasklarem Kunststoff; sie wird im Vakuum-Ziehverfahren hergestellt.

Mischinfektion

gleichzeitige → *Infektion* mit mehreren Erregern; Beispiel: Infektion mit Viren und Bakterien.

Missbildungen

→ *Fehlbildungen.*

Mitochondrien

im → *Zytoplasma* liegende Zellorganellen. Die Mitochondrien sind der Ort der Energiegewinnung. Die Energie wird erzeugt durch → *Oxidation* von Nährstoffen, u.a. von → *Einfachzucker.*

Mitose

indirekte Zellteilung, bei der zwei identische Tochterzellen mit vollständigem Chromosomensatz entstehen (beim Menschen 46). Die Mitose dient der Zellvermehrung; Gegensatz: → *Amitose.*

Mitralklappe

→ *Segelklappen.*

Mittelohr

Teil des → *Ohres* zwischen Trommelfell und Innenohr.

Mixtur

Mischung, insbes. von Arzneimitteln.

MK

Abk. für: Metallkeramikkrone (im → *HKP).*

mmHg

Millimeter Quecksilbersäule; Einheit des → *Blutdrucks.*

MoA

Abk. nach BEMA: Amputation und endgültige Versorgung der devitalisierten Pulpa (nur bei Milchzähnen).

mobil

beweglich; Beispiel: → *Mobilisierung;* Gegensatz: → *immobil.*

Mobilisation

→ *Mobilisierung.*

Mobilisierung

Beweglichmachen; Beispiel: Mobilisierung eines versteiften Gelenkes.

mod

Abk. für: mesiale-okklusale-distale Fläche; dreiflächig.

Modell

Gipsform, die durch Ausgießen des Abdrucks entstanden ist; Verwendung:
1. zur Beurteilung der Situation und Behandlungsplanung;
2. zur Herstellung prothetischer und kieferorthopädischer Arbeiten;
3. zur Dokumentation eines Zustandes.

Modellanalyse

in der Zhk.: Auswertung von (Gips-)modellen hinsichtlich der geplanten Therapie.

Modellgussprothese

(auch: Einstück-Gussprothese, Abk. ESG); in *einem* Arbeitsgang gegossene → *Metallbasis,* die auch die Halte- und Stützelemente umfasst.

Modellgussverfahren

Verfahren zur Herstellung von → *Einstückguss-Prothesen*. Modelliert und gegossen wird auf einem Zweitmodell ("Modellgussverfahren"). Das Zweitmodell wird durch → *Dublierung*, z.B. mit Dubliermaterialien, meist auf Silikonbasis, gewonnen.

Modifikation

Umwandlung; Veränderung; Beispiel: durch Umwelteinflüsse kann sich das Aussehen eines Menschen verändern, z.B. die Hautfarbe. Derartige Modifikationen sind nicht vererbbar.

Molar

(Mehrzahl: *Molaren*), großer (auch: hinterer) Backenzahn (Mahlzahn); →

dens molaris. Molaren haben eine Kaufläche mit vier bis fünf Höckern. Die Vertiefungen zwischen den Hökkern nennt man → *Fissuren*.

Oberkiefer-Molaren haben drei Wurzeln (→ *Trifurkation*), davon liegen zwei → *bukkal* (oder vestibulär) eine → *palatinal* (oder oral).

Unterkiefer-Molaren haben zwei Wurzeln (→ *Bifurkation*). Davon liegt eine distal, eine mesial.

Zu den Molaren gehören auch die → sogenannten → *Weisheitszähne*.

Molekül

kleinster Teil einer chemischen Verbindung.

Mongolismus

früher verwendete (diskriminierende) Bezeichnung für → *Down-Syndrom*.

mono..., Mono...

Vorsilbe mit der Bedeutung von: einzeln; alleine; einzig; Beispiel: → *Monozyten* haben einen einzelnen Zellkern (im Gegensatz zu den *Granulozyten*).

monomer

aus einzelnen → *Molekülen* bestehend (→ *Monomer*); Gegensatz: → *polymer*.

Monomer

Anrührflüssigkeit (Acrylsäure) für Kunststoff-Füllungen bzw. für Prothesenwerkstoffe. Monomer und → *Polymer* (Pulver) verbinden sich durch → *Polymerisation*.

Monosaccharide

→ *Einfachzucker*.

Monozyten

eine Teilgruppe der weißen → *Blutkörperchen*; die Monozyten sind die größten Blutzellen. Man nennt sie daher auch Riesenfresszellen (Makrophagen); → *Phagozyten*.

Morbus

Krankheit; Krankheitsbezeichnung; Beispiel: → *Morbus haemolyticus*.

Morphium

(auch: *Morphin*), → *Betäubungsmittel*.

Morphologie

Lehre von der äußeren Form (Gestalt) und Struktur (innerer Aufbau) der Organismen oder der Organe; Beispiel: Morphologie des Zahnes.

Mortalamputation

Entfernung der (durch Medikamente) abgetöteten Kronenpulpa; → *Amputation*.

Mortalexstirpation

Entfernung der gesamten → *Pulpa* nach vorausgegangener → *Devitalisation*.

Mortalität

Sterblichkeit innerhalb eines bestimmten Zeitraums; Sterblichkeitsrate; Beispiel: Mortalität einer Krebserkrankung (→ *Karzinom*).

Motilität

Bewegungsfähigkeit; Beispiel: → *Motorik.*

Motivation

Veranlassung zu einer Tätigkeit aus innerem Antrieb; Beispiel: Motivation zur optimalen Mundhygiene; → *Remotivation.*

Motorik

Gesamtheit der willkürlichen, aktiven Bewegungsvorgänge; Beispiel: Motorik der Skelettmuskeln.

motorisch

Bewegung betreffend; Bezeichnung für einen Nerv, der die willkürliche Bewegung steuert.

motorischer Nerv

Nerv, der Bewegungsimpulse vom Gehirn an die Skelettmuskulatur übermittelt (efferente Nervenbahn); Gegensatz: → *sensibler Nerv.*

MS

Abk. für: → *Multiple Sklerose.*

Mu

Abk. nach BEMA: Lokale medikamentöse Behandlung von Schleimhauterkrankungen, Aufbringung von auf der *Mundschleimhaut* haftenden Medikamenten oder Behandlung von Prothesendruckstellen.

Mucus

→ *Mukus.*

muko..., Muko...

Vorsilbe mit der Bedeutung von: "Schleim..."; Beispiel; → *Mukoviszidose.*

Mukogingivalgrenze

Grenze zwischen dem anhaftenden Zahnfleisch (→ *Gingiva propria*) und der verschiebbaren → *Mundschleimhaut.*

Mukoperiostlappen

der bei einer Aufklappung (→ *Osteotomie*) durch → *Inzision* gebildete Lappen aus Schleimhaut und → *Periost.*

mukös

schleimig; schleimbildend.

Mukosa

(auch: *Tunica mukosa),* → *Schleimhaut.*

Mukoviszidose

(auch: *Mucoviscidose*), ein Enzymdefekt; genetisch bedingte (erbliche) Krankheit, bei der die Sekrete der Bronchien und des Magen-Darmkanals zähflüssig sind; Häufigkeit des Auftretens der Mukoviszidose bei Neugeborenen: 1:1000.

Mukozele

Schleimzyste; blaue durchsichtige Erhebung, z.B. in der Mundschleimhaut; die Mukozele entsteht durch einen Sekretstau in einer Schleimdrüse (→ *Sekret).*

Mukus

der Schleim.

Multiband-Apparatur

Band-Bogen-Apparat (festsitzendes Behandlungsgerät der KfO).

multipel

mehrfach; vielfach; Beispiel: → *Multiple Sklerose.*

Multiple Sklerose

(Abk.: MS), häufig vorkommende Nervenkrankheit mit zahlreichen Verkalkungsherden im → *zentralen Nervensystem.* MS-Kranke leiden an Störungen der → *Sensibilität* und der → *Motorik.*

multi-tufted

(sprich: *malti-taftid,* engl.), wörtlich: viel bebüschelt; eine Zahnbürste mit enger Borstenanordnung (je cm^2) und weichen Kunststoffborsten; Verwendung: insbesondere zur Parodontose-Prophylaxe.

Mumifikation

die → *Mumifizierung.*

Mumifizierung

Austrocknung abgestorbener Gewebeteile; Beispiel: Mumifizierung der → *Pulpa* an der Luft oder durch feuchtigkeitsentziehende Medikamente.

Mumps

(auch: "Ziegenpeter"), andere Bezeichnung für: → *Parotitis epidemica.*

Mund-Antrum-Verbindung

(Abk.: MAV), Eröffnung (Perforation) der Kieferhöhle durch Entfernung eines Seitenzahnes oder durch → *pathologische* Prozesse des Oberkiefer-Alveolarknochens; Beispiele: Zysten, Abszesse.

Mundatmung

Atmen durch den Mund als Folge behinderter Nasenatmung, z.B. durch Vergrößerung der Rachenmandel, Verkrümmung der Nasenscheidenwand oder durch Gebissanomalien.

Mundatmung kann auch habituell (gewohnheitsmäßig) auftreten; → *Nasenatmung.*

Mundboden

(Diaphragma oris), Trennwand zwischen Mundhöhle und Raum unterhalb des *Musculus mylohyoideus.*

Der Mundboden wird gebildet durch die Mundbodenmuskeln. Auf dem Mundboden liegt die Zunge.

Mundbodenmuskeln

Muskeln, die vom Unterkiefer zum Zungenbein ziehen. Sie öffnen den Mund, wirken indirekt auf das Kiefergelenk ein und bewegen das Zungenbein.

Zu den Mundbodenmuskeln zählt man den → *Musculus digastricus* (zweibäuchiger Unterkiefer-Muskel), den → *Musculus geniohyoideus* (Kinn-Zungenbein-Muskel) und den → *Musculus mylohyoideus* (Unterkiefer-Zungenbein-Muskel).

Mundbodenplastik

Operation (sog. plastische Operation) zur Herstellung eines günstigeren → *Prothesenlagers*.

Mundflora

normale bakterielle Besiedelung der Mund- und Rachenhöhle; → *Flora*.

Mundhöhle

(Cavum oris), Eintrittsstelle des menschlichen Verdauungssystems. Sie wird begrenzt von den → *Lippen*, den → *Wangen*, dem → *Gaumen* und dem → *Mundboden*. Nach hinten schließt sich der → *Rachen* an (Abb.).

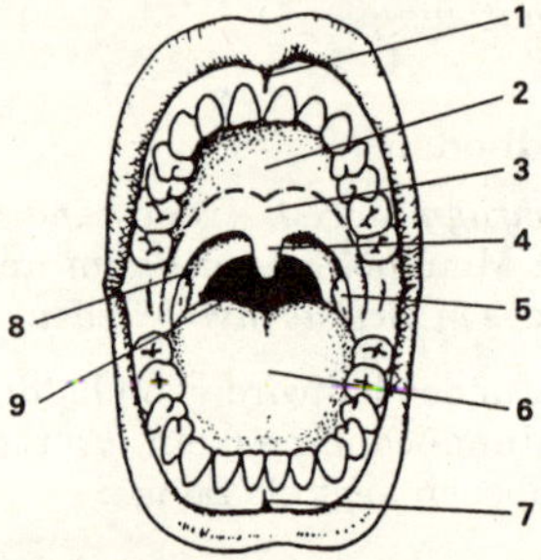

Abb.: Mundhöhle

1 = oberes Lippenbändchen *(Frenulum labii)*
2 = harter Gaumen *(Palatum durum)*
3 = weicher Gaumen *(Palatum molle)*
4 = Zäpfchen *(Uvula)*
5 = Gaumenmandel *(Tonsilla palatina)*
6 = Zunge *(Lingua)*
7 = unteres Lippenbändchen *(Frenulum labii)*
8 = Gaumensegel *(Velum palatinum)*
9 = Rachen *(Pharynx)*

Mundhygiene

Maßnahmen zur Karies- und Parodontal-Prophylaxe; Aufgaben: Beseitigen von Speiseresten und von → *Plaque* sowie zur Massage des Zahnfleischs.
Hilfsmittel für die Mundhygiene: Zahnbürste, Zahnpasta, Zahnseide, Zahnhölzchen, Interdentalbürste, Munddusche. Die ZH muss Patienten über die Systematik des Zähneputzens informieren und ggf. eine → *Zahnputzmethode* einüben.

Mundhygiene-Index

(auch: Oralhygiene-Index), eine Maßnahme zur Beurteilung der Mundhygiene sowie Feststellung und Beurteilung von Plaque-Retentionsstellen (→ *Prädilektionsstellen)*; → *Plaque-Index*.

Mundhygienestatus

Beurteilung der Mundhygiene und des Zahnfleischzustands. Feststellung und Beurteilung von → *Plaque-Retentionsstellen*, Erhebung geeigneter Indizes (→ *Index*).

Mundschleimhaut

(Mukosa), die den Mund auskleidende Schleimhaut. Man unterscheidet die verschiebbare Schleimhaut an Wangen, Lippen und am Mundboden, sowie die anhaftende Schleimhaut (Zahnfleisch; → *Gingiva propria)*.

Mundvorhof

(Vestibulum oris), taschenförmiger Raum, begrenzt von den → *Alveolarfortsätzen* mit den Zahnreihen einerseits und den Lippen und Wangen andererseits. Die Schleimhaut von Wangen und Lippen geht im Bereich der → *Umschlagfalte* in das nicht verschiebbare Zahnfleisch über.

Mundvorhofplatte

KfO-Behandlungsgerät, das lose im Mundvorhof getragen wird, z.B. bei → *Protrusion.*

MuSchG

Abk. für: Mutterschutzgesetz (Gesetz zum Schutze der erwerbstätigen Mutter).

Musculus

(auch: *Musculus*; Abk.: M.), der → *Muskel.*

Musculus buccinator

der Wangenmuskel.

Musculus digastricus

zweibäuchiger UK-Muskel mit Ursprung am Schläfenbein. Der Musculus digastricus zieht über das Zungenbein zur Innenseite des Unterkiefers; → *Mundbodenmuskeln.*

Musculus geniohyoideus

Kinn-Zungenbein-Muskel; er liegt auf dem → *Musculus mylohyoideus* und hat seinen Ursprung an der Innenseite des Unterkiefers; er zieht zum Zungenbein; → *Mundbodenmuskeln.*

Musculus masseter

der große → *Kaumuskel;* er zieht vom Jochbogen zur Außenseite des Unterkiefer-Winkels; Funktion: Kieferschließer; → *Kaumuskel.*

Musculus mylohyoideus

der Unterkiefer-Zungenbein-Muskel; er hat seinen Ursprung an der Innenseite des Unterkiefers und zieht zum Zungenbein; → *Mundbodenmuskeln.*

Musculus pterygoideus lateralis

der äußere → *Flügelmuskel*; → *Kaumuskel.*

Musculus pterygoideus medialis

der innere → *Flügelmuskel*; → *Kaumuskel.*

Musculus temporalis

der → *Schläfenmuskel*; → *Kaumuskel.*

Muskel

(Musculus) Teil eines Körpers, derdurch Zusammenziehung mit anschließender Erschlaffung eine Bewegung erzeugt.

Man unterscheidet nach der Art des → *Muskelgewebes* drei Arten von Muskeln:

- *Skelettmuskeln,* z.B. die Kaumuskeln;
- *Organmuskeln,* z.B. die Gebärmutter und den
- *Herzmuskel.*

Muskelatrophie

Muskelschwund; Beispiel: nach längerer Bettlägerigkeit; → *Atrophie.*

Muskelfortsatz

(Processus muscularis; auch: *Processus coronoideus*), mesialer Teil des → *Unterkieferastes.* Der Muskelfortsatz ist die Ansatzstelle für den Schläfenmuskel.

Muskelgewebe

besteht aus den spindelförmigen Muskelzellen mit → *Myofibrillen,* die zur Kontraktion (Zusammenziehung) fähig sind.

Liegen die Myofibrillen parallel in den Zellen, nennt man dieses Muskelgewebe *"quergestreift"*. Ist keine Querstreifung sichtbar, nennt man das Muskelgewebe *"glatt"*.

Bei der Kontraktion wird der Muskel verkürzt und dabei dicker, wobei Arbeit verrichtet wird.

Arten von Muskelgewebe:

- *quergestreiftes, willkürlich* arbeitendes Muskelgewebe (Skelettmuskeln); dieses ermüdet rasch und wird vom willkürlichen → *Nervensystem* (motorische Nerven) gesteuert; Beispiel: Kaumuskeln;
- *glattes, unwillkürlich* arbeitendes Muskelgewebe (Organmuskeln); dieses ermüdet nicht und wird vom vegetativen Nervensystem gesteuert; Beispiel: Magen;
- *quergestreiftes, unwillkürlich* arbeitendes, autonomes Muskelgewebe, dessen Zellen netzartig verbunden sind (im Herzmuskel).

Mutation

Änderung in den Erbanlagen; Beispiel: Mutation der → *Gene*, z.B. durch Genschädigung.

MVK

Abk. für: Metall-Verblend-Keramik; → *Metallkeramik.*

MVP

Abk. für: Mund-Vorhof-Platte.

myko..., Myko...

(griech: *Mykes* = Pilz), pilzartig; zu den Pilzen gehörend; Beispiel: → *Aktinomykose.*

Mykose

allgemeine Bezeichnung für Pilzkrankheit (→ *myko...*); Beispiel: → *Candidose.*

myo..., Myo...

muskulär; zu Muskeln gehörend; Beispiel: → *Myofibrillen.*

Myofibrillen

Fäserchen in den Zellen des → *Muskelgewebes,* die zur → *Kontraktion* fähig sind, indem die beiden Eiweißmoleküle (Aktin und Myosin) ineinander gleiten.

Die Energie für die Kontraktion stammt aus der → *Oxidation* der Glukose.

Myom

gutartige Geschwulst aus Muskelgewebe (→ *benigner* Tumor); Beispiel: Myom der Gebärmutter.

Myzeten

Pilze; Arten: Fadenpilze, Hefe- und Schimmelpilze, → *Aktinomyzeten;* Myzeten verursachen Pilzkrankheiten (→ *Mykosen*); Beispiel: → *Candida albicans* verursacht → *Candidose.* Myzeten werden durch Kontakt- oder Tröpfchen-Infektion übertragen und mit → *Antimykotika* bekämpft.

N

Abk. nach BEMA: *Nachbehandlung* nach chirurgischem Eingriff oder Tamponieren oder dergleichen.

N.

Abk. für: → *Nervus*; Beispiel: → *N. facialis.*

Na

chemisches Zeichen für: → *Natrium.*

Naevus

der → *Nävus.*

NAP

Abk. für: Nervenaustrittspunkt.

Narkose

(auch: Allgemeinanästhesie, Allgemeinnarkose, Vollnarkose); allgemeine Betäubung des Organismus mit Ausschaltung von Schmerzempfindung und Bewusstsein durch → *reversible* Lähmung des → *zentralen Nervensystems* mit Bewusstseinsverlust, Schmerzfreiheit, Reflexdämpfung und Muskelentspannung.

Narkoseapparat

Beatmungsgerät, über das dem Patienten die Inhalations-Narkotika sowie Sauerstoff zugeführt werden; → *Narkotika.* Zum Narkoseapparat gehört ein CO_2-Absorber, der die Ausatmungsluft von Kohlendioxid (CO_2) befreit; Prinzip: "Atemkalk" absorbiert (bindet) Kohlendioxid.

Narkosestadien

Die vier klassischen Narkosestadien charakterisieren die Tiefe der Narkose. Die Stadien gehen bei der → *Kombinationsnarkose* fließend ineinander über.

1. Stadium der → Analgesie (Rauschstadium);
- Einschlafstadium;
- Reduzierung der Schmerzempfindung;
- der Patient ist noch nicht völlig ohne Bewußtsein;
- die Reflexe sind erhalten;

Im ersten Stadium können kurze operative Eingriffe vorgenommen werden, z.B. die Inzision eines Abszesses.

2. Stadium der Exzitation (Erregungsstadium):
- der Patient ist bewusstlos;
- die Reflexe sind gesteigert, der Patient ist motorisch unruhig;

Im 2. Stadium ist kein operativer Eingriff möglich; es ist lediglich Übergangsstadium.

3. Stadium der Toleranz:
- der Patient ist bewusstlos und ohne Schmerzempfindung;
- die Muskeln sind überwiegend erschlafft;
- die Atmung ist erhalten;
- die Pupillenreflexe sind schwach, die anderen Reflexe erloschen.

In diesem Stadium duldet (toleriert) der Patient jede operative Maßnahme.

4. Stadium der Paralyse (Lähmung): Würde die Narkose über das Toleranzstadium hinaus vertieft, käme es zur Lähmung des Atemzentrums. Die Pupillen reagieren dann nicht mehr auf Lichteinfall. Ohne Gegenmaßnahmen tritt der Tod ein.

Narkotika

(Einzahl: Narkotikum), Medikamente zur Allgemeinanästhesie.

Wirkungsweise:

- *narkotisch:* einschläfernd; führt zur Bewusstlosigkeit;
- *analgetisch:* führt zur völligen Schmerzaufhebung;
- *relaxierend:* entspannt die Skelettmuskulatur.

Man unterscheidet:

- *Inhalations-Narkotika:* werden eingeatmet; Beispiele: *Lachgas* (Stickoxidul N_2O), *Halothan (Fluothan);*
- *Intravenöse Narkotika:* werden injiziert; Beispiele: *Trapanal, Evipan, Epontol.*

nasal

die Nase betreffend; Beispiel: nasale → *Intubation.*

Nase

(lat.: *Nasus*; griech.: *Rhinos)*; Organ, das der → *Nasenatmung* und dem Geruchssinn dient.

Nasenatmung

Atmen durch die Nase, wobei die Atemluft in der Nase erwärmt, gereinigt, befeuchtet und auf Schadstoffe geprüft werden kann.

Nasenatmung ist nur möglich, wenn die Mundhöhle gegen den Rachen abgeschlossen ist; → *Mundatmung.*

Nasenbein

(Os nasale); die beiden Nasenbeine bilden das Dach der Nasenhöhle und schließen seitlich an die → *Stirnbeinfortsätze* des Oberkiefers an.

Nasenblasversuch

Methode zur Feststellung einer Perforation der Kieferhöhle (→ *Mund-Antrum-Verbindung*); Vorgang: Beim Blasen mit zugehaltener Nase entweicht Luft durch die Extraktions- bzw. Operationswunde.

Nasenhöhle

(Cavum nasi), Innenraum der Nase; die Nase ist durch die Nasenscheidewand in zwei Hälften unterteilt.

Die → *Nasenmuschel* bildet die seitliche Begrenzung der Nasenhöhle.

Die Schleimhaut der Nase hat eine Funktion bei der Atmung (→ *Nasenatmung*) und als Geruchsorgan.

Die Nasenhöhle hat Verbindung zu den → *Nasennebenhöhlen.*

Nasenmuschel

(Choncha nasalis), paarig angelegter Teil der knöchernen Nasenhöhlenwand.

Nasennebenhöhlen

mit Schleimhaut ausgekleidete, luftgefüllte Knochenhöhlen, die mit der Nasenhöhle in Verbindung stehen. Zu den Nasennebenhöhlen gehören die paarweise angeordneten → *Kieferhöhlen* und → *Stirnhöhlen*, sowie die → *Keilbeinhöhle* und die → *Siebbeinzellen* (Abb.).

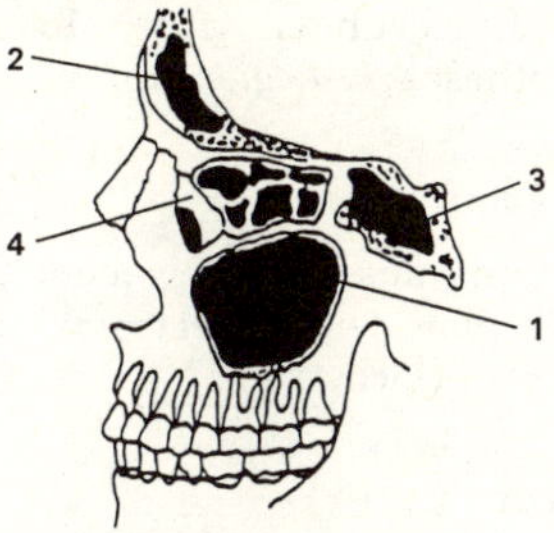

Abb.: Nasennebenhöhlen

1 = Kieferhöhle *(Sinus maxillaris; Antrum)*
2 = Stirnhöhle *(Sinus frontalis)*
3 = Keilbeinhöhle *(Sinus sphenoidalis)*
4 = Siebbeinzellen *(Cellulae ethmoidales)*

nasolabial

Nase und Lippe betreffend; Beispiel: → *Nasolabialfalte;* → *nasal;* → *labial.*

Nasolabialfalte

(auch: Nasen-Lippen-Furche), Hautfurche zwischen dem seitlichen Ansatz des Nasenflügels und dem Mundwinkel.

Nasopharynx

Nasenrachenraum; der hinter der Nase liegende Teil des → *Rachens* (Pharynx).

nasotracheal

durch die Nase in die Luftröhre (Trachea); Beispiel: nasotracheale → *Intubation.*

Nasotrachealtubus

→ *Trachealtubus*; Tubus, der über die Nase eingeführt wird.

Natrium

ein chemisches Element; chem. Zeichen: Na. Natrium ist ein weiches, silberglänzendes Metall. Es kommt im Blut, in den Zellen und im Zwischengewebe als Na^+-Ionen vor, meist gemeinsam mit Cl^--Ionen, ferner in den Knochen.

Natriumfluorid

→ *Fluoride.*

Natriumhypochlorit

chemische Formel: NaClO; Oxidationsmittel zum Auflösen von Geweberesten im Wurzelkanal.

Nävus

(auch: *Naevus*), das Muttermal. Der Nävus kann angeboren sein oder auch erst später auftreten. Es handelt sich dabei um eine begrenzte Fehlbildung der Haut; Beispiel: das sogenannte Feuermal.

Nbl

Abk. nach BEMA: Stillung einer übermäßigen *Blutung; Nachblutung* (im Zusammenhang mit einem chirurgischen Eingriff).

Nebennieren

befinden sich oberhalb der oberen Nierenpole. Sie bilden lebensnotwendige Hormone (→ *Hormondrüsen*) für Kreislauf und Stoffwechsel, z.B. → *Adrenalin,* das den Herzschlag beschleunigt, und Noradrenalin, das die kleinen Arterien (Arteriolen) verengt und dadurch den Blutdruck erhöht.

Man unterscheidet das → *Nebennierenmark* und die → *Nebennierenrinde.*

Nebennierenmark

innerer Teil der → *Nebennieren;* Funktion: Bildungsort für die → *Hormone* → *Adrenalin,* → *Noradrenalin* und *Dopamin.*

Nebennierenrinde

äußerer Teil der → *Nebennieren;* Funktion: Bildungsort für verschiedene Hormone, z.B. Androgene (männliche Sexualhormone) und Kortisol (auch Cortisol oder Cortison).

Nebenschilddrüsen

bilden ein → *Hormon,* das den Calciumspiegel des Blutes steuert.

negativ

verneinend; nicht vorhanden; Beispiel: negativer Befund, d.h. nicht für das Bestehen der betreffenden Krankheit sprechend; Gegensatz: → *positiv.*

Nekrose

Absterben von Zellen; Gewebstod.

nekrotisch

abgestorben; → *Nekrose.*

Nelkenöl

ätherisches (leicht flüchtiges) Öl der Blütenknospen von Gewürznelkenbäumen.

NEM-Legierung

Abk. für: Nicht-Edelmetall-Legierung; Beispiel: Chrom-Kobalt-Molybdän-Legierungen für Modellgussprothesen; → *Legierung.*

Neoplasma

Neubildung aus körpereigenem Gewebe; Tumor, der → *irreversibel* und → *autonom* wächst.

Nephron

kleinste Funktionseinheit der → *Niere.* Jede Niere enthält etwa 1 Million Nephronen. Ein Nephron besteht aus dem Nierenkörperchen (*Glomerulus*) und den Nierenkanälchen (*Tubuli*).

In den Nierenkörperchen werden innerhalb von 24 Stunden etwa 1500 Liter Blut (etwa 1 Liter je Minute) gefiltert und dabei etwa 150 Liter Vorharn (Primärharn) produziert. In den Nierenkanälchen werden Wasser und andere gelöste Stoffe, z.B. Salze, rückresorbiert, d.h. wieder ins Blut aufgenommen. Der Endharn (etwa 1 bis 1,5 Liter innerhalb von 24 Stunden) wird ausgeschieden; → *Harn.*

Nerv

(*Nervus;* Abk.: N.); Nerven sind Bündel von Nervenfasern, die von einer Hülle, der sogenannten *Schwann-Scheide*, umgeben sind; benannt nach Theodor Schwann (1810 bis 1882);

Arten:

- *afferente Nerven:* (afferent = zu einem Organ, hier zum Gehirn hinführend; auch sensible N., auch sensorische N. genannt): leiten Erregungsreize, z.B. Berührung, Temperatur, Licht und Schmerz, zum → *Großhirn;*

- *efferente Nerven:* (efferent = von einem Organ herkommend; auch motorische N. genannt): übermitteln Befehle vom → *Großhirn* an die Skelettmuskeln; Aufgabe: willkürliche Muskelbewegung.

nerval

(auch: neural), die Nerventätigkeit betreffend; Beispiel: nervale Störungen.

Nervengewebe

besteht aus Neurozyten *(→ Nervenzellen)* und der → *Neuroglia* (Nerven-Stützgewebe). Nerven, Rückenmark und Gehirn werden durch das Nervengewebe gebildet.

Nervensystem

(NS); es steuert die Vorgänge im menschlichen Körper und stimmt sie aufeinander ab.

Man unterscheidet zum einen das → *periphere Nervensystem* (PNS), zum andern das → *zentrale Nervensystem* (ZNS).

Das periphere Nervensystem leitet die aus der Umwelt aufgenommenen Reize (Erregungen) an das Gehirn und von dort zu den "ausführenden" Organen, z.B. zur Bewegungsmuskulatur, weiter.

Das zentrale Nervensystem (Zentralnervensystem, ZNS) verarbeitet die aus dem peripheren Nervensystem kommenden Reize.

Es gibt also ein *erregungsleitendes* und ein *reizverarbeitendes Nervensystem.* Manche Lebensvorgänge lassen sich *willentlich* beeinflussen, z.B. die Körperbewegungen, andere dagegen nicht, z.B. Atmung. Man unterscheidet daher (zusätzlich) *in willkürliches Nervensystem* (auch: animales, von lat. *anima* = Seele) und in *unwillkürliches* (auch vegetatives oder autonomes Nervensystem genannt).

Das *willkürliche* Nervensystem unterliegt dem Bewusstsein. Es regelt die Beziehungen zur Umwelt, d.h. zu den Sinnesorganen (zur Reizaufnahme) und zur Skelettmuskulatur (für Bewegungsvorgänge). Es ist zugleich Teil des peripheren wie des zentralen Nervensystems.

Das *unwillkürliche* Nervensystem unterliegt nicht dem Bewusstsein. Es steuert alle *autonomen* Körperfunktionen (z.B. Atmung, Verdauung, Stoffwechsel). Auch das unwillkürliche Nervensystem hat Anteil am peripheren und am zentralen Nervensystem.

Nervenzellen

(Neurozyten; auch: *Ganglienzellen*), Zellen des Nervengewebes mit der Fähigkeit zur Erregungsleitung. Sie besitzen Zellfortsätze, mehrere → *Dendriten* und einen → *Neurit.*

Die einzelne Nervenzelle mit ihren Fortsätzen bildet eine Funktionseinheit, das → *Neuron.*

Nervenzellen sind nicht mehr teilungsfähig. Deshalb ist eine → *Regeneration* nicht möglich.

Nervus

der Nerv; Abk.: N.; Beispiel: → *Nervus facialis.*

Nervus accessorius

Akzessoriusnerv; XI. Hirnnerv: → *peripheres Nervensystem.*

Nervus alveolaris

Zahnbettnerv; gehört zum → *Nervus trigeminus* (2. und 3. Ast).

Nervus facialis

(Gesichtsnerv), VII. Hirnnerv; Nerv mit motorischen Fasern für die mimische Muskulatur und mit sensorischen Fasern für die Tränen-, Nasen- und Speicheldrüsen sowie für die Zunge.

Nervus infraorbitalis

Unteraugennerv; gehört zum → *Nervus trigeminus* (2. Ast).

Nervus lingualis

Zungennerv; gehört zum → *Nervus trigeminus* (3. Ast).

Nervus mandibularis

Unterkiefernerv; 3. Ast des → *Nervus trigeminus.*

Nervus maxillaris

Oberkiefernerv; 2. Ast des → *Nervus trigeminus.*

Nervus ophthalmicus

Augennerv; 1. Ast des → *Nervus trigeminus.*

Nervus palatinus

Gaumennerv; gehört zum → *Nervus maxillaris.*

Nervus trigeminus

(auch: Trigeminusnerv), V. Hirnnerv (dreigeteilter Nerv, auch: Drillingsnerv); sensible Fasern aller drei Äste des *Nervus trigeminus* leiten Reize, z.B. Schmerz, zum Gehirn: → *peripheres Nervensystem.* Der 3. Ast führt motorische Fasern, wodurch die Kaumuskeln innerviert (angeregt) werden. Man unterscheidet:

1. *Ast:* Augennerv *(Nervus ophthalmicus);*
2. *Ast:* Oberkiefernerv *(Nervus maxillaris);*
3. *Ast:* Unterkiefernerv *(Nervus mandibularis).*

Von den drei Ästen des *Nervus trigeminus* werden versorgt:
1.Ast: Haut und Schleimhaut von Stirn, Augen und Nase;
2.Ast: Haut und Schleimhaut im Bereich des Oberkiefers sowie Zähne und Zahnbett des Oberkiefers;
3.Ast: Haut und Schleimhaut im Bereich des Unterkiefers, des Ohres und der Schläfe, die beiden vorderen Drittel der Zunge, Zähne und Zahnbett des Unterkiefers, sowie Kiefergelenk und Kaumuskeln (Abb.).

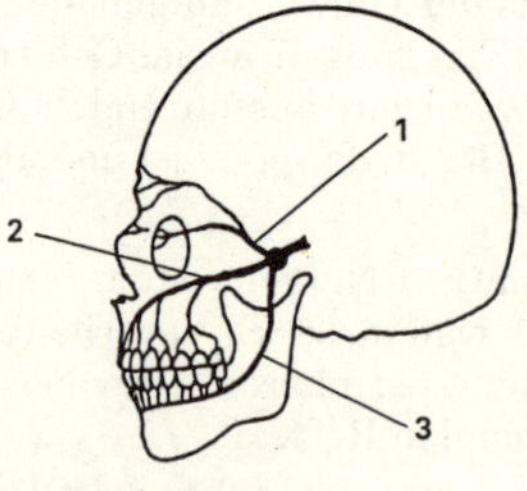

Abb.: Nervus trigeminus

1 = 1. Ast: Augennerv *(N. ophthalmicus)*
2 = 2. Ast: Oberkiefernerv *(N. maxillaris)*
3 = 3. Ast: Unterkiefernerv *(N. mandibularis)*

Nervus vagus

Vagus; Vagusnerv; X. Hirnnerv; der Vagus hat → *sensible,* → *motorische und* → *vegetative* Nervenanteile.

neural

(auch: *nerval), die Nerven betreffend;* Beispiel: → *Neuralgie.*

Neuralgie

Nervenschmerz(en); schmerzhafte Nervenerkrankung; eine Neuralgie ist auf das Ausbreitungsgebiet eines Nervs beschränkt; → *Trigeminusneuralgie.*

Neuraltherapie

(auch: Segmenttherapie), Behandlungsmethode, bei der mit Hilfe eines *submukös* oder *subkutan* injizierten → *Lokalanästhetikums,* z. B. Xyloneural, Schmerzen beseitigt werden.

Neurit

(auch: *Axon*), Nervenfortsatz (zum Weiterleiten der Erregung); Nervenfaser. Mehrere Nervenfasern bilden einen → *Nerv.*

Neuritis

Nervenentzündung; → *Neurit.*

neuro..., Neuro...

Vorsilbe mit der Bedeutung: die Nerven betreffend; Beispiel: → *Neurologie.*

neurogen

vom Nerv ausgehend.

Neuroglia

bindegewebiges Stützgewebe des Nervensystems. Die Neuroglia umgibt die Nervenzellen sowie deren Fortsätze und dient dem Schutz und der Ernährung (→ *Stoffwechsel*) der Nervenzelle.

Neuroleptikum

Arzneimittel mit erregungsdämpfender Wirkung. Neuroleptika gehören zur Gruppe der → *Psychopharmaka.*

Neurologe

Nervenarzt.

Neurologie

Lehre vom Nervensystem und den Nervenkrankheiten.

Neuron

Nerveneinheit; das Neuron besteht aus Nervenzelle und Nervenfortsatz.

Neurose

psychische Fehlhaltung; krankhafte Verhaltensstörung; Beispiel: Angstneurose.

Neurozyten

die → *Nervenzellen.*

neutral

1. unbeteiligt; unparteiisch;
2. in der Chemie: weder sauer noch basisch reagierend (pH–Wert 7); → *pH-Wert.*

Neutralbiss

(auch: Regelbiss; auch: → *eugnather* Biss), normale Bissverhältnisse (→ *Eugnathie*). Richtlinien für den Neutralbiss: der → mesio-bukkale Höcker des oberen 6ers beißt in die → *mesiale Querfissur* des unteren 6ers.

Neutralisation

(auch: Neutralisierung) chemischer Vorgang, bei dem Säure und Lauge miteinander reagieren, wobei Salz und Wasser entstehen. Neutralisation ist ein → *exothermer Vorgang.*

Beispiel:

$HCl + NaOH \rightarrow NaCl + H_2O$ (+ Energie)

(Salzsäure + Natronlauge = Kochsalz + Wasser)

Niere

(lat.: *ren*; griech.: *nephros*), paariges, beidseitig der Wirbelsäule in Lendenhöhe (auf der Höhe des 11. Brustwirbels und bis zum 3. Lendenwirbel) befindliches und von einer Kapsel umgebenes Organ; Aufgaben: Ausscheidung von Stoffwechsel-Endprodukten und Regulierung des Wasser- und Salzhaushaltes des Körpers.

Man unterscheidet das → *Nierenmark,* die → *Nierenrinde* und das → *Nierenbecken.* Die kleinste Funktionseinheit der Niere ist das → *Nephron.*

Nierenbecken

liegt an der Innenseite der → *Niere.* Im Nierenbecken entspringt der → *Harnleiter.*

Niereninsuffizienz

ungenügende Funktion *(Insuffizienz)* der Niere, bei der Substanzen, die über den Harn ausgeschieden werden müssen, z.B. → *Harnstoff* und → *Harnsäure,* nicht oder nur eingeschränkt ausgeschieden werden.

Bei fortgeschrittener Erkrankung kann die Niere auch den Elektrolyt- und Wasserhaushalt des Körpers nicht mehr kontrollieren. Im Endstadium der Erkrankung kann der Patient nur mit → *Dialyse* überleben, sonst stirbt er im Koma (urämisches Koma = "Harnvergiftung").

Bei Niereninsuffizienz sind (nach BEMA) Amalgamfüllungen → *kontraindiziert.*

Nierenmark

innere Schicht der → *Niere.*

Nierenrinde

äußere Schicht der → *Niere.* Sie enthält die → *Nephronen.*

Niveau

(sprich: *niwoh;* franz.); waagrechte Ebene; Horizontale; → *nivellieren.*

nivellieren

ausgleichen; auf gleiche Höhe bringen; Beispiel: Nivellieren von Zahnhöckern (durch Beschleifen).

NK

Abk. für: "Neptun"; Berufskrankenkasse für die Binnenschifffahrt; eine AEV-Ersatzkasse; → *AEV*; → *Krankenkassen.*

NNM

Abk. für: Nebennierenmark.

NNR

Abk. für: Nebennierenrinde.

nocturnus

nächtlich; nachts; Beispiel: Schmerzen, die vorwiegend in der Nacht auftreten.

Nodulus

Knötchen; Verkleinerungsform für → *Nodus.*

Nodus

der Knoten; Beispiel: → *Nodus lymphaticus.*

Nodus lymphaticus

→ *Lymphknoten.*

Non-Gamma-2-Amalgam

Amalgam ohne Gamma-2-Phase (γ-2-Phase); neben dem herkömmlichen Silberamalgam eine weitere Form des in der zahnärztlichen Praxis verwendeten → *Amalgams.*

Beim Silberamalgam verbinden sich die Metalle nach folgender Formel:

$8\,Ag_3Sn + 33Hg \rightarrow 8\,Ag_3Hg_4 + Sn_8Hg.$

Ag_3Sn nennt man die Gamma-1-Phase (γ-1-Phase), Sn_8Hg die Gamma-2-Phase (γ-2-Phase).

Non-γ–2-Amalgam ist u.a. farbstabiler und druckfester als herkömmliches Silberamalgam.

Sn_8Hg (die γ-2-Phase) ist instabil und führt zu einer dunklen Verfärbung der Amalgamfüllung. Gibt man Kupfer zu, entfällt die γ-2-Phase:

$3Ag_3Sn + 2\,Cu_3Sn + 12\,Hg$

$\rightarrow 3Ag_3Hg_4 + Cu_6Sn_5.$

Nonocclusion

Bisslage,bei der einzelne Zähne oder Zahngruppen *nicht* zusammenbeissen; Gegensatz: → *Occlusion.*

Noradrenalin

Hormon des Nebennierenmarks; Wirkung: gefäßzusammenziehend *(vasokonstringierend)*, den Blutdruck steigernd und die Pulsfrequenz senkend; → *Vasokonstringens;* → *Adrenalin.*

Norm

in der Technik: Anweisungen, die vom → *DIN* und → *VDE* herausgegeben werden, jedoch weder (staatliche) Gesetze oder Verordnungen noch Unfallverhütungsvorschriften sind; Beispiel: DIN-Normen.

Notarzt

ein Arzt, der besondere Kenntnisse und Fertigkeiten in der *Notfallmedizin* besitzt und im Rettungsdienst tätig wird.

Notdienst, ärztlicher

Bereitschaftsdienst niedergelassener Ärzte/Zahnärzte zur Behandlung dringender Fälle außerhalb der üblichen Sprechstundenzeiten.

Notfall, medizinischer

- lebensbedrohlicher akuter Zustand (als Folge eines Unfalls, einer akuten Erkrankung oder Vergiftung) mit Störung von Atmung, Herz-Kreislauf-Funktion, Bewusstsein sowie Wasser- und Elektrolythaushalt;
- Gefahr → irreversibler Organschädigung.

Hilfe im Notfall (Rettungsmaßnahmen) ist nach § 323 StGB für jeden gesetzliche Pflicht.

Erste-Hilfe-Maßnahmen:
1. Rettung aus der Zone akuter Gefahr,
2. Lagerung; → *Stabile Seitenlagerung*,
3. Notruf; ggf. → *Reanimation*.

Notfallmaßnahmen

Beispiele:
- Stabile Seitenlagerung,
- Freimachen und Freihalten der Atemwege,
- Blutstillung,
- Venenpunktion (Legen eines → *venösen* Zugangs und Anlegen einer - *Infusion*),
- bei Ausfall der → *Vitalfunktionen* muss → *Reanimation* durchgeführt werden.

Notfallmedizin

Teilgebiet der Medizin, das sich mit der Erstversorgung von Notfallpatienten (→ *Notfallmaßnahmen*) befasst.

Notfallpatient

ein Verletzter oder Erkrankter, der sich in einem lebensbedrohlichen Zustand befindet oder bei dem schwere gesundheitliche Schäden zu erwarten sind, wenn er nicht unverzüglich medizinische Hilfe erhält; Beispiel: Infarktpatient.

Notrufnummer

spezielle Telefonnummer, um eine Verbindung zu einer ständig besetzten Einrichtung, z.B. Polizei oder Feuerwehr-Leitstelle für die Hilfe bei → *Notfällen* herstellen zu können.

Notrufnummer für die Polizei: 110;
Notrufnummer für die Feuerwehr: 112.

Noxe

krankheitserregende Ursache; Stoff, der eine Schädigung hervorruft; Beispiel: Medikamentenwirkstoffe wie *Thalidomid* als Noxen, die zu einer → *Embryopathie* führen *(Contergan)*.

NS

Abk. für: → *Nervensystem*.

Nucleus

→ *Nukleus*.

Nuklearmedizin

medizinisches Fachgebiet, das radioaktive → *Isotope* zu diagnostischen Zwecken, beispielsweise zur Untersuchung der Schilddrüse oder zu strahlentherapeutischen Zwecken, z.B. zur Strahlentherapie bei Tumoren, einsetzt.

Nukleinsäure

chemischer Baustein der → *DNS und der* → *RNS*.

Nukleus

der Zell*kern.*

o

Abk. für: → *okklusal.*

O

1. chemisches Zeichen für: Sauerstoff *(Oxygenium);*
2. Abk. nach BEMA: *Oberflächenanästhesie* bzw. → *Vereisung;*
3. Abk. für: Verbindungsvorrichtung (im → *HKP).*

OAE

Abk. für: Ohren-Augen-Ebene.

o.B.

Abk. für: ohne (krankhaften) Befund.

Oberflächenanästhesie

ist eine Art der Lokalanästhesie (→ *Anästhesie*). Die → *Lokalanästhetika* (auch: Oberflächenanästhetika) werden in Form von Spray (z.B. Gingicain), Gel oder Tropfen angewendet.

Bei der Oberflächenanästhesie werden sensible Nervenfasern in Haut bzw. Schleimhaut durch Medikamentenwirkung blockiert.

Oberhaut

(Epidermis), gefäßlose, äußere Hautschicht; sie besteht aus verschiedenen Schichten (mehrschichtiges Plattenepithel), z.B. die Basalschicht (Grundschicht) am Übergang der Oberhaut zur → *Lederhaut.*

Die Oberhaut bildet Farbstoffe (Melanin) sowie die Hornschicht an der Oberfläche der Haut (Schuppenbildung).

Oberkiefer

(Abk.: OK; *Maxilla)*, paarig angelegter, in der Mitte des Gesichtsschädels liegender Knochen. Der Oberkieferkörper ist innen hohl (→ *Kieferhöhle).* An ihn schließen sich die vier Fortsätze an (→ *Stirnbeinfortsatz;* → *Jochbeinfortsatz;* → *Gaumenfortsatz;* → *Alveolarfortsatz).*

Oberkieferhöcker

(Tuber maxillae), hinterer Abschluss des Alveolarfortsatzes des Oberkiefers.

objektiv

sachlich; vorurteilsfrei; Gegensatz: → *subjektiv.*

obligatorisch

(auch: *obligat)*, verbindlich; vorgeschrieben; unerlässlich; Beispiel: das Tragen von Handschuhen und Gesichtsmaske ist bei der chirurgischen Behandlung obligatorisch.

Obliteration

Verschluss; Zuwachsen; Beispiel: Obliteration der Wurzelkanäle durch dentinartige Hartsubstanzen; die → *Pulpa* bildet sich dabei zurück; Vorkommen: insbesondere bei älteren Menschen.

obliterieren

verschließen; → *Obliteration.*

Obturation

Verschluss, Verstopfung eines Hohlorgans; Beispiel; Obturations-Ileus (Darmverschluss infolge eines verschluckten Fremdkörpers): → *Obliteration.*

Obturator

Verschlussplatte für Defekte; Beispiele: provisorischer Verschluss von Spalten im Gaumen; auch als "Offenhalter" nach Operation einer großen → *Zyste.*

occlusal

→ *okklusal.*

Occlusion

→ *Okklusion.*

Ödem

Anschwellung infolge Ansammlung von Flüssigkeit im Unterhautgewebe.

Odontalgie

Zahnschmerz.

Odontoblasten

(Einzahl: der Odontoblast), die zahnbeinbildenden (dentinbildenden) Zellen. Sie liegen an der Wand der Pulpahöhle. Ihre Fortsätze, die → *Odontoblastenfortsätze,* reichen bis ins → *Dentin.*

Odontoblastenfortsätze

(auch: *Tomes'sche Fasern*), durch die Dentinkanälchen verlaufende Zellfortsätze der → *Odontoblasten.*

odontogen

(auch: *dentogen*), von den Zähnen ausgehend; Beispiel: odontogene → *Infektion.*

Odontologie

Lehre von den Zähnen; → *Zahnheilkunde.*

Odontom

gutartige Zahngeschwulst; Fehlentwicklung einer ursprünglichen Zahnanlage.

offener Biss

→ *Bissanomalie,* bei der Front- oder Seitenzähne in vertikaler (senkrechter) Richtung auseinanderklaffen.

OHI

Abk. für: Oralhygiene-Index; andere Bezeichnung für: → *Mundhygiene-Index.*

Ohn

Abk. nach BEMA: Hilfeleistung bei → *Ohnmacht* oder → *Kollaps.*

Ohnmacht

kurz andauernde Bewusstlosigkeit.

Ohr

Gehörorgan zur Aufnahme von akustischen Reizen in Form von Tönen und Geräuschen, zugleich Gleichgewichtsorgan, d.h. Organ für die Orientierung im Raum; Aufbau:

- *äußeres Ohr:* Ohrmuschel und Gehörgang, der am Trommelfell endet;

– *Mittelohr:* mit den drei Gehörknöchelchen (Hammer, Amboss und Steigbügel) zur Schallübertragung;

– *Innenohr* (auch: Labyrinth) mit Sinneszellen; vom Innenohr aus werden die Erregungen über den Hör- und Gleichgewichtsnerv zum Gehirn geleitet.

Ohrspeicheldrüse

(Glandula parotis), vor dem Ohr liegende, paarig angelegte größte Mundspeicheldrüse. Der Ausführungsgang der Ohrspeicheldrüse mündet im Mundvorhof bei den vorderen Oberkiefermolaren.

OK

Abk. für: Oberkiefer.

Okkludator

einfache Form des → *Artikulators;* der Okkludator kann im Gegensatz zum Artikulator nur eine Bewegung des Kiefergelenks nachahmen, nämlich das Öffnen und Schließen.

okklusal

(auch: *occlusal*; Abk.: o), die Kaufläche betreffend; kauflächenwärts; auf der Kaufläche.

Okklusion

Verschluss der Zahnreihen; Schlussbiss-Stellung; Zusammenbiss der Zähne; Kontakt der Zähne zwischen Ober- und Unterkiefer.

Okklusionsebene

Kauebene; gedachte → *Ebene* am bezahnten Kiefer; die Okklusionsebene ist festgelegt durch die Schneidekanten der unteren Schneidezähne und durch die → *disto-bukkalen* Hökker der unteren 7er.

Okklusionstrauma

Störung der → *Okklusion* durch falsche Bissbelastung.

Ökologie

Wissenschaft von den Beziehungen der Lebewesen zu ihrer Umwelt; sie ist ein Teilgebiet der → *Biologie*. Ein Kerngebiet der Ökologie ist der → *Umweltschutz*.

ökologisch

die → *Ökologie*, insbesondere den → *Umweltschutz* betreffend.

-om

Endsilbe mit der Bedeutung von: Tumor; Beispiele: → *Sarkom;* → *Karzinom.*

onkogen

eine bösartige Geschwulst (→ *maligner Tumor*) erzeugend; Beispiel: onkogene → *Viren.*

Onkologie

Teilgebiet der Medizin, das sich mit der Entstehung und Behandlung von → *Tumoren*, z. B. Karzinomen, und tumorbedingten Krankheiten, z.B. Leukämie, beschäftigt.

Onlay

Einlagefüllung; Gussfüllung mit Ersatz der Zahnhöcker bzw. unter Einbeziehung der Kauflächen.

OP

1. Abk. für: Operation und Operationsraum;
2. Originalpackung (Angabe auf Rezepten).

opak

1. dunkel; lichtundurchlässig; Beispiel: Dentin ist – im Gegensatz zum Zahnschmelz – opak;
2. in der Zhk.: z.B. opakes (dunkles) Aussehen einer → *approximalen* Karies.

operabel

operierbar; es besteht Aussicht auf Heilung durch eine → *Operation;* Gegensatz; → *inoperabel.*

Operation

chirurgischer Eingriff.

operativ

mit einer → *Operation* zu behandeln; Gegensatz: → *konservativ.*

OPG

Abk. für: → *Orthopantomogramm.*

Ophthalmikus

Kurzform für: *Nervus ophthalmicus* (1.Ast des → *Nervus trigeminus).*

Ophthalmologe

der Augenarzt.

Optik

Wissenschaft vom Licht und seinen Anwendungen.

oral

1. durch den Mund (Medikamente einnehmen); auch: *per os;*
2. den Mund betreffend; zum Mund gehörend; zur Mundhöhle, die Mundhöhle betreffend; Beispiel: Die → *palatinalen* und → *lingualen* Flächen der Zähne können auch als orale Flächen bezeichnet werden.

Oralchirurgie

→ *Chirurgie* des Mundes.

Oralhygiene-Index

(Abk.: OHI; auch: Mundhygiene-Index), → *Plaque-Index.*

Orbita

die Augenhöhle.

Organ

aus verschiedenen Zellen und Geweben zusammengesetzte Teile des Körpers, die eine *bestimmte Funktion* (Aufgabe) haben, z.B. der Magen.

Organellen

→ *Zellorganellen*

organisch

aus der belebten Natur stammend, Kohlenstoff enthaltend; Gegensatz: *anorganisch.* Beispiele:
1. Fett, Eiweiß und Kohlenhydrate sind organische → *Nährstoffe;*
2. Kunststoffe, Wachs und Guttapercha sind organische Werkstoffe.

Organismus

Gesamtheit aller Organe; selbständiges Lebewesen; Beispiel: menschlicher Organismus.

Organmuskeln

Muskeln, die vom → *vegetativen Nervensystem* gesteuert werden und der Bewegung innerer Organe dienen; Beispiele: Muskulatur des Magens, der Därme und der Gebärmutter.

Organsystem

verschiedene Organe, die eine *gemeinsame Funktion* (Aufgabe) haben, z.B. das Verdauungssystem.

orotracheal

durch den Mund in die Luftröhre (*Trachea*); Beispiel: orotracheale → *Intubation.*

Orotrachealtubus

→ *Trachealtubus*; Tubus, der über den Mund eingeführt wird.

ortho..., Ortho...

Vorsilbe mit der Bedeutung von: gerade, aufrecht, richtig; Beispiele: → *Orthodontie;* → *orthograd.*

Orthodontie

ältere Bezeichnung für → *Kieferorthopädie.*

orthograd

in "richtiger" Richtung; in der Zhk.: Beschreibung für die Art einer Wurzelfüllung von oral (von der Zahnkrone her); Gegensatz: → *retrograd.*

Orthopädie

Lehre von der Behandlung der angeborenen bzw. erworbenen Fehler im System des Bewegungsapparates; Beispiel: orthopädische Behandlung (Behandlung des Skeletts, der Gelenke und Muskeln).

Orthopantomogramm

(Abk.: OPG), Panorama-Übersichtsaufnahme (Röntgen-Schichtaufnahme) beider Kiefer einschließlich der aufsteigenden Kieferäste und der Kiefergelenke; → *Orthopantomographie).*

Orthopantomographie

Panorama-Röntgentechnik (ein spezielles Röntgen-Schichtaufnahmeverfahren); bei diesem Verfahren befinden sich Röntgenröhre und Film → *extraoral* und umkreisen den Kopf des Patienten; → *Orthopantomogramm.*

orthoradial

Einstellung des → *Zentralstrahls* beim Röntgen senkrecht zur Filmebene; Gegensatz: → *exzentrisch.*

Os

1. der Mund (Genitiv: *oris*); Beispiel: *Cavum oris;*
2. der → *Knochen* (Genitiv: *ossis);* Beispiel: *Os frontale.*

-ose

Endsilbe mit der Bedeutung von: nicht entzündlich; Beispiel: → *Parodontose.*

Os ethmoidale

das → *Siebbein.*

Os frontale

das → *Stirnbein.*

Os hyoideum

das → *Zungenbein.*

Os incisivum

der → *Zwischenkiefer.*

Os lacrimale

das → *Tränenbein.*

Os maxillare

der → *Oberkiefer.*

Osmose

→ *Diffusion* von Flüssigkeiten durch eine feinporige Wand (→ *semipermeable* Membran). Die semipermeable Membran ist nur für das Lösungsmittel, z.B. Wasser, nicht aber für große Moleküle des gelösten Stoffes, z.B. Glukose, durchlässig. Das in den Raum mit der höheren Konzentration eingeströmte Lösungsmittel führt zu einem Verdünnungseffekt und durch Zunahme des Volumens zu erhöhtem Druck auf die Membran *(osmotischer* Druck).

Osmose findet so lange statt, bis der Konzentrationsausgleich vorhanden ist, d.h. bis beide Lösungen → *isoton* zueinander sind.

Os nasale

das → *Nasenbein.*

Os occipitale

das → *Hinterhaupt(s)bein.*

Ösophagus

die → *Speiseröhre.*

Os palatinum

das → *Gaumenbein.*

Os parietale

das → *Scheitelbein.*

ossal

aus Knochen bestehend; knöchern.

Ossifikation

Knochenbildung; Verknöcherung.

Os sphenoidale

das → *Keilbein.*

ost..., Ost...

(auch: *osteo...)*, Vorsilbe mit der Bedeutung: Knochen; Beispiel: → *Ostitis.*

Ost

Abk. nach BEMA: Entfernen eines Zahnes bzw. eines Sequesters (→ *Sequestrotomie*) durch → *Osteotomie* einschließlich Wundversorgung.

Os temporale

das → *Schläfenbein.*

osteo..., Osteo...

(auch: *ost...*), Vorsilbe mit der Bedeutung: Knochen; Beispiele: → *Osteogenese;* → *Osteomyelitis.*

Osteoblasten

knochenbildende Zellen; Gegensatz: → *Osteoklasten.*

Osteochondrom

gutartige Knochen- und Knorpelgeschwulst; ein → *benigner* Tumor.

Osteogenese

Knochenbildung; Entstehung von Knochen.

Osteogenesis imperfecta

Entwicklungsstörung des Knochens infolge angeborener Störung der Tätigkeit der → *Osteoblasten.* Die Knochen sind sehr brüchig; es kommt häufig zu spontanen → *Frakturen.*

Osteoklasten

knochenabbauende Zellen ("Knochenfresszellen"); Gegensatz: → *Osteoblasten.*

Osteom

gutartige Geschwulst (→ *Tumor*) des Knochengewebes mit regelmäßigem Aufbau, insbesondere an Schädel und Kiefer.

Osteomalazie

Knochenerweichung; Weichheit des Knochens durch mangelhafte → *Mineralisation.* Osteomalazie führt zur Verbiegung der Knochen; → *Malazie.*

Osteomyelitis

Knochenmarkentzündung; in der Zhk. z.B. ausgehend von einer vereiterten Kieferhöhle, Zahnextraktion oder offener Kieferfraktur; Eindringen der Erreger ins Knochenmark (meist) → *chronische* → *Infektion* mit Sequesterbildung (→ *Sequester)* und → *Fisteln.*

Osteon

(griech.: Knochen), Baustein des Knochengewebes; das Osteon besteht aus ringförmigen → *Lamellen*, in deren Mitte (im sogenannten *Haverskanal*) ein Blutgefäß verläuft.

Osteoporose

im Alter auftretende Verminderung der Knochenmasse. Gesteigerter Knochenabbau verursacht Schmerzen und führt oft zu einer → *Fraktur.*

Osteosarkom

bösartige Knochengeschwulst; → *Sarkom.*

Osteosynthese

operatives Verfahren zur Wiederherstellung von Knochen nach Knochenbrüchen; Beispiele: Verschraubung, Nagelung oder Verdrahtung.

Osteotomie

operatives Durchtrennen eines Knochens; Abtragung von Knochen; in der Zhk.: z.B. bei der operativen Zahnentfernung (umgangssprachlich: *Aufklappung).*

Osteozyten

nicht mehr teilungsfähige Knochenzellen.

Ostitis

Knochenentzündung; Beispiel: “apikale Ostitis”; auch: “Parodontitis apikalis”; → *apikal.*

Östrogen

weibliches Sexualhormon; wird in den → *Keimdrüsen* gebildet.

Os zygomaticum

das → *Jochbein.*

Otologe

Ohrenarzt.

Otologie

Lehre von den Krankheiten des Ohres.

Ovarium

der Eierstock; die beiden Ovarien sind die → *Keimdrüsen* der Frau. Sie haben über die → *Eileiter* Verbindung zur → *Gebärmutter.* Das Ovarium produziert befruchtungsfähige Eizellen und Hormone.

Overlay

Einlagefüllung; eine Gussfüllung, bei der die gesamte Kaufläche einschließlich der Höckerspitzen und die bukkalen und lingualen Höcker mit Metall überkuppelt werden.

Ovulation

der Eisprung, d.h. das Ausstoßen einer reifen Eizelle aus dem Eierstock in Richtung des → *Eileiters.* Zeitpunkt der Ovulation: etwa 15 Tage vor dem Eintritt der → *Menstruation.*

Oxid

Verbindung eines chemischen Elementes mit Sauerstoff; Beispiele: Eisenoxid (FeO), Wasserstoffperoxid (H_2O_2); → *Oxidation.*

Oxidation

(früher: Oxydation), Verbindung eines Stoffes mit Sauerstoff; Gegensatz: → *Reduktion.*

oxidieren

mit Sauerstoff verbinden; Sauerstoff aufnehmen; verbrennen; → *Oxidation.*

Oxygenium

→ *Sauerstoff.*

Ozon

Molekül aus drei Sauerstoffatomen (O_3). Ozon ist ein bläuliches Gas. Es entsteht aus Sauerstoff durch intensive UV-Strahlung und hat eine stark oxidierende Wirkung. Es reizt die Schleimhäute der Atemwege und die Bindehaut der Augen.

p

Abk. für: → *palatinal.*

P

Abk. nach BEMA: Direkte Überkappung zur Erhaltung der freiliegenden Pulpa.

P.

Abk. für: → *Palatum*; Beispiel: → *Palatum durum.*

PA

Abk. für: → *Parodontologie.*

PA-Behandlung

(auch: *PAR*), Abk. für: parodontologische Behandlung; → *Parodontologie.*

Pacemaker

(engl.) = Schrittmacher; → *Herzschrittmacher.*

Pädiater

Facharzt für Kinderheilkunde.

Pädiatrie

Kinderheilkunde.

palatinal

(Abk.: p), zum Gaumen, den Gaumen betreffend.

Palatoschisis

die → *Gaumenspalte.*

Palatum

der → *Gaumen.*

Palatum durum

der harte → *Gaumen.*

Palatum molle

der weiche → *Gaumen.*

palliativ

die Beschwerden lindernd (die Krankheitsursachen jedoch nicht bekämpfend); Beispiel: durch ein schmerzstillendes Mittel; Gegensatz: → *kurativ.*

palpabel

tastbar; → *Palpation.*

Palpation

Betasten (bei der ärztlichen Untersuchung); Austasten; Beispiele: Pulspalpation oder Palpation der Mundschleimhaut.

Pandemie

→ *Infektionskrankheit*, die zeitlich unbegrenzt über die ganze Welt (oder Erdteile) verbreitet auftritt; Beispiel: AIDS; Gegensätze: → *Endemie;* → *Epidemie.*

Pankreas

die → *Bauchspeicheldrüse.*

Panorama-Aufnahme

1. Panorama-Übersichtsaufnahme; → *Orthopantomogramm;*

2. Panorama-Vergrößerungsaufnahme; Beispiel: Panorama-Aufnahme des Oberkiefers, des Unterkiefers bzw. eine OK/UK-Halbseitenaufnahme.

Pantograph

Gerät zur Aufzeichnung der Bewegungsbahnen des Unterkiefers.

Papel

festes Hautknötchen (hirsekorn- bis linsengroß).

Papilla

die → *Papille.*

Papilla dentis

Zahnpapille; Zahnfleischpapille (→ *Interdentalpapille).*

Papilla incisiva

die Schneidezahnpapille; Zahnfleischwulst hinter den oberen mittleren Schneidezähnen.

Papilla parotidea

→ *Papille* in der Wange, in der Kronenhöhe des oberen 7ers, d.h. am Ende des Ausführungsganges der Ohrspeicheldrüse (Glandula parotis), dem → *Ductus parotideus.*

Papilla sublingualis

→ *Papille* (rechts und links des Zungenbändchens) am Ende des gemeinsamen Ausführungsganges (→ *Ductus sublingualis*) der Unterkiefer- und Unterzungenspeicheldrüse.

Papille

warzenartige Erhebung der Schleimhaut oder der Haut; Beispiel: am Ende des Ausführungsganges (→ *Ductus*), z.B. einer Speicheldrüse.

Papille, interdentale

→ *Interdentalpapille*

Papillen-Blutungs-Index

(Abk.: PBI); Maßnahme zur Beurteilung der Mundhygiene; → *Mundhygiene-Index.* Bei der Feststellung des Papillen-Blutungs-Index wird dokumentiert, ob die getestete → *Gingiva* im Bereich der → *Papillen* blutet oder nicht (Ja-Nein-Entscheidung).

Papillom

meist gutartige Geschwulst der Haut oder Schleimhaut (→ *benigner* Tumor); Beispiel: Warze.

PAR

Abk. für: *parodontologische Behandlung;* → *PA-Behandlung.*

para..., Para...

(auch: *par...*), Vorsilbe mit der Bedeutung: neben, bei, gegen; Beispiele: → *parapulpär;* → *Parafunktion.*

Paraformaldehyd

Hauptbestandteil der arsenfreien Pulpadevitalisationsmittel; Präparat: z.B. *Toxavit;* → *Pulpa;* → *Devitalisation.*

Parafunktion

Neben-Funktion; unnötige Funktion; Beispiel: Knirschen, Pressen; Ursachen: → *Okklusionsstörungen* oder psychische Ursachen; Parafunktionen führen zu Kiefergelenkserkrankungen oder Zahnfehlstellungen.

Parallel-Technik

eine Aufnahmetechnik (neben der → *Rechtwinkel-Technik* und → *Halbwinkel-Technik*) bei intraoralen Röntgenaufnahmen mit Mundfilmen.

Bei dieser Technik soll der → *Zentralstrahl* im rechten Winkel (90°) auf die Filmebene auftreffen. Die Filmebene wird (im Gegensatz zur Rechtwinkel-Technik) mit Hilfe eines Filmhalters parallel zur Zahnachse ausgerichtet.

Bei dieser Technik wird der Zahn *maßstäblich* dargestellt. Wenn aus anatomischen Gründen (z.B. flaches Gaumendach) die Wurzelspitzen nicht wiedergegeben werden können, muß die Rechtwinkel-Technik oder die Parallel-Technik angewendet werden.

Paralyse

vollständige Lähmung (Atemstillstand, Ausfall aller Reflexe, Pupillenstarre, Herzstillstand), z.B. bei Überdosierung von → *Narkotika;* → *Narkosestadien.*

paralytisch

an einer → *Paralyse* leidend; gelähmt.

Paramedizin

Bezeichnung für alle medizinischen Gebiete, die in ihren Methoden bezüglich der Erkennung und Behandlung von Krankheiten von der sog. Schulmedizin abweichen; Beispiel: → *Homöopathie.*

Paramolar

→ *Molar neben* oder zwischen *Molaren.*

parapulpär

neben der → *Pulpa* gelegen; Beispiel: *parapulpäre* Stifte (Füllungsverankerungsstifte in Richtung der Pulpa).

parasitär

durch → *Parasiten* verursacht; Beispiel: parasitäre Zyste.

Parasiten

(auch: Schmarotzer), Sammelbezeichnung für tierische oder pflanzliche Lebewesen, die auf Kosten eines anderen existieren.

Man unterscheidet → *Endoparasiten,* z.B. Mikroorganismen, und → *Ektoparasiten,* z.B. Milben; Gegensatz: → *Symbionten.*

Parästhesie

eine Störung der → *Sensibilität;* krankhafte Empfindung, die nicht auf einen äußeren Reiz zurückgeführt werden kann; Beispiel: "Kribbeln" in den Fingern.

Parasympathikus

der dem *Sympathikus(-Nerv)* entgegengesetzt wirkende Nerv.
Der Parasympathikus ist Teil des vegetativen (unwillkürlichen) → *Nervensystems.* Die Parasympathikusnerven wirken "bremsend" (verzögernd) auf die meisten Funktionen der Organe, z.B. auf die Atemfrequenz; Gegenspieler: → *Sympathikus.*

parenteral

(Verabreichung von Medikamenten) unter Umgehung des Magen-Darm-Kanals durch → *Infusion,* → *Injektion* oder → *Inhalation;* Gegensatz: → *peroral.*

Parese

teilweise Lähmung eines (→ *motorischen)* Nerven; → *Fazialisparese.*

paretisch

teilweise gelähmt; Beispiel: auf einen Muskel bezogene Teillähmung; → *Fazialisparese.*

Parkinson-Krankheit

nach dem englischen Arzt *James Parkinson* (1755 bis 1824) benannte → *Degeneration* bestimmter Zellen im Mittelhirn und Verminderung der Transmittersubstanz *Dopamin* (→ Transmitter). Dadurch werden elektrische Impulse von einer Nervenzelle zur anderen nicht mehr oder nicht ausreichend übertragen;

Die Leitsymptome sind:
Akinese (Bewegungslosigkeit, Bewegungsstarre), Rigor (Muskelsteifheit) und Tremor (Zittern); erkennbar an folgenden Krankheitszeichen:

- unkontrollierbares Zittern,
- fehlende Mimik,
- Schwierigkeiten beim Sprechen und Schreiben,
- Muskelsteifigkeit bewirkt greisenhafte Haltung,
- → *Hypersalivation.*

parodontal

den Zahnhalteapparat (→ *Parodontium*) betreffend.

parodontal-chirurgisch

Bezeichnung für chirurgische Maßnahmen zur Heilung (Wiederherstellung) des → *marginalen* Zahnhalteapparates.

Parodontal-Status

Befunderhebung und Therapieplanung bei → *Parodontalbehandlung.*

Parodontitis

Entzündung des Zahnhalteapparates.

Parodontitis apicalis acuta

→ *akute* Entzündung des Zahnhalteapparates, ausgehend von Bakterien, die über das *F. apicale* vordringen. Die Parodontitis ist eine Folgekrankheit einer → *Pulpitis.*

Parodontitis apicalis chronica

(auch: *apikale Ostitis* oder *apikales Granulom*), → *chronische* Entzündung des Zahnhalteapparates, ausgehend von der Wurzelspitze; Folge: → *apikales* Granulationsgewebe.

Parodontitis (marginalis) profunda

schwere Form der Entzündung des → *marginalen* Zahnhalteapparates unter Beteiligung des Knochens und Bildung von Zahnfleischtaschen mit mehr als 4 mm Tiefe.

Parodontitis (marginalis) superficialis

Entzündung des Zahnhalteapparates mit Zahnfleischtaschen bis 4 mm Tiefe.

Parodontium

der → *Zahnhalteapparat.*

Parodontologie

(Abk.: Pa), die Lehre vom → *Parodontium* und seinen Krankheiten.

Parodontometer

Instrument zur Messung der Tiefe von Zahnfleischtaschen.

Parodontopathien

Sammelbezeichnung für die Erkrankungen des → *Parodontiums.*

Parodontose

(auch: *Parodontosis*), Zahnbettschwund; nichtentzündliche Erkrankung des Zahnbetts mit Lockerung der Zähne.

Parodontosis

die → *Parodontose.*

Parotis

(Glandula parotis), *die* → *Ohrspeicheldrüse.*

Parotitis

Entzündung der Ohrspeicheldrüse *(Parotis).*

Parotitis epidemica

(auch: Mumps; umgangssprachlich: "Ziegenpeter"). Der Mumps ist eine → *epidemische* Form der → *Parotitis.*

Das Mumpsvirus wird (direkt) durch eine → *Tröpfchen-Infektion* oder (indirekt) durch eine → *Schmier-Infektion* übertragen (→ *Infektionswege).*

partialis

anteilig; teilweise; Beispiel: → *Pulpitis partialis.*

partiell

teilweise (vorhanden); anteilig; Beispiele: partielle Prothese; partielle Lähmung.

Partsch

Benennung von Zystenoperationsmethoden, benannt nach dem deutschen Kieferchirurgen *Carl Partsch* (1855 bis 1932):

– Partsch I: → *Zystostomie;*
– Partsch II: → *Zystektomie.*

Parulis

"dicke Backe"; Anschwellung im Kieferbereich.

Pascal

international genormte Einheit des Druckes; 1 Pascal = 1 Pa = 1 N/m^2 (Newton je Quadratmeter)*; weitere Einheiten:* → *Bar (1 bar = 10^5 Pa = 100 000 Pascal);* → *Autoklav.*

passiv

untätig; nicht selbsttätig wirkend; Beispiel: passiver → *Halte- und Bewegungsapparat;* Gegensatz: → *aktiv.*

Pasteurisieren

nach dem französischen Chemiker *Louis Pasteur* (1822 bis 1895) benanntes Verfahren zur Entkeimung und Haltbarmachung von Nahrungsmitteln durch schonendes Erhitzen (50 bis 85 °C). Beim Pasteurisieren werden die meisten → *Mikroorganismen* abgetötet; Beispiel: Pasteurisieren von Milch.

-pathie

Endsilbe mit der Bedeutung von: Erkrankung; Beispiel: → *Parodontopathie.*

patho..., Patho...

Vorsilbe mit der Bedeutung von: krank, Krankheit, Schmerz; Beispiel: → *pathogen.*

pathogen

Krankheiten verursachend; krankmachend; Beispiel: → *Viren* sind pathogene Mikroorganismen; Gegensatz: → *apathogen.*

Pathogenese

Summe aller Faktoren, die an der Entstehung einer Krankheit beteiligt sind.

Pathologie

die Lehre von den Krankheiten, insbesondere von ihrer Entstehung und ihren Ursachen.

pathologisch

→ *Pathologie,*
1. Krankheiten betreffend;
2. krankhaft verändert (bei Organen).

Pathophysiologie

Lehre der krankhaften Vorgänge und Funktionsstörungen im menschlichen → *Organismus.*

Patrize

erhabene Form, die in eine Hohlform passt. Über die Patrize wird die → *Matrize* geschoben.

Pb

1. chem. Zeichen für das Element Blei (Plumbum);
2. in der Zhk.: Abk. für: Prämolarenbreite.

PBeaKK

Abk. für: Postbeamtenkrankenkasse; ein "Sonstiger Kostenträger"; → *Krankenkassen.*

PBI

Abk. für: *Papillen-Blutungs-Index;* → *Mundhygiene-Index.*

p.c.

1. Abk. für: *pro centum* (= vom Hundert; %);
2. Abk. für: *pro communicate* (= für die Allgemeinheit); in der zahnärztlichen Praxis: für den Sprechstundenbedarf.

Pellet

Kügelchen; Beispiel: Wattepellets zum Einbringen von Medikamenten.

penetrant

durchdringend; aufdringlich; Beispiel: penetranter Geruch.

penetrieren

durchbrechen; Beispiel 1: penetrieren eines Geschwürs in benachbarte Gewebe oder Organe; auch: durchbohren; Beispiel 2: penetrieren vom → *Dentin* ins → *Pulpakavum.*

-penie

Wortteil mit der Bedeutung: Verminderung; Beispiel: → *Leukopenie.*

Penizillin

→ *Antibiotikum*; Wirkung: hauptsächlich gegen → *Bakterien.*

Pepsin

eiweißspaltendes → *Enzym* des Magensaftes.

Pepsinogen

→ *inaktive* Vorstufe des → *Pepsins.*

per..., Per...

Vorsilbe mit der Bedeutung von: durch, hindurch, während; Beispiel: → *Perforation.*

Perforation

Durchbruch; Durchbohrung; Durchlöcherung; in der Zhk.:

Beispiel 1: unbeabsichtigte Durchbohrung des Wurzelkanals (bei einer Wurzelbehandlung) in die Wurzelhaut bzw. in den Alveolarknochen, → *via falsa* genannt;

Beispiel 2: unbeabsichtigter Durchbruch in die Kieferhöhle bei der Entfernung eines Molaren im Oberkiefer.

Durch die Perforation der Kieferhöhle entsteht eine → *Mund-Antrum-Verbindung.*

Beispiel 3: Abformlöffel mit Perforationen.

Perhydrol

30%ige Lösung von → *Wasserstoffperoxid.*

peri..., Peri...

Vorsilbe mit der Bedeutung von: um ... herum; in der Umgebung von...; über; ringsum; über ... hinaus; an ... hin; Beispiele: → *periapikal;* → *perifokal.*

periapikal

in der Umgebung der Zahnwurzelspitze; Beispiel: periapikale → *Ostitis.*

perifokal

in der Umgebung eines Krankheitsherdes *(Fokus).*

perikoronal

(auch: pericoronal) um die Zahnkrone (→ *Korona*) herum; eine Ortsbezeichnung; Beispiel: perikoronaler → *Abszess* an der Zahnkrone eines noch nicht durchgebrochenen Zahnes.

perimandibulär

im Bereich des Unterkiefers (→ *Mandibula)*; Beispiel: perimandibulärer Abszess.

Perinatalzeit

Zeitraum kurz vor der Geburt (ab dem Ende der 28. Schwangerschaftswoche), während und nach der Entbindung (bis zum 7. Lebenstag).

Periode

1. zeitlich wiederkehrendes Ereignis; Zeitabschnitt; Beispiel: → *Herzperiode;*
2. umgangssprachliche Bezeichnung für → *Menstruation.*

Periodont

das → *Periodontium.*

Periodontalspalt

feiner Spalt zwischen Zahnwurzel und → *Alveole.* Im Periodontalspalt befindet sich die Wurzelhaut mit ihren kollagenen Fasern (→ *Sharpeysche Fasern).*

Periodontitis

Entzündung der Wurzelhaut; Verbreiterung des → *Periodontalspaltes*, insbesondere bei → *chronischer Periodontitis.*

Periodontium

(auch: *Desmodont),* die → *Wurzelhaut* des Zahnes.

perioral

in der Umgebung des Mundes.

Periost

die Knochenhaut; Beinhaut; Haut, die den Knochen umschließt, schützt und ernährt.

periostal

im Bereich des → *Periost.*

Periostitis

Knochenhautentzündung.

peripher

(sprich: *perifer*), am Rand befindlich; außen liegend; Gegensatz: → *zentral.*

peripheres Nervensystem

(Abk.: PNS); reizaufnehmender und erregungsleitender Anteil des *willkürlichen (animalen)* und des *unwillkürlichen (vegetativen)* → *Nervensystems.*
Zum peripheren Nervensystem gehören alle → *Hirnnerven* (wie der → *Nervus trigeminus)*, alle Rückenmarksnerven (wie der Ischiasnerv) und alle vegetativen Nerven, die sich außerhalb von Gehirn und Rückenmark befinden.

Peristaltik

wellenförmiges Zusammenziehen eines muskulösen Organs, um den Inhalt zu transportieren; Beispiel: Transport des Speisebreies in der Speiseröhre und im Darm.

Perkussion

1. med.: Abklopfen einer (Körper-) Oberfläche, um Schallunterschiede feststellen zu können; Beispiel: Perkussion des Brustkorbs bei Bronchitis oder Lungenentzündung;

2. in der Zhk.: Beklopfen eines Zahnes zur → *Diagnose* bei Zahnerkrankungen; Beispiel: bei → *akuter* → *Periodontitis.*

perkutan

(auch: percutan) durch die Haut hindurch; z.B. bei der Anwendung eines Oberflächen-Anästhetikums oder einer Salbe.

Perléche

(sprich: *perläsch;* franz.), entzündeter Mundwinkel; Faulecke; → *Angulus infectiosus oris.*

perlingual

→ *peroral.*

permanent

ununterbrochen; dauernd; bleibend; Beispiel: → *Dentes permanentes.*

permeabel

durchdringbar; durchlässig; Beispiel: Blutkapillare (→ *Kapillare*) sind permeabel für gelöste Nährstoffe und

Gase; → *semipermeabel;* Gegensatz: → *impermeabel.*

peroral

(auch: *per os;* auch: *perlingual),* durch den Mund; über den Verdauungsweg (eine Verabreichungsform von Medikamenten); Gegensatz: → *parenteral.*

per os

→ *peroral.*

persistieren

1. bestehen bleiben; fortdauern (von krankhaften Zuständen);
2. in der Zhk.: das Verbleiben von Milchzähnen über die Zeit des Zahnwechsels hinaus.

Pflegeversicherung

(Abk.: PV), die sogenannte 5. Säule der → *Sozialversicherung*; man unterscheidet:

- soziale PV: eine Pflichtversicherung für alle, die Mitglied in der gesetzlichen Krankenversicherung sind;
- private PV: eine Pflichtversicherung für alle, die privat krankenversichert sind.

Grundlage der Versicherungspflicht der PV ist das Pflegeversicherungsgesetz (seit 1.1.1995 in Kraft).

Pflugscharbein

(Vomer), trennt die beiden Nasengänge der Nasenhöhle.

Pfortader

(Vena portae), Vene, die das gesamte, aus der Bauchhöhle zurückfließende venöse Blut sammelt. Sie mündet in die untere → *Hohlvene.*

pH

Abk. für: → *pH-Wert.*

Phagozyten

Fresszellen; sie nehmen Krankheitserreger und Fremdkörper auf und machen sie unschädlich (Auflösung); → *Phagozytose.* Zu den Phagozyten zählt man → *Granulozyten, Monozyten* und *Histiozyten.*

Phagozytose

Aufnahme sowie Auflösung und Unschädlichmachung, z.B. von Bakterien, durch sog. “Fresszellen” *(Phagozyten).*

Pharmaka

(Einzahl: das *Pharmakon*; griech. = Heilmittel), Sammelbegriff für Arzneimittel.

Pharmakologie

die Arzneimittellehre.

Pharynx

der → *Rachen.*

Phase

1. Abschnitt einer Entwicklung; Beispiel: Pubertät;

2. Beschaffenheit (Konsistenz) eines Stoffes; Beispiel: die leicht-, mittel- und schwerfließende Phase bei Silikon-Abformmaterial.

Phenol

Karbolsäure (C_6H_5OH); Mittel zur → *Desinfektion.*

-phil

Endsilbe mit der Bedeutung von: "liebend", zu etwas eine Neigung habend; Beispiel: → *hydrophil.*

Philtrum

Einbuchtung (Rinne) in der Mitte der Oberlippe.

Phlegmone

in der Zhk.: → *odontogene* , sich → *diffus* und → *infiltrativ* ausbreitende Entzündung des Bindegewebes mit Eiterung und hohem Fieber.

Bei einer Phlegmone ist eine → *stationäre* Behandlung erforderlich.

-phob

Endsilbe mit der Bedeutung von: eine Abneigung gegen ... habend; Beispiel: → *hydrophob;* → *Phobie.*

Phobie

krankhafte Angst; Beispiel: vor bestimmten Krankheiten, Situationen oder Gegenständen wie *Cancerophobie* (Angst vor Krebs), *Klaustrophobie* (Angst vor engen Räumen).

Phon

Einheit der Lautstärke (genau: des Lautstärkepegels); der durch Hörvergleiche ermittelte Eindruck gleicher Lautstärke, bezogen auf eine Frequenz von 1000 Hz.

Phonetik

Lehre von der Erzeugung und Verwendung der Laute; in der Zhk. beim Sprechvorgang zu beachten; Beispiel: bei der Aufstellung der Frontzähne einer Prothese oder bei → *palatinaler* Kronengestaltung.

Phosphat-Zement

(auch: Zink-Phosphat-Zement), anorganischer Werkstoff (→ *Salze);* Verwendung für Unterfüllungen und zur Befestigung von Kronen und Brücken, auch als längerfristiger provisorischer Verschluss. Handelsformen: "S" (= schnellhärtend) und "N" (= normalhärtend).

Das Pulver besteht aus Zinkoxid mit Zusätzen von Magnesiumoxid oder Kupfer. Die Anrührflüssigkeit ist eine 60%ige (Ortho-)Phosphorsäure (H_3PO_4).

Beim Abbindevorgang entsteht Wärme (→ *exothermer* Vorgang). Deshalb wird zum Anrühren eine gekühlte Glasplatte verwendet.

Photosynthese

Vorgang in Pflanzen, bei dem aus den anorganischen Ausgangsstoffen Kohlendioxid und Wasser das → *Kohlenhydrat* Traubenzucker entsteht. Bei der Photosynthese binden die Pflanzen mit Hilfe von Chlorophyll (grüner Blattfarbstoff) besonders energiereiche Anteile aus dem Sonnenlicht. Im Traubenzuckermolekül ist diese Sonnenenergie gespeichert.

Gesamtgleichung der Photosynthese (auch *Assimilation* des Kohlendioxids genannt):

$$6\,CO_2 + 6\,H_2O \xrightarrow{\text{Licht}} C_6H_{12}O_6 + 6\,O_2$$

Die → *Oxidation* der Nährstoffe ist der umgekehrte Vorgang der → *Assimilation.*

pH-Wert

Konzentration der Wasserstoffionen in einer Lösung. Der pH-Wert gibt an, ob eine Lösung *sauer* (pH 1 bis 6,9), *alkalisch* (pH = 7,1 bis 14) oder → *neutral* (pH = 7) ist.

Phys

Abk. nach BEMA: Zusätzliche Anwendung anerkannter physikalisch-chemischer Methoden (im Zusammenhang mit der Aufbereitung von Wurzelkanälen).

physikalische Therapie

(auch: Physiotherapie); alle Maßnahmen zur Heilung, bei denen Wärme, Kälte, Wasser, Massage oder Bewegung zur Anwendung kommen.

Physiognomie

der menschliche Gesichtsausdruck.

Physiologie

Lehre von den normalen (gesunden) Lebensvorgängen im Organismus, insbesondere der Funktionen (Aufgaben) der einzelnen Organe und ihr Zusammenwirken.

physiologisch

die → *Physiologie*, d.h. die normalen Lebensvorgänge im Organismus betreffend; → *physiologische Kochsalzlösung;* Gegensatz: → *pathologisch.*

physiologische Kochsalzlösung

in der Zhk.: gewebeverträgliche Spüllösung (0,9 %-ige NaCl-Lösung) zur Reinigung des Wundgebietes bei → *chirurgischen* Eingriffen.

Physiotherapie

→ *physikalische Therapie.*

physisch

(auch: *somatisch)*, natürlich; körperlich; den Körper betreffend; Gegensatz: → *psychisch*; Beispiel: schlechte Umweltbedingungen können physische und/oder psychische Schäden verursachen.

PI

Abk. für: → *Plaque-Index.*

Pigment

im Körper vorhandener Farbstoff; Beispiele: → *Hämoglobin,* → *Bilirubin,* → *Melanin.*

Pilze

→ *Myzeten.*

Pinledge

eine → *Teilkrone*; eine Halbkronenart, die mit gegossenen Stiften (sog. Pinledge) verankert ist.

Pinzette

kleine Greifzange.

Pistill

Stempel zum Zerstoßen (→ *Trituration*), z.B. von Tabletten zu Pulver; Mörserkeule; Stampfer; Stößel.

Pla

Abk. nach BEMA:

- *Pla 1*: Plastischer Verschluss einer eröffneter Kieferhöhle nach Extraktion;
- *Pla O* (O für "Osteotomie"): Plastischer Verschluss einer eröffneten Kieferhöhle nach Osteotomie;
- *Pla 2*: Mundboden- oder Vestibulumplastik;
- *Pla 3:* Tuberplastik.

Placebo

Scheinmedikament; → *pharmakologisch* wirkungsloses Mittel; Zweck: zum Testen von Medikamenten.

Placenta

→ *Plazenta.*

Plaque

(sprich: *plak*; franz.), schwer abwischbarer, wasserunlöslicher Zahnbelag. Plaque bildet sich bei Nichtbeseitigung der → *Materia alba* etwa am 3. Tag nach der Nahrungsaufnahme und besteht aus → *Sekret,* Zellen und → *Bakterien.*

Plaque-Anzeiger

→ *Plaque-Indikator.*

Plaque-Index

Anzeigemöglichkeit zur Verdeutlichung der Stärke des Plaquebefalls. Mit dem Plaque-Index kann die Mundhygiene eines Patienten beurteilt und durch → Prophylaxe-Maßnahmen verbessert werden.

Man unterscheidet:

- *Mundhygiene-Index* (OHI),
- *Approximalraum-Plaque-Index* (API) nach Lange,
- *Plaque-Index* (PI) nach *Silness* und *Löe;*
- *Plaque-Index* nach *Quigley-Hein.*

Plaque-Indikator

(auch: Plaque-Anzeiger; auch: Plaque-Revelator), Hilfsmittel zur Darstellung (Anzeige) der *Plaque* durch Anfärben; Beispiel: mit → *Erythrosin.*

Plaque-Revelator

→ *Plaque-Indikator.*

-plasie

Endsilbe mit der Bedeutung von: Bildung; Beispiel: → *Dysplasie.*

Plasma

→ *Zellplasma.*

Plasmazellen

entstehen aus *B-Lymphozyten* und bilden *Antikörper.* Jede Plasmazelle kann nur eine Art Antikörper bilden, z.B. produzieren Plasmazellen vom Typ x Antikörper gegen das Hepatitis-B-Virus. Plasmazellen vom Typ y produzieren Antikörper gegen das Hepatitis-A-Virus.

Plastik

1. Ergebnis einer → *plastischen Operation;* Beispiel: → *Tuberplastik;*
2. → *Kunststoff;* → *plastisch.*

plastisch

modellierbar; formbar; Beispiele: plastische Abformmaterialien wie *Alginate* und plastische Füllmaterialien wie *Amalgam* und *Composites* sind in der Verarbeitungsphase formbar (modellierbar).

plastische Operation

→ *Operation* zur Verbesserung von → *Funktionen* sowie Wiederherstellung von Formen; Beispiele: plastischer Verschluss einer eröffneten Kieferhöhle; → *Tuberplastik;* → *Vestibulumplastik;* → *Pla.*

platte Knochen

flache → *Knochen*; die platten Knochen sind beim Erwachsenen der Ort der Blutbildung; → *Knochenmark.*

Plazenta

der Mutterkuchen.

Pleura

das → *Brustfell.*

Plexus

netzartige Verflechtung von Blutgefäßen sowie von Nerven.

Plus-Minus-System

→ *Haderup-System.*

pneu...

Vorsilbe mit der Bedeutung von: Luft; Atem; Gas; Beispiel: *Pneumonie.*

pneumatisierte Knochen

→ *Knochenart,* die einen luftgefüllten Hohlraum (→ *Sinus)* hat; Beispiel: → *Nasennebenhöhlen.*

Pneumonie

Lungenentzündung.

PNS

Abk. für: → *peripheres Nervensystem;* → *Nervensystem.*

p.o.

Abk. für: *per os* (lat. = durch den Mund); Beispiel: Medikamenteneinnahme per os – im Gegensatz zur rektalen (analen) Einführung.

Poliklinik

(auch: *Ambulanz*), Abteilung eines Krankenhauses, in der Patienten → *ambulant* behandelt werden.

poly..., Poly...

(auch: *Poli-)*, Vorsilbe mit der Bedeutung von: viel, mehr, zahlreiche; Beispiel: → *Polysaccharid.*

Polyäther

(auch: Polyether); in der Zhk.: plastisch-elastisches Abformmaterial aus Kunststoff; Präparat z.B. *Impregum.*

Polymer

Kunststoffverbindung aus großen Molekülen; in der Zhk.: Bezeichnung für den festen Anteil (z.B. Pulver) bei Kunststoffen; Verwendung: Prothesen, Verblendungen, Füllungen.

Polymerisation

Verfahren zur chemischen Verbindung (Aushärtung) von → *Kunststoffen* und *Composite*-Füllungsmaterialien; → *Composites.*

Polyp

gutartige Geschwulst der Schleimhäute, ein → *benigner* Tumor; Beispiel: Polyp am Zahnfleisch.

Polysaccharide

→ *Vielfachzucker.*

Polysulfid

Grundlage für plastisch-elastisches Abformmaterial aus Kunststoff und Kautschuk; Präparat: z.B. *Permlastik;* Arten: *light body* = leichtfließend, *regular* = mittelfließend und *heavy body* = schwer fließend.

porös

durchlässig; löcherig; Beispiel: poröse Wände der → *Kapillare* und Zellwände.

Position

Haltung, Stelle; Lage; Beispiel: räumlich gleiche Position der Gipsmodelle im Artikulator wie die tatsächliche Position der Kiefer.

Positioner

(sprich: *posischner*; engl.), elastisches KfO-Gerät, das nach der Entfernung von Bändern die Zähne in ihrer Stellung hält; Zweck: Vermeidung eines → *Rezidivs;* → *Retentionszeit.*

positiv

in der Medizin: bejahend, vorhanden, wirklich; Beispiel: positiver Befund, d.h. für das Bestehen der betreffenden Krankheit sprechend; Beispiel: HIV-positiv; Gegensatz: → *negativ.*

post..., Post...

Vorsilbe mit der Bedeutung von: nach, hinter; Beispiel: *postoperativ;* Gegensatz: → präoperativ.

posterior

hinten gelegen; der hintere (in einer Reihe); Beispiel: Röntgenaufnahmen des Gesichtsschädels mit Film vor dem Gesicht und mit Strahlenrichtung von hinten nach vorne nennt man *posterior-anterior* (p-a-Aufnahmen); Gegensatz: → *anterior.*

Postmedikation

Verabreichung von Medikamenten nach einer → *Operation*; Gegensatz: → *Prämedikation.*

postnatal

(auch: *post partum*), nach der Geburt (auftretend); Beispiel: postnatale Schädigungen des Kindes.

postoperativ

nach einer → *Operation*; als Folge einer Operation; Beispiel: postoperatives → *Hämatom;* Gegensatz: → *präoperativ.*

post partum

(Abk.: p.p.), nach der Geburt (nach der Entbindung).

posttraumatisch

als Folge eines → *Traumas*; Folgekrankheit einer Verletzung; Beispiel: posttraumatisches → *Hämatom* nach der Entfernung eines Zahnes durch Druck während des Eingriffs.

p.p.

Abk. für:→ *post partum* (lat. = nach der Geburt).

ppm

Parts per million (engl.) = Teile je 1 Million (10^6).

prä..., Prä...

(auch: *prae*), Vorsilbe mit der Bedeutung von: vor, voran, voraus, vorher; Beispiel: → *Prämedikation.*

Prädentin

auch: Reizdentin; noch nicht verkalktes (neu gebildetes) → *Dentin.*

Prädilektionsstellen

(auch: *Plaque-Retentionsstellen),* bevorzugte Stellen; Beispiel: Prädilektionsstellen für Kariesbefall; → *Karies.*

Prädisposition

Zustand, der das Auftreten einer Krankheit begünstigt; Beispiel: → *Gingivitis gravidarum* (während der Schwangerschaft).

prae..., Prae...

→ *prä...*

präformiert

vorgebildet; die Zahnschmelzanlage wird in der Zeit der Zahnentwicklung → *epithelial* präformiert und anschließend mineralisiert (→ *Mineralisation).*

Präkanzerose

Vorstufe, aus dem sich ein Krebs *(Kanzer)* entwickeln kann; Beispiel: → *Leukoplakien* in der Mundhöhle.

Prämedikation

medikamentöse Vorbehandlung; medikamentöse Vorbereitung, z.B. auf eine → *Operation;* Gegensatz: *Postmedikation.*

Prämolar

(Mehrzahl: Prämolaren), kleiner Backenzahn, Vormahlzahn (auch: *Bicuspidat*).

Die Prämolaren haben eine Kaufläche mit zwei Höckern; sie sind einwurzelig; Ausnahme: der erste Prämolar im Oberkiefer (Zahn Nr.14 und 24).

Prämolarisierung

(eines Zahnes) → *Hemisektion.*

pränatal

vor der Geburt, der Geburt vorausgehend; Beispiel: Pränatalperiode, d.h. die gesamte vorgeburtliche Entwicklung von der Befruchtung bis zur Geburt; Gegensatz: → *postnatal.*

präoperativ

vor einer Operation; Gegensatz: → *postoperativ.*

Präparat

industriell gefertigtes Arzneimittel.

Präparation

in der Zhk.: Beschleifen eines Zahnes zur Vorbereitung für eine Füllung oder Überkronung.

präprothetisch

→ *prothetische* Maßnahmen vorbereitend; z.B.: um durch entsprechende → *chirurgische* Eingriffe das Prothesenlager zu verbessern; Beispiele: → *Tuberplastik* und → *Vestibulumplastik;* → Schlotterkamm-Operation.

Prävention

andere Bezeichnung für → *Prophylaxe*; → *Präventivbehandlung*.

präventiv

(auch: → *prophylaktisch*), vorbeugend; verhütend; Beispiel: → *Präventivmedizin;* Gegensatz: → *kurative Medizin.*

Präventivbehandlung

1. *vorbeugende Maßnahmen*; → *Prophylaxe*;

2. *gesundheitsfördernde Maßnahmen*, durch die Krankheiten verhindert werden sollen, z.B. Wirbelsäulengymnastik und Autogenes Training.

Präventivmedizin

Vorsorgemedizin; Teilgebiet der Medizin, das sich mit vorbeugenden Maßnahmen (→ *Prävention*) befasst.

Dazu gehören Maßnahmen der Früherkennung von Krankheiten, z.B. Früherkennungs-Untersuchungen bei Säuglingen und Kleinkindern und Krebs-Früherkennungsuntersuchungen sowie Vorsorgeuntersuchungen, z.B. Arbeitsmedizinische Vorsorge und Schwangerschaftsvorsorge.

Praxisgemeinschaft

Praxis, bei der mehrere Ärzte/Zahnärzte Räume, Einrichtungen und Personal teilen. Jeder Arzt/Zahnarzt hat jedoch seine eigenen Patienten und ist wirtschaftlich gesehen selbständig (nicht zu verwechseln mit → *Gemeinschaftspraxis*).

primär..., Primär...

Vorsilbe mit der Bedeutung: unmittelbar entstanden, ursprünglich; vorrangig, grundlegend; Beispiel: → *Primäraffekt.*

Primäraffekt

erstes Anzeichen (→ *Symptom*) einer Krankheit, insbes. bei → *Syphilis;* Geschwürbildung am Ort der Ansteckung, z.B. an der Lippen.

Primäranker

(auch: Primärteil), am Pfeilerzahn befestigtes → *Retensionselement* eines kombinierten → *Zahnersatzes.*

Primärheilung

Sofortheilung; Direktheilung; Beispiel: Heilungsvorgang ohne Wundinfektion; → *Wundheilung;* Gegensatz: → *Sekundärheilung.*

Primärkassen

→ *Krankenkassen, gesetzliche.*

Primärkrone

(auch: Innenteleskop) → *Teleskopkrone.*

Primärtumor

zuerst entstehender → *Tumor*, von dem sich die → *Metastasen* absiedeln; Beispiel: Der Primärtumor Brustkrebs bildet → *Metastasen* in den Knochen.

Primer

(sprich: *praimer*; engl.) Lösungs- und Reinigungsmittel, das die Kavität bzw. Zahnflächen vorbereitet; Zweck: zur Verbesserung der Haftung von Füll- und Versiegelungsmaterial.

pro..., Pro...

Vorsilbe mit der Bedeutung von: vor, vorher, vorwärts; Beispiele: → *Prognose;* → *Prophylaxe.*

Probeexzision

Entnahme von Gewebe für eine → *histologische* Untersuchung.

Problempatienten

sind Patienten mit Krankheiten, die aufgrund des Krankheitsbildes, der Therapieform (→ *Therapie*), möglicher → *Komplikationen* problematisch (schwierig) sind; Beispiele für Problempatienten:

Patienten mit Krankheiten

- des Herzens (→ *Herzinfarkt*, → *Herzrhythmusstörungen*),
- der Blutgefäße (→ *Thrombose*, → *Hypotonie*, → *Hypertonie*),
- mit bösartigen → *Tumoren* (Krebs),
- bedrohlichen → *Infektionen* (→ *Hepatitis*, → *AIDS*) oder mit
- Stoffwechselkrankheiten (→ *Stoffwechsel*, z.B. → *Diabetes mellitus*).

Processus

Vorsprung; Fortsatz; kleiner hervorragender Teil eines Knochens; Beispiel: → *Processus alveolaris.*

Processus alveolaris

der → *Alveolarfortsatz* der Kiefer.

Processus articularis

(auch: *Processus condylaris)*, der → *Gelenkfortsatz* des Unterkiefers; distaler Fortsatz des Unterkieferastes. Er endet im Gelenkköpfchen *(Condylus).*

Processus condylaris

→ *Processus articularis.*

Processus coronoideus

Kronenfortsatz des Unterkiefers; → *Processus muscularis.*

Processus frontalis

der → *Stirnbeinfortsatz* des Oberkiefers.

Processus muscularis

Muskelfortsatz (auch: Kronenfortsatz) des Unterkiefers; Ansatzstelle des Schläfenmuskels; mesialer Fortsatz des Unterkieferastes.

Processus palatinus

der → *Gaumenfortsatz* des Oberkiefers.

Processus zygomaticus

der → *Jochbeinfortsatz* des Oberkiefers.

Prodromalsymptom

früh auftretendes Symptom (Anzeichen) einer Krankheit; Beispiel: Kopf- oder Gliederschmerzen vor einer Grippe.

Profil

Seitenansicht; Umriss; Beispiel: Profil eines Gesichts.

profund

→ *profundus.*

profundus

(bzw. profunda), tief, tiefliegend; Beispiel: → *Caries profunda;* Gegensatz: → *superficialis.*

progen

mit → *Progenie* behaftet.

Progenie

genauer: mandibuläre Prognathie; "Vorbiss" der unteren (Schneide-)Zähne (Abb.) vor die oberen (→ *Mesialbiss).*

Arten:
- *echte* (mandibuläre) Progenie: erblich bedingte Überentwicklung des Unterkieferkörpers;
- *unechte* (Pseudo-)Progenie: der Oberkiefer ist infolge einer Wachstumshemmung zu klein; der Unterkiefer ist normal entwickelt;
- *progener Zwangsbiss:* umgekehrter Überbiss im Frontzahngebiet; Normalbiss im Seitenzahngebiet.

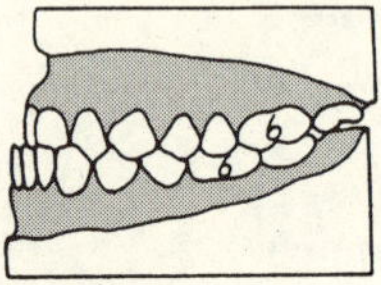

Abb.: Progenie

prognath

mit → *Prognathie* behaftet.

Prognathie

genauer: maxilläre Prognathie; Vorstehen des Oberkiefers (Abb.).

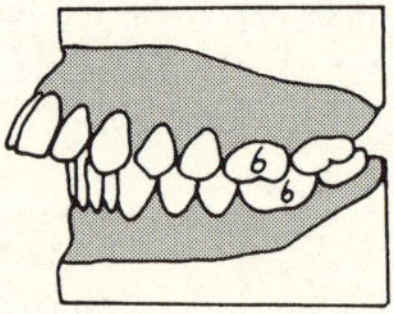

Abb.: Prognathie

Prognose

voraussichtlich zu erwartender Krankheitsverlauf.

progredient

→ *progressiv.*

progressiv

(auch: *progredient*), fortschreitend; fortschrittlich; in der Medizin: sich verschlimmernd; Beispiel: progressive → *Paralyse* (Spätform der → *Syphilis).*

Projektion

1. in der Röntgentechnik: Verfahren zur Abbildung eines Objekts auf dem Röntgenfilm mit Hilfe von Strahlen.

Einfluss auf die Abbildung haben u.a. der Abstand vom Objektiv zum Bild sowie die Lage der Zahnachse und der Filmebene zum → *Zentralstrahl*; → *Halbwinkel-Technik*; → *Parallel-Technik*; → *Rechtwinkel-Technik*;

2. in der Psychologie: Übertragung eigener Gefühle, Wünsche oder Vorstellungen auf andere Personen (ein Abwehrmechanismus).

Proliferation

Wucherung von Zellen mit Bildung von Narbengewebe; → *Entzündung.*

proliferativ

wuchernd; Beispiel: proliferative Narbenbildung.

prophylaktisch

(auch: *präventiv)*; vorbeugend; verhütend; → *Prophylaxe.*

Prophylaxe

(auch: *Prävention*), Verhütung; Vorbeugung (von Krankheiten); Beispiele: → *Kariesprophylaxe,* → *Individualprophylaxe.*

prospektiv

voraussehend; vorausplanend.

Prostata

die Vorsteherdrüse; → *Geschlechtsorgane.*

Protein

→ *Eiweiß.*

protektiv

schützend; beschützend; Beispiel: → *Fissurenversiegelung.*

Proteus

→ *gramnegative* Stäbchenbakterien in der → *Darmflora*; kommen diese durch eine Schmierinfektion in eine Wunde, verursachen sie Wundeiterungen.

Proth.

Abk. für: → *Prothetik.*

Prothese

in der Zhk.: herausnehmbarer Ersatz von fehlenden Zähnen; Zahnersatz; Arten:
- *partielle P.* (Teilprothese): bei teilweise fehlenden Zähnen;
- *totale P.* (Vollprothese): bei vollständiger Zahnlosigkeit.

Weitere Unterscheidungen:
→ *Interimsprothese,* → *Immediatprothese,* → *Defektprothese.*

Prothesenbasis

der die Schleimhaut bedeckende Teil einer → *Prothese.* Auf der Prothesenbasis befinden sich die → *Prothesensättel.*

Prothesenlager

der von der → *Prothese* bedeckte Kieferkamm.
Bei der *schleimhautgelagerten* Prothese liegt die Prothese ausschließlich auf dem schleimhautbedeckten Kiefer. Bei der *parodontal-gingival-*gelagerten Prothese liegt die Prothese an noch vorhandenen Zähnen zusätzlich zum schleimhautbedeckten Kiefer auf.

Prothesensattel

Teil der → *Prothesenbasis,* auf der sich die zu ersetzenden Zähne befinden. Prothesensättel und ihre Verbindungsteile (z.B. → *Transversalbügel* oder → *Sublingualbügel),* nennt man die → *Prothesenbasis.*

Prothetik

Lehre/Wissenschaft vom Zahnersatz; Wiederherstellung der Funktionstüchtigkeit des Kauorgans.

prothetisch

die → *Prothetik* betreffend; Beispiel: prothetische Versorgung.

Prothrombin

(auch: *Vorthrombin),* Gerinnungsstoff im Blutplasma; es wird beim Gerinnungsvorgang in → *Thrombin* umgewandelt. Prothrombin wird in der Leber gebildet.

Protoplasma

→ *Zytoplasma.*

Protozoen

(Einzahl: das *Protozoon),* Urtierchen; einzellige tierische Lebewesen; Mikrooganismen; Vermehrung (Fortpflanzung): geschlechtlich oder ungeschlechtlich; Beispiele: *Amöben, Toxoplasmen.*

Protrusion

Hervortreten; Vorschieben; in der Zhk.: → *sagittale* Biss- und Kieferanomalie; Vorstehen der oberen Frontzähne; Beispiel: "Lutschprotrusion"; Gegensatz: → *Retrusion.*

Protuberantia

→ *Protuberanz.*

Protuberantia mentalis

Kinnvorsprung (in Kinnmitte); → *Protuberanz.*

Protuberanz

knöcherner Vorsprung; Beispiel: → *Protuberantia mentalis.*

provisorisch

(auch: *temporär*), vorübergehend; vorläufig; behelfsweise; Beispiel: provisorischer Verschluss; → *Provisorium*; → *temporäre Füllung.*

Provisorium

behelfsmäßige Einrichtung; in der Zhk.: vorläufiger Zahnersatz.

Provitamin

inaktive Vorstufe eines Vitamins; Beispiel: *Karotin.*

proximal

zum Rumpf hin; Beispiel: das proximale Ende des Oberarmknochens ist Teil des Schultergelenks; Gegensatz: → *distal.*

Prozess

in der Medizin: Vorgang; Beispiel: → *pathologischer* Prozess.

Prozessus

→ *Processus.*

Prüfkörper

ein Begriff aus der → *Röntgenverordnung* (RöV): eine zahnfilmgroße Scheibe, die mit unterschiedlich strahlendurchlässigen Streifen belegt ist.

Der Prüfkörper wird zur → *Qualitätssicherung* von Röntgengeräten/-einrichtungen verwendet.

pseudo..., Pseudo...

Vorsilbe mit der Bedeutung: falsch; unecht, vorgetäuscht; Beispiele: → *Pseudoprogenie;* → *Pseudotumor.*

Pseudoprogenie

unechte → *Progenie*; sie entsteht, wenn der Unterkiefer normal entwickelt, der Oberkiefer jedoch unterentwickelt ist; z.B. durch Wachstumshemmung.

Pseudotaschen

Zahnfleischverdickungen (→ *Hyperplasie)*, die eine Zahnfleischtasche vortäuschen.

Pseudotumor

Scheintumor; Scheingeschwulst; Zustand, bei dem nur die → *Symptome eines* → *Tumors* vorliegen.

Psyche

die Seele; Gegensatz: der Körper.

Psychiater

Facharzt für → *Psychiatrie.*

Psychiatrie

Teilgebiet der Medizin, das sich mit der Erkennung und Behandlung von seelischen Störungen und Geisteskrankheiten befasst.

psychisch

seelisch; geistig; die → *Psyche* betreffend; Gegensatz: → *physisch* und → *somatisch.*

psychogen

in der → *Psyche* liegend; in der Psyche begründet.

Psychologie

Wissenschaft vom Seelenleben; → *Psyche.*

Psychopath

eine Person, die zu abnormalem Verhalten neigt; Merkmale: "himmelhoch jauchzend, zu Tode betrübt"; übertriebene Geltungssucht.

Psychopharmaka

auf die → *Psyche* wirkende Arzneimittel; Beispiel: → *Tranquilizer.*

Psychose

eine seelische Störung; eine Geisteskrankheit; Beispiel: *Schizophrenie* (wörtlich: Spaltungsirresein) mit Wahnideen und starkem Zerfall der Persönlichkeit.

Psychosomatik

Lehre von den Wechselwirkungen von → *psychischen* und → *somatischen* (körperlichen) Vorgängen bzw. Krankheiten.

Psychotherapie

Behandlung seelischer Krankheiten durch Bewusstmachen von verdrängten Konflikten und frühkindlichen traumatischen Erlebnissen.

Ptyalin

→ *Alpha-Amylase.*

Ptyalismus

andere Bezeichnung für: → *Hypersalivation.*

Pubertät

Zeit des Eintritts der Geschlechtsreife.

Pulmo

die → *Lunge.*

Pulmonalklappen

→ *Taschenklappen.*

Pulpa

(Mehrzahl: die *Pulpen*), das → *Zahnmark.* Man unterscheidet → *Kronenpulpa* und → *Wurzelpulpa* (Abb.).

Die höchste Erhebung der Kronenpulpa nennt man Pulpahorn.

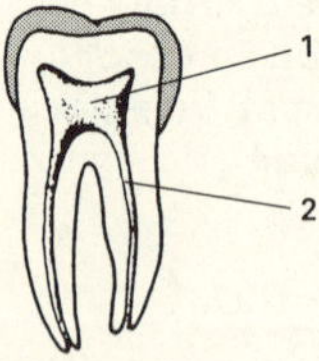

Abb.: Pulpa (Zahnmark)

1 = Kronenpulpa
2 = Wurzelpulpa

Pulpaamputation

Entfernen der Kronenpulpa; → *Amputation.*

Pulpagangrän

→ *Pulpitis gangraenosa.*

Pulpagranulom

(auch: *internes Granulom*), Bildung von → *Granulationsgewebe* bei → *chronischer* → *Pulpitis* innerhalb der geschlossenen Pulpahöhle.

Pulpahorn

(auch: *Pulpahöcker*), höckerartige Fortsätze der Kronenpulpa, die unter dem Höcker der Zahnkrone liegen.

Pulpakavum

Pulpahöhle; Pulpakammer; vom → *Dentin* umschlossener Raum der Kronenpulpa (mit Pulpadach und Pulpaboden).

Pulpapolyp

Wucherung von → *Granulationsgewebe* bei → *chronischer* → *Pulpitis* in der eröffneten Pulpahöhle (häufig bei Kindern).

Pulpaüberkappung

medikamentöse Behandlung der → *Pulpa,* z.B. mit → *Calciumhydroxid,* beispielsweise bei → *Caries profunda.*

Man unterscheidet:
1. *indirekte* Pulpaüberkappung bei geschlossener Pulpahöhle; BEMA-Abk.: Cp;

2. *direkte* Pulpaüberkappung bei eröffneter Pulpahöhle; BEMA-Abk.: P.

Pulpitis

Entzündung der → *Pulpa*; die Pulpitis ist eine Folgeerkrankung der → *Karies* und hat seltener chemische oder → *traumatische* Ursachen.

Die *chronische* Pulpitis (*Pulpitis chronica*) verläuft langsam und häufig schmerzfrei.

Die *akute* Pulpitis *(Pulpitis acuta)* beginnt plötzlich und durchläuft je nach Art der Entzündung Phasen mit heftigen Schmerzen unterschiedlicher Schmerz-Qualität.

Pulpitis chronica

→ *chronische* Entzündung der → *Pulpa.*

Pulpitis gangraenosa

faulige Entzündung der abgestorbenen (toten) → *Pulpa;* Folgeerkrankung der Karies. → *Anaerobe* Bakterien verursachen eine feuchte → *Gangrän.* Wenn der Zahn → *trepaniert* ist, weicht der Gasdruck und damit der noch gering vorhandene Schmerz; mögliche Therapie: → *Ganggränbehandlung* oder → *Extraktion des Zahnes.*

Pulpitis hyperplastica

Entzündung mit Wucherung der → *Pulpa.*

Pulpitis partialis (acuta)

teilweise Entzündung der → *Pulpa;* (Kronenpulpa). Der Zahn ist durch → *Hyperämie* klopfempfindlich; minuten- bis stundenlanger Schmerz; mögliche Therapie: → *Vitalamputation.*

Pulpitis purulenta

eitrige Entzündung der → *Pulpa;* Folgeerkrankung der → *Karies* und der → *Pulpitis totalis acuta*; klopfende, lang andauernde Schmerzen, die durch Wärme noch verstärkt werden; mögliche Therapie: → *Exstirpation d*er Pulpa oder → *Extraktion* des Zahnes.

Pulpitis serosa acuta

→ *seröse* Entzündung der → *Pulpa;* plötzlich auftretende Entzündung mit Austritt von Serum in das Pulpagewebe.

Pulpitis totalis acuta

Entzündung des gesamten Pulpengewebes (→ *Pulpa*); in Richtung Ohr oder Schläfe ausstrahlende Schmerzen; mögliche Therapie: → *Exstirpation* der Pulpa.

Pulpitis ulcerosa

geschwürige Zahnmarkentzündung.

Puls

Blutwelle, vor allem in den → *Arterien* fühlbar.

Pulsfrequenz

→ *Herzfrequenz.*

Punktion

Entnahme von Blut oder anderen Flüssigkeiten aus Körperhöhlen durch Einstich einer Hohlnadel; Beispiele: Venenpunktion (→ *venöser Zugang*), Entlastungspunktion zum Abfluss seröser Flüssigkeiten und Probepunktion zur Entnahme von Gewebe für eine → *histologische* Untersuchung.

Punktwert

DM-Betrag, der regelmäßig zwischen Krankenkassen und Zahnärzteverbänden ausgehandelt wird. Der aus der Punktwert-Tabelle ersichtliche Wert für die einzelnen Kassen wird mit der → *Bewertungszahl* aus dem BEMA mulitipliziert. Daraus ergibt sich das Honorar für die Leistung.

Die Punktwerte für die einzelnen Leistungsgruppen sind unterschiedlich, z.B. PAR-Punktwert.

Pupille

kreisrundes Loch (Sehloch) in der Regenbogenhaut des → *Auges*; Öffnung, durch die Licht ins Auge fällt.

Pupillenreflex

(auch: Pupillenreaktion), Verengung der → *Pupillen* des → *Auges* bei Lichteinfall und deren Erweiterung bei Lichtmangel.

Pupillenstarre

fehlender → *Pupillenreflex*; Beispiel: bei → *Paralyse.*

purulent

eitrig; → *Pus.*

Pus

der → *Eiter*.

putrid

faulig; übelriechend.

PV

Abk. für: → *Pflegeversicherung*.

pV

Abk. nach BEMA: → *exkavieren* und *provisorischer Verschluss* einer → *Kavität.*

Pykniker

→ *Konstitution.*

pyo..., Pyo...

Vorsilbe mit der Bedeutung von: Eiter-; Beispiel: → *pyogen.*

pyogen

eitererzeugend.

Pyokokken

eitererregende Kugelbakterien, vor allem → *Streptokokken* und → *Staphylokokken.*

Pyozyaneus

(auch: *Pseudomonas aeruginosa),* Stäbchenbakterien, die Wundinfektionen mit grün-türkisfarbenem Wundsekret und stechend-süßlichem Geruch verursachen.

pyrogen

Fieber erzeugend.

Quaddel

juckende Anschwellung mit Blasenbildung; Ursachen: Insektenstich oder nach → *intrakutaner* → *Injektion,* z.B. bei einem Allergietest.

Quadrant

1. Viertelkreis;
2. in der Zhk.: die Hälfte eines Kiefers; Viertel eines Gebisses.

Qualifikation

Ausbildung, Beurteilung, Fähigkeit, Eignung.

Qualitätssicherung

ein Begriff aus der → *Röntgenverordnung* (§ 16 RöV): Kontrolle der Richtigkeit und Genauigkeit der Untersuchung von Menschen mit Hilfe von Röntgeneinrichtungen. Vorgeschrieben sind die → *Abnahmeprüfung* (bei Inbetriebnahme durch den Hersteller bzw. Lieferanten in Verbindung mit einem Sachverständigen, z.B. des TÜV), die → *Konstanzprüfung* (durch den Praxisbetreiber).

quantitativ

mengenmäßig; zahlenmäßig; Beispiel: quantitative Untersuchung der Blutkörperchen.

Quarantäne

(auch Isolierung), Absonderung von → *infektiösen* Menschen bzw. Tieren. Die Quarantäne ist eine *prophylaktische* Maßnahme zur Verhinderung einer → *Epidemie.*

Quartal

Vierteljahr.

Quecksilber

chemisches Element; Zeichen Hg *(Hydrargyrum)*, einziges Metall, das bei Raumtemperatur flüssig ist. Quecksilber muss in verschlossenen Behältern aufbewahrt werden, da es bereits bei Raumtemperatur verdampft.

Quecksilberdämpfe sind giftig!

Quick-Test

Test zur Ermittlung der sogenannten Thromboplastinzeit (TPZ-Test), Blutgerinnungstest – benannt nach dem amerikanischen Arzt *A. J. Quick.* Gemessen wird die Zeit bis zum Beginn der → *Blutgerinnung.*

Der Quick-Test wird zur Überwachung der Blutgerinnungszeit bei Patienten mit → *Antikoagulanzien-Behandlung,* z.B. mit *Marcumar,* durchgeführt; andere Methode: → *INR.*

Quickwert

Ergebnis des → *Quick-Tests.* Der Quickwert ist im “Ausweis über die Behandlung mit Antikoagulantien” eingetragen; Normalwert: etwa 100%, Gerinnungszeit (Stoppuhr) 17 bis 20 Sek.

Anstelle des Quickwertes kann auch die → INR ermittelt werden.

Quigley-Hein-Index

→ *Plaque-Index* nach Quigley-Hein; ein Test, der den Umfang der Ausbreitung von Zahnbelägen an den Zahnflächen dokumentiert (6 Bewertungsgrade).

Dokumentiert wird die Ausbreitung der Plaque an bestimmten Flächen, z.B. → *vestibulär,* → *oral* oder → *approximal.* Verbessert sich bei einer Kontrolluntersuchung der Zustand der Mundhygiene, wird eine andere Fläche, z.B. → okklusal, getestet; → *Index.*

R.

Abk. für: → *Ramus (Ast).*

Rachen

(Pharynx), mit Schleimhaut ausgekleideter Muskelschlauch. Der Rachen schließt an die Mund- und Nasenhöhle an und führt bis zum Eingang in die Luft- und Speiseröhre. Man unterscheidet drei Abschnitte:
- oberer Rachenraum *(Epipharynx)*,
- mittlerer Rachenraum *(Mesopharynx) und*
- unterer Rachenraum *(Hypopharynx)*.

Rachitis

(auch: *englische Krankheit*), Vitamin-D-Mangelkrankheit; Rachitis wird durch einen Mangel an ultravioletter Strahlung verursacht, da diese Strahlung die Vitamin-D-Aktivität auslöst; Folgen: Zahn- und Knochenveränderungen wie Schmelz-Hypoplasie (→ *Hypoplasie)* und Verformung des Skeletts.

Rachitisprophylaxc

Vorbeugung *(Prophylaxe)* gegen → *Rachitis;* Beispiel: Verabreichung von Vitamin D.

radikal

bis auf die Wurzel; gründlich; von Grund auf.

radikulär

an der (Zahn-)Wurzel, eine Wurzel betreffend; zu einer Wurzel gehörend; Beispiel: radikuläre → *Zyste*.

Radioaktivität

Freiwerden von Strahlen infolge des Zerfalls von Atomkernen; → *Strahlung*.

Radiologie

Lehre von den Strahlen, insbesondere den → *Röntgenstrahlen* und ihrer Anwendung.

Radix

die Wurzel: Ursprungsstelle eines → *Organs*; Beispiel: *Radix linguae* (Zungenwurzel).

Radixanker

Wurzelstift mit Schraubgewinde; Verwendung: Schraubenaufbau zur Stabilisierung eines → *Stiftaufbaus*. Der Radixanker wird im Wurzelkanal des → *devitalen* Zahnes befestigt.

Radix dentis

die → (Zahn-)*Wurzel;* im Kieferknochen verankerter Teil des Zahnes.

Radix relicta

zurückgelassene Zahnwurzel; Wurzelrest (nach Zahnentfernung).

Ramifikation

Verästelung; Beispiel: Ramifikation von Wurzelkanälen oder Nerven.

Ramus

(Abk.: R; Mehrzahl: *Rami;* Abk.: *Rr*), Ast; Zweig; Ast eines Nervs oder eines Gefäßes; Beispiel: → *Ramus mandibulae*.

Ramus mandibulae

der aufsteigende Ast des Unterkiefers; → *Ramus;* → *Mandibula;* → *Unterkieferäste*.

Ranula

"Froschgeschwulst"; → *Zyste* im Ausführungsgang der Unterzungenspeicheldrüse *(Glandula sublingualis):* Aussehen: rundliche bläuliche Schwellung im Mundboden.

Raphe

entwicklungsbedingte Hautnaht, z.B. an der Gaumenschleimhaut.

Raphemedianebene

gedachte → *sagittale* Ebene durch die → *Raphe palatina*; sie dient zur Festlegung der Mitte des Oberkiefers.

Raphe palatina

Gaumenleiste; die Raphe palatina verläuft in der Mitte des Gaumens in → *sagittaler* Richtung und ist oft wulstförmig. An ihrem vorderen Ende befindet sich die Papilla incisiva. Unter der Raphe liegt die knöcherne Verwachsungsstelle der OK-Gaumenfortsätze und der Gaumenbeine.

rapide

sehr schnell; blitzartig.

Raspatorium

chirurgisches Instrument zum Abschieben der Knochenhaut.

re..., Re...

Vorsilbe mit der Bedeutung von: zurück, wieder, noch einmal; Beispiele: → *Reanimation;* → *Reimplantation.*

Reamer

(sprich: *riemer*; von *to ream*, engl. = reiben, ausreiben) Handinstrument zur Erweiterung des Wurzelkanals.

Reanimation

(sprich: *re-animation)*, Wiederbelebung; Maßnahmen zur Wiederingangsetzung von lebenswichtigen Körperfunktionen (→ *Vitalfunktionen);* Beispiel: → *Herz-Lungen-Wiederbelebung;* → *Notfall;*

Reanimation wird durchgeführt beim bewusstlosen Patienten mit Atemstillstand. Dabei ist die → *ABC-Regel* zu beachten.

Reanimation kann erfolgen durch die → *Ein-Helfer-Methode* oder (besser) → *Zwei-Helfer-Methode.*

Erfolgskontrolle bei der Reanimation durch Tasten des → *Karotispulses.* Ist die Wiederbelebung erfolgreich, setzen Atmung und Herz-Kreislauf-Funktion wieder ein.

Rebasierung

Erneuerung der → *Basis;* Unterfütterung von → *Prothesen.*

Recall-System

(sprich: *rikol-sistem)*, Rückrufsystem; Wiederbestellsystem für Patienten innerhalb eines bestimmten Zeitabschnitts; Beispiel: nach einem halben Jahr, z.B. nach → *parodontal-chirurgischer* → *Therapie.*

Rechtwinkel-Technik

eine Aufnahmetechnik (neben der → *Parallel-Technik* und → *Halbwinkel-Technik)* bei intraoralen Röntgenaufnahmen mit Mundfilmen.

Bei dieser Technik soll der → *Zentralstrahl* im rechten Winkel (90°) auf die Filmebene auftreffen. Die Filmebene wird (im Gegensatz zur Parallel-Technik) *nicht parallel* zur Zahnachse ausgerichtet (ein starr mit dem Röntgentubus verbundener Filmhalter ist erforderlich).

Bei dieser Technik wird der Zahn *maßstäblich* dargestellt.

Reduktion

(auch: Desoxidation), Zurückführung; Verringerung; chemischer Entzug von Sauerstoff aus einer chemischen Verbindung bzw. Einführung von Wasserstoff in eine chemische Verbindung; Gegensatz: → *Oxidation.*

reduzieren

vermindern; → *Reduktion;*
1. einem chemischen Stoff Sauerstoff entziehen;
2. (aus der Zhk.:): reduzierte Bezahnung.

reflektieren

zurückstrahlen; Beispiel: Reflektieren von Strahlen (Lichtstrahlen; Röntgenstrahlen); Gegensatz: → *absorbieren.*

Reflektor

Hohlspiegel (hinter einer Lichtquelle); Rückstrahler.

reflektorisch

durch einen → *Reflex* bedingt; Beispiel: der Schluckvorgang erfolgt reflektorisch durch Berührung des weichen Gaumens.

Reflex

unwillkürliche (nicht dem Willen unterworfene) Muskelbewegung;

Beispiel 1: der Lidreflex (das Augenlid schließt sich automatisch bei Berührung des Augapfels);

Beispiel 2: Würgreflex (durch Berühren des weichen Gaumens bzw. der Rachenwand);

Beispiel 3: → *Pupillenreflex.*

Regelbiss

→ *Neutralbiss.*

Regelkreis

(auch: Rückmeldekreis):
Beispiel 1: Wird einem Patienten das Schilddrüsenhormon zugeführt, sinkt die Produktion des Hormons, das die Schilddrüse zur Funktion anregt (das sogenannte TSH = *Thyreoidea-stimulierendes Hormon* der → *Hypophyse);*

Beispiel 2: Steigt der CO_2-Gehalt im Blut, so erfolgt eine Rückmeldung an das Atemzentrum im Gehirn; Ergebnis: Die Atmung wird tiefer.

Regeneration

Wiederherstellung; Erneuerung; Beispiel: Die Keimschicht der (Ober-)Haut bildet neue Hautzellen als Ersatz für abgenutzte Zellen und bei der Wundheilung. Dadurch regeneriert sich die Haut laufend; Gegensatz: → *Degeneration.*

Region

Gebiet; Bezirk; Umgebung; Beispiel: Hals-Rachen-Region.

regional

gebietsweise; einen bestimmten Bereich *(Region)*, z.B. Körperteil, betreffend.

Regionalanästhesie

→ *Anästhesie.*

Registrierung

Verfahren der Zahntechnik, um die Lage des OK zur Schädelbezugsebene und zum Kiefergelenk auf den Artikulator zu übertragen; → *Bissregistrierung*.

Die Lage des OK zum Kiefergelenk wird durch den Gesichtsbogen festgelegt. Mit Hilfe des Übertragungsbogens erfolgt die Einstellung der Scharnierachse am Artikulator.

Regress

Entschädigung; Ersatz; Rückgriff (auf etwas); Ersatzanspruch (eines Geschädigten).)

regulär

üblich; der Regel entsprechend; vorschriftsmäßig; Gegensatz: → *irregulär.*

Regulation

Regelung; selbsttätige Anpassung an veränderte Umweltreize; Beispiele: → *Thermoregulation* des Körpers.

Regulierung

Einrichten nach einer Norm (einem Maß); Beispiel: → *Kieferregulierung;* → *Regulation.*

Rehabilitation

Maßnahmen zur Wiedereingliederung von Kranken oder Behinderten; Beispiel: berufliche oder soziale Rehabilitation.

Reimplantation

(sprich: *re-implantation*; auch: *Replantation)*; Rück- oder Wiedereinpflanzung eines Zahnes, der durch Verletzung gelockert, durch Unfall ausgestoßen oder für die Dauer einer Wurzelbehandlung extrahiert wurde.

Reinfektion

(sprich: *re-infektion*), Wiederansteckung; erneute Ansteckung mit dem gleichen Krankheitserreger (nach Ausheilung).

Reiz

alles, was auf Zellen, Gewebe bzw. Organe einwirkt. Man unterscheidet:

- *physikalische* Reize: Beispiele: Licht, Wärme;
- *chemische* Reize: Beispiel: Säuren;
- *elektrische* Reize: elektrischen Strom.

Reizdentin

(auch: *Sekundärdentin)*, das auf einen äußeren Reiz von den → *Odontoblasten* gebildete neue Dentin; → *Pulpaüberkappung.*

Reizstromtherapie

→ *Elektrotherapie.*

Rekontamination

erneute Verschmutzung durch Krankheitskeime oder durch radioaktive Strahlen; → *Kontamination.*

Rekonvaleszenz

Genesungs-(zeit); Zeit nach einer überstandenen Krankheit bis zur vollständigen Wiederherstellung.

rektal

(auch: *anal;* auch: *rectal),* zum → *Rektum* (Mastdarm) gehörend; durch den Mastdarm erfolgend; Beispiel: rektale Messung der Körpertemperatur.

Rektum

(auch: Rectum), Mastdarm, Kurzbezeichnung für: *Intestinum rectum (→ Mastdarm);*

Endabschnitt des → *Dickdarms.*

Relation

Beziehung; Verhältnis.

Relaxation

Entspannung (der Muskeln); Erschlaffung; Beispiel: Muskelrelaxation durch Muskelrelaxantien, z.B. *Curare*, während der → *Kombinationsnarkose*.

rem

Abk. für: *Roentgen equivalent dosis for men;* frühere Einheit der → *Äquivalentdosis* (Einheit des Strahlenschutzes); jetzt: → *Sievert (*Sv); 1 rem = 0,001 Sv = 0,01 J/kg (Joule je Kilogramm).

Remineralisation

Wiederaufbau von Zahnhartgewebe; Beispiele: Remineralisation bei erneuter Einlagerung von → Calciumphosphaten den Zahnschmelz oder durch die Bildung von → *Sekundärdentin* nach → *Caries-profunda*-Behandlung.

Remineralisierung

→ *Remineralisation.*

Remontage

(sprich: *remongtasch;* franz.), Wiedereinsetzen; Beispiel: Remontage einer fertigen → *Prothese* in einen → *Artikulator* zur Korrektur der → *Artikulation.*

Remotivation

in der Zhk.: Wiederholung und Verstärkung der Motivation zu intensiver Mundhygiene.

Ren

(Mehrzahl: *renes),* die → *Niere.*

Rentenversicherung

→ *Sozialversicherung.*

reparabel

zu behebender (Schaden); Gegensatz: *irreparabel.*

Replantation

→ *Reimplantation.*

reponieren

einrenken; einrichten; Beispiel: reponieren eines verrenkten Gelenkes.

Reposition

das Wiedereinrichten; das Einrenken; Beispiele: Reposition einer Unterkiefer-Fraktur oder eines Gelenkes nach → *Luxation*; Beispiel: Reposition des Kiefergelenks.

Resektion

(auch: *Ektomie*), operative Entfernung (Ausschneiden) eines erkrankten → *Organs* oder Körperteils; Beispiel: Wurzelspitzenresektion *(Apektomie).*

Resektionsprothese

→ *Defektprothese.*

resistent

widerstandsfähig; → *Resistenz.*

Resistenz

1. anlagebedingte Widerstandsfähigkeit des Körpers gegen Krankheiten; → *Immunität*; Beispiel: Widerstandsfähigkeit des Körpers gegen → *Mikroorganismen;*

2. Widerstandsfähigkeit von Krankheitserregern gegen Bekämpfungsmaßnahmen; Beispiel: Resistenz von Bakterien gegen bestimmte → *Antibiotika.*

Resonanz

Mitschwingen bei von Schallwellen angeregten Körpern; Beispiel: Resonanz der Luft in den Nasennebenhöhlen.

resorbieren

aufsaugen; aufnehmen; Beispiele:

1. von Arzneimitteln oder Nährstoffen über die Verdauungsorgane, Haut oder Schleimhaut in die Blutbahn;

2. von Blut oder → *serösen* Flüssigkeiten in Körperhöhlen oder Geweben;

3. in der Zhk.: auflösen von

- *Knochen- und Zahngeweben*, insbesondere von Milchzahnwurzeln;
- *"Fremdkörpern"* oder von resorbierbarem Material wie → *Catgut* oder einem Gelatineschwämmchen (zur → *Tamponade).*

Resorption

Stoffaufnahme, z.B. Resorption von gelösten Nährstoffen, die im Darm ins Blut aufgenommen (resorbiert) werden.

Respiration

die → *Atmung* (Wechsel zwischen Ein- und Ausatmen).

Respirator

Gerät zur künstlichen → *Beatmung,* z.B. während der → *Narkose.*

Restauration, adhäsive

Kunststoff-Füllung (Composites), deren Haftung durch Vergrößern der Oberfläche am Schmelz verbessert wird. Dies wird durch → *Säure-Ätztechnik* erreicht.

restaurativ

wiederherstellend; erneuernd; Beispiel: Mit der restaurativen (konservierenden) Zahnheilkunde können Zähne erhalten werden.

restaurieren

wiederherstellen; Beispiel: Legen einer Zahnfüllung.

Retainer

(sprich: *ritäiner;* engl.), festsitzendes kieferorthopädisches Retentionsgerät für die unteren Frontzähne; → *Retention.*

Retention

Zurückhaltung; in der Zhk.:

1. nicht erfolgter Durchbruch eines annähernd richtig gelegenen Zahnes; mögliche Ursache: Keimverlagerung;

2. festhaltende Maßnahmen oder Vorrichtung; Beispiele: Unterschnitte beim Präparieren einer Füllung; Vorrichtung an Halteelementen bei → *Prothesen;*

3. in der KfO.: das Bewahren (Halten) der Biss-Situation nach der → *Korrektur* von Stellungsanomalien; Zweck: um ein → *Rezidiv* zu vermeiden.

Retentionsstellen

→ *Prädilektionsstellen.*

Retentionszyste

→ *Zyste* der Speicheldrüsen; Ursache: durch → *Sekretstau* bei Verschluss eines Ausführungsganges entstanden.

retikuläres Bindegewebe

netzförmiges Bindegewebe, z.B. in Lymphknoten und im Knochenmark. Retikulumzellen bilden Abwehrzellen, z.B. → *Histiozyten.*

Retikulum

(auch: endoplasmatisches Retikulum): netzartiges System aus Bläschen und Kanälen in der → *Zelle.*

Das Retikulum ist der Ort, an dem körpereigenes Eiweiß produziert wird, z.B. zur Bildung von Antikörpern (Eiweißsynthese).

Retikulumzellen

netzartig verzweigte Bindegewebszellen, Blutstammzellen im Knochenmark und in den lymphatischen Organen; → *Blutbildung.*

retinieren

zurückhalten; → *Retention.*

Retraktion

Zurückziehung; Schrumpfung; Verkürzung; Beispiel: Retraktion der → *Gingiva* bei Verwendung von → *Retraktionsringen* bzw. *Retraktionsfäden.*

Retraktionsringe

(und Retraktionsfäden), Hilfsmittel zum Offenhalten des → *Gingivalsulcus;* Zweck: zur besseren Darstellung der Präparationsgrenze bei Abdrucknahme und zum Abdrängen von störendem Zahnfleisch beim Legen einer Füllung.

retro-

Vorsilbe mit der Bedeutung: hinten; Beispiel: → *retrograd.*

Retrognathie

→ *saggitale* Entwicklungsstörung von Ober- und Unterkiefer; man unterscheidet:

1. mandibuläre Retrognathie = zurückstehender Unterkiefer;
2. maxilläre Retrognathie = zurückstehender Oberkiefer;

→ *Progenie*; → *Prognathie*.

retrograd

rückläufig; rückwärts gerichtet; Beispiel: retrograde Wurzelfüllung, d.h. Verschluss des behandelten Wurzelkanals über die Wurzel, z.B. nach Wurzelspitzenresektion;
Gegensatz: → *orthograd*.

Retromolar

→ *Distomolar*.

retroperitoneal

hinter dem → *Bauchfell* (außerhalb des Bauchfells liegend).

Retrusion

→ *sagittale* Biss- und Kieferanomalie; Rückstand (der Zähne), Zurückstehen; Beispiel: Retrusion der Oberkiefer-Frontzähne; Gegensatz: → *Protrusion*.

Revelator

→ *Plaque-Indikator*.

reversibel

umkehrbar; rückgängig zu machen; Beispiel: reversible Abformmaterialien, z.B. Hydrokolloide, können nach dem Aushärten wieder in den plastischen Zustand zurückgeführt werden; Gegensatz: → *irreversibel*.

Rezept

(Abk.: Rp.; auch: Verordnungsblatt), schriftliche Anweisung des Arztes an den Apotheker (lat.: *recipe* = nimm!).

rezeptieren

ein → *Rezept* ausstellen.

Rezeption

Empfang in einer Praxis oder einem Hotel.

Rezeptoren

Organe zur Aufnahme von Sinnesreizen; Beispiel: Schmerzrezeptoren der Haut.

Rezession

→ *lokalisiert* freiliegender Zahnhals; nicht entzündliche → *Parodontopathie*.

rezessiv

zurücktretend; nicht in Erscheinung tretend; verdeckt; Beispiel: rezessive (verdeckte) Erbfaktoren; Gegensatz: → *dominant*.

rezidiv

→ *rezidivierend*.

Rezidiv

Rückfall; erneutes Auftreten (einer Krankheit); Beispiel: Kariesrezidiv.

rezidivierend

(auch: *rezidiv*), wiederkehrend; wiederauflebend (auf Krankheiten bezogen).

Rh+

Abk. für: → *Rhesus(faktor)* positiv.

rh–

Abk. für: → *Rhesus(faktor)* negativ.

Rhagade

Hautriss, z.B. am Mundwinkel; Schrunde.

Rhaphe

(auch: Raphe) Naht; Nahtlinie; Beispiel: → *Rhaphe palatina*.

Rhaphe palatina

in der Mitte des Gaumens verlaufende Schleimhaut-Längsfalte. Die *Rhaphe palatina* geht in die → *Papilla incisiva* über.

Rhesusfaktor

beschreibt ein erbliches Merkmal (Rhesus-Antigen) der → *Erythrozyten*. Besitzen Erythrozyten einer Blutgruppe dieses Rhesus-Antigen, so nennt man dieses Blut *Rhesus-positiv* (Rh+). Besitzen die Erythrozyten kein Rhesus-Antigen, so nennt man dieses Blut *Rhesus-negativ* (rh-). Durch Kontakt von "Rh+"-Blut mit "rh-"-Blut entstehen Rhesus-Antikörper, die zur Agglutination führen.

rhythmisch

in gleichmäßigen Zeitabständen erfolgend; Beispiele: Atmung und Puls.

RI

Abk. nach BEMA: → *Reimplantation* eines Zahnes ggf. einschließlich einfacher → *Fixation* an den benachbarten Zähnen.

Ribonukleinsäure

(Abk.: RNS, auch: RNA), im → *Zytoplasma* befindlicher Stoff, der an der Eiweißsynthese und an der Übertragung von Erbinformationen beteiligt ist.

Ribosomen

kleine Körnchen im Zellplasma und am endoplasmatischen → *Retikulum* anhaftend.

In den Ribosomen wer-den die genetischen Informationen abgelesen und arteigene Eiweißstof-fe hergestellt (Eiweißsynthese).

Riegel

→ *Verankerungselement* an einer → *Teilprothese*, das mit einem beweglichen Schieber oder Bolzen ausgestattet ist.

Der Schieber bzw. Bolzen befindet sich am herausnehmbaren Teil der Prothese, z.B. an der Sekundärkrone. Er kann vom Patienten in eine Aussparung am festsitzenden Ankerteil, z.B. der Primärkrone, geschoben oder eingeschwenkt werden.

Rikettsien

→ *gramnegative* virusähnliche → *Mikroorganismen*.

Ringabformung

→ *Abformung* eines Zahnes nach der Präparation für eine Krone, z.B. mittels Kupferring und → *Kerr.*

Rippen

(Costae), 12 schmale, flache und paarig angelegte Knochen. Je ein Rippenpaar ist gelenkig mit einem der 12 Brustwirbel und knorpelig mit dem → *Brustbein* verbunden.

Rippenfell

Teil des → *Brustfells (Pleura),* an den Rippen des Brustkorbs anliegende seröse Haut.

Riva-Rocci

(Abk.: RR), nach dem italienischen Arzt *Scipione Riva-Rocci* (1863 bis 1937) benannte Methode der unblutigen Messung des arteriellen → *Blutdrucks.*

Die Abkürzung RR steht für: → *Riva Rocci* und ist die übliche Abkürzung für → *Blutdruck;* Beispiel: RR 120/60.

RME

Abk. für: Rhaphemedianebene (→ *Rhaphe).*

RNA

engl. Abk. für: *Ribonucleid Acid (→ Ribonukleinsäure).*

RNS

(auch: → *RNA),* Abk. für: → *Ribonukleinsäure.*

Rö

Abk. nach BEMA: *Röntgendiagnostik* der Zähne.

Röhrenknochen

Knochen (→ *Knochenarten),* die aus zwei → *Epiphysen* und einer → *Diaphyse* aufgebaut sind.

Die → *Epiphysenfuge* der Röhrenknochen ermöglicht das Längenwachstum.

Röntgenaufnahmetechniken

(in der Zhk.):
1. *intraorale* Aufnahme: Beispiel: → *Bissflügelaufnahme;* Film im Mund (Mundfilm); Röntgentubus außerhalb des Mundes (→ *Tubus*);
→ *Halbwinkel-Technik*;
→ *Parallel-Technik*;
→ *Rechtwinkel-Technik*;

2. extraorale Aufnahme: Beispiel: → *Panoramaaufnahme;* → *Fernröntgenaufnahme*; Film und Röntgentubus befinden sich außerhalb des Mundes.

Röntgenologie

Wissenschaft über die Anwendung der → *Röntgenstrahlen;* entdeckt von dem deutschen Physiker *W. C. Röntgen* (1845 bis 1923); → *Digitales Röntgen.*

Röntgenoskopie

Durchleuchtung mit → *Röntgenstrahlen.*

Röntgenstatus

→ *intraorale* Zahnfilme (10 bis 12 Aufnahmen) von allen Zähnen, nach Entwicklung systematisch geordnet und katalogisiert.

Röntgenstrahlen

kurzwellige, unsichtbare Strahlen mit hohem Durchdringungsvermögen; Verwendung: zur → *Diagnostik* und Strahlenbehandlung.

Röntgensummationseffekt

Eigenschaft der → *Röntgenstrahlen,* ihre Wirkung im menschlichen Körper zu speichern (summieren). Daher → *Röntgenverordnung* beachten!

Röntgenverordnung

(Abk.: RöV), Verordnung vom 1.1.1988 zur Vermeidung von Strahlenschäden.

Root Planing

(sprich: *ruht pläning;* engl.), Wurzelglättung; Bearbeitung der Wurzeloberfläche im Rahmen einer → *Parodontalbehandlung.*

Rotation

Drehung; Drehbewegung; Beispiel: Rotation eines Einzelzahnes bei einer KfO-Therapie.

Röteln

→ *Infektionskrankheit.* Das Röteln-Virus wird durch Tröpfchen-Infektion übertragen. Röteln-Infektion einer Schwangeren verursacht meist eine → *Embryopathie.*

rotieren

drehen; Beispiel: rotierende Instrumente, z.B. Bohrer.

RöV

Abk. für: → *Röntgenverordnung.*

Rp.

Abk. für: → *Rezept.*

RR

Abk. für: → *Riva Rocci;* übliche Abkürzung für → *Blutdruck.*

Rubor

entzündliche Rötung der Haut. Der Rubor ist eines der fünf klassischen → *Entzündungszeichen.*

Rückbiss

→ *Distalbiss.*

Rückenmark

liegt im Wirbelkanal. Zwischen je zwei Wirbeln treten sensible Nerven ein und motorische Nerven aus.
Der sensible Nerv bringt Reize, z.B. aus der Haut, zum Rückenmark.
Der motorische Nerv leitet Bewegungsimpulse vom Rückenmark an die Skelettmuskeln.

rudimentär

nicht voll ausgebildet; verkümmert; zurückgeblieben; Beispiel: rudimentärer Zahn.

Rumpf

menschlicher Körper ohne Schädel und → *Extremitäten.*

Ruptur

Zerreißung eines Gefäßes oder eines Gewebes; Beispiel: Milzruptur.

RV

Abk. für: Rentenversicherung; → *Sozialversicherung*.

RVO

Abk. für: Reichsversicherungsordnung.

RVO-Kassen

frühere Bezeichn. für Primärkassen.

RWT

Abk. für: Rechtwinkeltechnik.

Saccharide

die → *Kohlenhydrate.*

Saccharose

(sprich: *Sacharose*), Rohrzucker; ein → *Doppelzucker.*

sagittal

in Pfeilrichtung, von vorne nach hinten; Beispiel: sagittale Biss- und Kieferanomalie → *Retrognathie*..

Sagittalachse

→ *Sagittalebene.*

Sagittalebene

(auch: Sagittalachse), den Körper (oder ein Organ) halbierende → *Ebene*, z.B. des Kopfes; eine Bezugsebene zur räumlichen Orientierung; → *sagittal.*

Saliva

der → *Speichel.*

Salivation

Speichelfluss; Speichelabsonderung (Speichelsekretion) wird ausgelöst durch unterschiedliche Reize (→ *Speichel*).

Der sezernierte (abgesonderte) Speichel ist

- beim Essen, beim Sehen von Speisen oder bei Vorstellung leckerer Speisen *dünnflüssig* und *enzymreich;*
- bei Aufregung ist er *viskös* ("Fäden ziehend").

Salmonellen

→ *gramnegative* bewegliche Stäbchenbakterien verursachen Darminfektionen wie *Salmonellose, Typhus, Paratyphus.*

Salmonellose

→ *Salmonellen.*

Salze

chemische Verbindungen, die durch → *Neutralisation aus* → *Säure* und → *Lauge* entstehen; Beispiel:

Natronlauge (NaOH) + Salzsäure (HCl) → Natriumchlorid (NaCl) und Wasser (H_2O).

Salze bestehen aus einem Metall, z.B. Natrium, und dem Säurerest einer Säure, z.B. Cl^-. Die Bezeichnung des Salzes ergibt sich (1.) aus der des Metalls und (2.) aus der Bezeichnung des Säurerestes; Beispiel: Natriumchlorid.

Die Salze der *Salzsäure* nennt man *Chloride.*

Die Salze der *Fluss-Säure* (wässrige Lösung von Fluorwasserstoff, HF) nennt man *Fluoride.*

Die Salze der *Schwefelsäure* nennt man *Sulfate.*

Die Salze der *Phosphorsäure* nennt man *Phosphate.*

Die Salze der *Kieselsäure* nennt man *Silikate.*

Die Werkstoffe Zement und Gips gehören zur Gruppe der Salze.

Samenzellen

(Spermien), männliche Keimzellen; sie werden in den männlichen → *Keimdrüsen* (Hoden) produziert.

Sandwich-Abformung

Abformmethode mit Zweikomponenten-Abformmaterial, wobei das dünnfließende Material direkt auf das im Abformlöffel befindliche zähplastische Material aufgebracht wird.

Sanguis

das → *Blut.*

Sanierung

Beseitigung einer Krankheit; in der Zhk.: → *systematische* Wiederherstellung gesunder Zahn-(Biss-)verhältnisse.

Saprophyten

→ *Mikroorganismen,* die auf abgestorbener → *organischer* → *Substanz* leben.

Sarkom

bösartige Geschwulst aus Bindegewebszellen, ein → *maligner* Tumor.

sauer

sauer reagierend; → *saure Reaktion.*

saure Reaktion

durch Überschuss an H^+-Ionen hervorgerufen; färbt Lackmuspapier *rot*; Beispiel: Säuren; → *pH-Wert* (pH unter 7); Gegensatz: → *alkalische Reaktion.*

Sauerstoff

gasförmiges Element (chem. Zeichen O_2), das sich mit vielen Stoffen verbindet (→ *Oxidation).*

Sauerstoff ist lebensnotwendig für den Stoffwechsel jeder Zelle. Bei Sauerstoffmangel (→ *Anoxie*) sterben Zellen und Gewebe ab. Bei Notfallpatienten daher → *ABC-Regel* beachten.

Saumepithel

Innenauskleidung der marginalen → *Gingiva.* Das Saumepithel ist nur wenig verhornt und empfindlich gegen mechanische und → *bakterielle* Angriffe. Es bindet die Gingiva an die Zahnoberfläche.

Säure

chemische Verbindung, die beim Lösen in Wasser H^+-Ionen abspaltet; → *Dissoziation;* Beispiele: Salzsäure (HCl), Schwefelsäure (H_2SO_4), Phosphorsäure (H_3PO_4).

Ein Maß für die Stärke einer Säure (und einer Lauge) ist der → *pH-Wert.* Er liegt bei Säuren zwischen 0 (sehr starke Säure, z.B. Salzsäure) und 6,9 (leicht saure Lösung, z.B. Speichel; Gegensatz: → *Lauge* (Base).

Wichtige Eigenschaften von Säuren:

- *färben Lackmus rot (→ Indikator),*
- ätzen z.B. Haut und Gewebe,
- *greifen Metalle an,*
- leiten den *elektrischen Strom.*

Säure-Ätztechnik

Verfahren, bei dem mit (30- bis 50-prozentiger) *Phosphorsäure* der Zahnschmelz angeraut wird. Auf die raue Oberfläche kommt → *Bonding,* das die Adhäsion zwischen Zahn und → *Composite*-Material erhöht.

SBI

Abk. für: → *Sulkus-Blutungs-Index.*

sc

subcutan = unter die Haut *(Cutis).*

Scaler

(sprich: *skeler;* engl.), sichelförmiges Zahnreinigungsinstrument mit schneidenden Kanten; Verwendung: zur Entfernung von → *supragingivalem* und → *subgingivalem* Zahnstein.

Schädel

(Cranium), knöcherner Teil des Kopfes (Kopfskelett). Man unterscheidet den Gehirnschädel und den Gesichtsschädel (Abb.).

Der Gehirnschädel schützt das Gehirn. Er wird gebildet durch das → *Stirnbein* → die beiden *Scheitelbeine,* das → *Hinterhaupt(s)bein,* die beiden → *Schläfenbeine* und das → *Keilbein.*

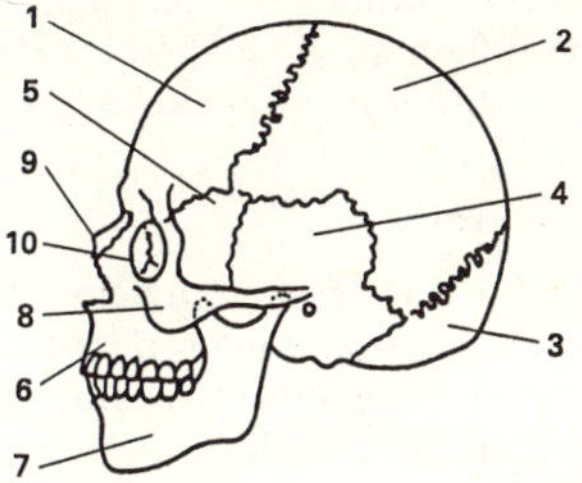

Abb.: Schädel

1 = Stirnbein	6 = Oberkiefer
2 = Scheitelbein	7 = Unterkiefer
3 = Hinterhauptsbein	8 = Jochbein
4 = Schläfenbein	9 = Nasenbein
5 = Keilbein	10 = Tränenbein

Der Gesichtsschädel schützt wichtige Sinnesorgane, z.B. das Auge. Er wird gebildet durch die beiden Oberkieferbeine, den → *Unterkiefer,* die beiden → *Jochbeine,* die beiden → *Gaumenbeine,* die beiden → *Nasenbeine,* die beiden → *Tränenbeine,* das → *Pflugscharbein* und das → *Siebbein.*

Schädelbasis

Boden (untere Ebene) des Gehirnschädels. Das Gehirn ruht auf der Schädelbasis.

Schädeldach

oberer Teil des Gehirnschädels.

Scheitelbein

(Os parietale), paarig angelegter Knochen am Schädeldach. Die Scheitelbeine sind durch die Pfeilnaht (→ *Sutura sagittalis* → *Knochennaht)* miteinander verbunden. Nach vorne haben sie über die Kranznaht eine Verbindung zum → *Stirnbein.*

Scherenbiss

normaler Überbiss; beim Scherenbiss überschneiden die oberen Frontzähne die unteren um etwa ein Drittel (s. Abb. Bissanomalie).

Schilddrüse

(Thyreoidea), liegt im vorderen und unteren Halsbereich, beidseitig vor der Luftröhre. Das Hormon der Schilddrüse enthält Jod. Das Schilddrüsenhormon (*Thyroxin*) steigert die Verbrennungsvorgänge im Körper und beschleunigt die Herztätigkeit.

Schläfenbein

(Os temporale), paarig angelegter Knochen. Das Schläfenbein schützt das Innenohr. Die Schläfenbeine bilden die Gelenkpfanne und die Gelenkhöcker für das → *Kiefergelenk.*

Schläfenmuskel

(Musculus temporalis), zieht vom Jochbogen zum Muskelfortsatz des Unterkiefers; Funktion: Kieferschließer; → *Kaumuskel.*

Schlagader

andere Bezeichnung für: → *Arterie.*

Schleim

(Mukus), Sekret, das von den Drüsen der → *Schleimhaut* abgesondert wird.

Schleimhaut

(Mukosa; Tunica mucosa), Schicht, die innere Organe, z.B. Magen, Darm, Gebärmutter, sowie Körperhöhlen wie → *Nasennebenhöhlen,* Mund- und Nasenhöhlen, sowie Brust- und Bauchhöhle, auskleidet.
Die Schleimhäute werden durch Drüsensekrete feucht gehalten. Den unterhalb der oberen Epithelschicht liegenden Anteil der Schleimhaut nennt man → *Subkutis.*

Schleimhauttransplantation

→ *Transplantation* von Gaumen- oder Wangenschleimhaut zur → *Gingivaextension.*

Schleimzyste

→ *Mukozele.*

Schlotterkamm

Bindegewebswucherung, die dem Kieferkamm beweglich aufliegt (*"schlottert"*) und den Halt der Prothese ungünstig beeinflusst; mögliche Ursache: schlecht sitzende Prothese. Durch die Entfernung des Schlotterkamms wird das Prothesenlager neu gestaltet (→ *präprothetische* Maßnahme).

Schluckauf

→ *Singultus.*

Schmelz

→ *Zahnschmelz* (Enamelum).

Schmelz-Dentin-Grenze

Übergangszone vom → *Zahnschmelz* zum → *Dentin* (Zahnbein).

Schmelzepithel

spezielle Epithelschicht (→ *Epithel),* die in der Entwicklung des Zahnes den Zahnschmelz bildet.

Schmelzhypoplasie

Unter- bzw. Fehlentwicklung des Zahnschmelzes in Form von Einsenkungen, insbesondere der mittleren Schneidezähne, z.B. bei → *Rachitis.*

Schmelzoberhäutchen

(Abk.: SOH), dünnes, sehr widerstandsfähiges Häutchen, das den Schmelz überzieht. Das Schmelzoberhäutchen ist wichtig für die Kariesabwehr.

Schmelzprismen

Kristalle aus → *Hydroxylapatit*; die Schmelzprismen bilden den →*Zahnschmelz.*

Schmelz-Zement-Grenze

Übergangszone vom → *Schmelz* zum → *Zahnzement* am → *Zahnhals.*

Schmerz

(Dolor), insbesondere durch die Erregung von → *Schmerzrezeptoren* (→ *Rezeptoren)* hervorgerufene komplexe Sinnesempfindung; Arten: bohrend, stechend, klopfend, brennend, lanzinierend (blitzartig), dumpf;

-, *fortgeleiteter*: Schmerz mit Ausbreitung innerhalb des betroffenen Nervs; Beispiel: Schmerzen im Bereich des *3. Trigeminus-Astes*;

-, *ischämischer*: Schmerz infolge Mangeldurchblutung (→ *Ischämie*); Beispiel: Schmerzen bei Herzinfarkt;

-, *viszeraler*: von einem inneren Organ ausgehender, sog. dumpfer "Eingeweideschmerz" (viszeral = die Eingeweide betreffend).

Schmerzausschaltung

→ Analgetikum.

Schmerzmittel

→ *Analgetikum.*

Schmerzrezeptoren

auf mechanische, thermische, chemische oder elektrische Schmerzreize ansprechende Zellen (Sinneszellen); → *Rezeptoren*; → *Schmerz.*

Schmierinfektion

indirekte → *Infektion;* bei Berührung von kontaminierten (verunreinigten) Gegenständen wie zahnärztlichen Instrumenten, Abdrücken oder Griffen kann man sich anstecken, insbesondere, wenn Verletzungen oder Hautwunden vorhanden sind; Beispiele: Übertragung von → *HIV*, Verschleppung und Übertragung von Infektionserregern durch Insekten (Zecken, Läuse, Fliegen); → *Infektionwege.*

Schneidezahn

(Dens incisivus); die Schneidezähne sind einwurzelig und gehören zusammen mit den Eckzähnen *(Canini)* zu

den Frontzähnen. Die Schneidezähne haben eine schaufelförmige Krone, die zum Zahnhals hin schmaler wird.

Die mittleren Schneidezähne des Oberkiefers sind breiter als die seitlichen. Die Schneidezähne des Unterkiefers sind kleiner als die des Ooberkiefers, die mittleren meist schmaler als die seitlichen.

Schneidezahnloch

→ *Foramen incisivum.*

Schock

(auch: *Kollaps)*, lebensbedrohlicher Zustand mit krankhafter Veränderung der Blutzirkulation und dadurch bedingter Mangeldurchblutung der Organe, u.a. des Gehirns.

O_2-Mangel im Gewebe und verminderter Abtransport von Stoffwechselprodukten verursachen eine Zellschädigung; mögliche Ursachen eines Schocks sind: starker Blutverlust, Herzversagen, → *Toxine,* Allergene (→ *Anaphylaktischer Schock),* → *Trauma* sowie → *Hypoglykämie.*

Zeichen eines Schocks (Schockzeichen) sind: Unruhe, Übelkeit, beschleunigte Atmung, Blässe, kalter und klebriger Schweiß, schneller und schwacher Puls, sinkender Blutdruck.

Schockbehandlung hat Vorrang!

Notfall! → *Notfallmaßnahmen*!

Schraubenaufbau

→ *Stiftaufbau.*

Schrittmacher

→ *Herzschrittmacher* (→ *Pacemaker).*

Schrödersche Lüftung

→ *Trepanation* des Kieferknochens, um den Abfluss von → *Eiter,* z.B. bei → *enossalem* Abszeß, zu ermöglichen.

Schutzimpfung

→ *Immunisierung.*

Schwangerschaft

(Gravidität), engl.: *pregnancy*, Zustand der werdenden Mutter vom Zeitpunkt der Befruchtung bis zur Geburt des Kindes; Dauer (durchschnittlich) 267 Tage (= 38 Wochen), das entspricht 9 1/2 Mondmonaten zu je 28 Tagen.

Schwangerschaftsvorsorge

→ *Vorsorge-Untersuchungen.*

Schwarz-Platte

→ *aktive* Platte; herausnehmbares KfO-Behandlungsgerät mit Schrauben und Drähten; die Schwarz-Platte trägt aktiv zur Änderung der Zahnstellung und Kieferform bei.

SchwbG

Abk. für: Schwerbehindertengesetz (Gesetz zur Sicherung der Eingliederung Schwerbehinderter in Arbeit, Beruf und Gesellschaft).

Schwebebrücke

Brücke, bei der sich zwischen → *Brückenkörper* und Alveolarschleimhaut ein Zwischenraum befindet. Dadurch wird die Mundhygiene im Bereich der Brücke erleichtert; Gegensatz: → *Basisbrücke.*

Sedativum

(Mehrzahl: *Sedativa*), Beruhigungsmittel.

sedieren

beruhigen; dämpfen (mit Hilfe eines → *Sedativums).*

Sediment

Bodensatz; Ablagerung; Beispiel: Harnsediment.

SeeKK

Abk. für: Seekrankenkasse (Krankenkasse für Seeleute); eine *Primärkasse*; → *Krankenkassen.*

Segelklappen

segelförmige → *Herzklappen* zwischen den Vorhöfen und Herzkammern.

Man unterscheidet die zweisegelige *Mitralklappe* (links) und die dreisegelige *Tricuspidalklappe* (rechts).

Sehnen

Ursprung und Ansatz eines Muskels am Knochen.

Sekret

(auch: *Exkret)*, der von Drüsen abgesonderte Stoff; Beispiele: Speichel, Galle, Magensaft, Schleim; Gegensatz: → *Exkremente.*

Sekretion

Stoffabgabe; Absonderung von → *Sekreten* durch Drüsen; Beispiel: Sekretion des Speichels durch die Speicheldrüsen.

sekretorisch

1. die → *Sekretion* betreffend;
2. Beschreibung für einen Nerv, der zur Sekretion anregt; Beispiel: der Vagusnerv (→ *Vagus)* regt die Speicheldrüsen an.

sekundär

an zweiter Stelle; nachfolgend; Gegensatz: → *primär.*

Sekundärdentin

Ersatzdentin oder → *Reizdentin.*

Sekundärheilung

verzögerte Wundheilung; Beispiel: Heilungsvorgang nach Wundinfektion, Wundeiterung und Abszessbildung; Gegensatz: → *Primärheilung.*

Sekundärkaries

an Füllungs- oder Kronenrändern erneut auftretende → *Karies* (nicht zu verwechseln mit → *Kariesrezidiv).*

Sekundärkrone

(auch: Außenteleskop) → *Teleskopkrone.*

Sekundärstrahlen

→ *Streustrahlen.*

semi..., Semi...

Vorsilbe mit der Bedeutung: halb; zur Hälfte; Beispiel: → *semipermeabel.*

semimaligne

halbbösartig, d.h. gutartig, jedoch zur Bösartigkeit neigend; Beispiel: Basaliom; → *Tumoren.*

semipermeabel

halbdurchlässig; einseitig durchlässig; Beispiel: → *Osmose ist* → *Diffusion* durch eine semipermeable → *Membran,* z.B. durch eine Zellwand.

senil

altersschwach; greisenhaft; Beispiel: Greisenzittern.

sensibel

empfindsam, empfindlich; Bezeichnung für einen Nerv, der Empfindung, z.B. Schmerzreize und Sinnesreize, an das Gehirn übermittelt.

Sensibilisierung

1. Steigerung der Empfindlichkeit;

2. Bildung von Antikörpern gegen → *Allergene.*

Sensibilität

Empfindlichkeit; Empfindung mit Hilfe von → *Rezeptoren* in Haut und Schleimhaut; Beispiel: Empfindung von Berührungs- und Schmerzreizen sowie von thermischen Reizen.

Sensibilitätsstörung

→ *lokale* oder generalisierte (→ *Generalisierung*) Störung der → *Sensibilität;* Beispiele für:

- *gesteigerte* Sensibilität: → *Hyperästhesie,* → *Hyperalgesie;*
- *verminderte* Sensibilität: → *Hypästhesie; Hypalgesie;*
- *falsche* Sensibilität (Missempfindung): → *Parästhesie.*

sensibler Nerv

(auch: sensorischer Nerv); Nerv, der Empfindungen im Körper aufnimmt und an das Gehirn weiterleitet (afferente Nervenbahn); Gegensatz: → *motorischer* Nerv.

sensorisch

(auch: → *sensibel),* die Sinnesorgane betreffend; Gegensatz: *motorisch.*

Separator

zahnärztliches Instrument zum Auseinanderdrängen von benachbarten Zähnen.

separieren

trennen; in der Zhk.:

1. Trennen beim Beschleifen von Kronen und → *Inlays;*
2. allmähliches Auseinanderdrängen von benachbarten Zähnen, z.B. mit Hilfe des → *Separators.*

Separierscheibe

Schleifscheibe, mit der z.B. approximale Kontaktflächen beschliffen werden können; Beispiele: Separieren von Zähnen oder Beschleifen bei der Präparation für eine Krone; → *Slice cut.*

Sepsis

sog. Blutvergiftung; Allgemeininfektion durch Verbreitung von Mikroorganismen (meist Bakterien, seltener Pilze oder Viren) von einem Herd aus in die Blutbahn (→ *Septikämie*); Symptome: u.a. hohes Fieber, Schüttelfrost, schlechtes Allgemeinbefinden; Gefahr eines septischen → *Schocks* durch → *Toxine* und septische Metastasen, z.B. Hirnabszess.

Septikämie

andere Bezeichnung für: → *Sepsis.*

septisch

nicht keimfrei; mit Keimen behaftet; Gegensatz: → *aseptisch.*

Septum

Scheidewand; Zwischenwand; Beispiele: → *interradikuläres* Septum (Knochenwand zwischen Wurzeln) und Herzscheidewand.

Sequester

abgestorbenes Knochenstück, das mit dem gesunden Knochen keine Verbindung mehr hat.

Sequestrotomie

operative Entfernung eines abgestorbenen Knochenstücks (→ *Sequester).*

seriös

ernsthaft, vertrauenswürdig (nicht zu verwechseln mit → *serös).*

serös

aus → *Serum* bestehend; Serum absondernd.

Serum

(Mehrzahl: Seren);
1. flüssiger Teil des → *Blutplasmas* (ohne → *Fibrinogen);*
2. Impfstoff, mit → *Antitoxinen* oder → *Antikörpern* durchsetzt (zur → *passiven* → *Immunisierung).*

Seuche

→ *Infektionskrankheit.*

sezernieren

absondern; ausscheiden; Beispiel: → *Sekrete* aus Drüsen oder offenen Wunden.

SGB V

Abk. für: → *Sozialgesetzbuch* V(fünf).

Sharpeysche Fasern

die Bindegewebsfasern der → *Wurzelhaut* zwischen Zahnwurzel (Zement) und → *Alveole*, benannt nach dem schottischen Anatom *William Sharpey* (1802 bis 1880). Die Fasern gewährleisten die "federnde" (elastische) Aufhängung des Zahnes in der Alveole.

Sialolith

→ *Speichelstein.*

siccus

trocken; nicht mit einem → *Exsudat* einhergehend; Beispiel: *Alveola sicca = "trockene" → Alveole,* d.h. Alveole ohne → *Koagulum;* → *Dry socket.*

Siebbein

(Os ethmoidale), grenzt die Nasenhöhle zum Gehirn ab. Das Siebbein ist die Durchtrittstelle für den Riechnerv.

Siebbeinzellen

(Cellulae ethmoidales), luftgefüllte, kleine Knochenkammern. Sie gehören zu den → *Nasennebenhöhlen.*

Sievert

(Sv), Einheit der → *Äquivalentdosis* (Dosisbegriff für den Strahlenschutz); 1 Sievert = 1 Sv = 1 J/kg (Joule je Kilogramm); früher: → *rem.*

Sigma

s-förmig gebogener Abschnitt des → *Dickdarms.*

signifikant

bezeichnend; bedeutsam; wesentlich; gesichert.

Silico-Phosphat-Zement

(auch: *Steinzement*), anorganischer Füllungswerkstoff für Milchzahnfüllungen und für Füllungen, die Kontakt haben mit Edelmetallen.

Das Pulver besteht aus einer Mischung des Silikat-Zement-Pulvers und Zinkoxid. Die Flüssigkeit ist Ortho-Phosphorsäure.

Silikat-Zement

anorganischer Werkstoff (→ *Salze) für Frontzahnfüllungen; das* Silikat-Zement-Pulver besteht aus Aluminium-, Calcium-, Beryllium- und Silicium-Oxiden. Die Flüssigkeit ist Ortho-Phosphorsäure (H_3PO_4).

Nachteile: Silikat-Zemente sind pulpenschädlich, nicht belastbar, waschen leicht aus und werden deshalb selten verwendet.

Silikone

irreversibel-elastische Abformmaterialien auf Silikon-(Kunststoff-)Basis. Man unterscheidet leichtfliessende, mittelfließende und schwerfließende Silikon-Abformmassen. Beispiele für Präparate: *Optosil-Xantopren, Blendascon, Silaplast-Silasoft.*

simplex

einfach; Beispiel: → *Herpes simplex.*

Simulant

einer, der eine Krankheit vortäuscht.

simulieren

eine Krankheit vortäuschen.

simultan

gleichzeitig stattfindend; Beispiel: → *Simultanimpfung.*

Simultanimpfung

gleichzeitige aktive und passive → *Impfung;* Beispiel: Tetanus-Simultanimpfung.

Singultus

sog. "Schluckauf", geräuschvolle Einatmung durch unwillkürliches, rasches Zusammenziehen des Zwerchfells bei gleichzeitigem Verschluss der Stimmritzen; meist vorübergehend und ohne pathologische Bedeutung.

sinister

(bzw.: *sinistra)*, links; Beispiel: *Arteria carotis sinistra* (linke Halsschlagader); Gegensatz: *dexter* (= rechts).

Sinnesorgane

nehmen Umweltreize auf, wandeln diese in elektrische Impulse um und leiten sie anschließend über sensible Nerven dem → *Großhirn* zu. Im Großhirn gibt es entsprechende Wahrnehmungszentren (z.B. Sehzentrum, Hörzentrum), in denen die Sinnesreize dem Menschen bewusst werden.

Zu den Sinnesorganen gehören:
- die → *Haut,*
- das Gehörorgan (Innenohr; → *Ohr),*
- das Gleichgewichtsorgan (Sitz im Innenohr; → *Ohr),*
- das Sehorgan (→ *Auge),*
- der Geruchssinn (→ *Nase*) und der
- Geschmackssinn (→ *Zunge).*

Sinus

Vertiefung; Hohlraum; Bezeichnung für luftgefüllte Höhlen in → *pneumatisierten* Knochen, z.B. *Sinus maxillaris.*

Sinus frontalis

Stirnbeinhöhle; → *Stirnhöhle.*

Sinusitis

(kurz: Nebenhöhlenentzündung), Entzündung der Schleimhaut einer → *Nasennebenhöhle.*

Sinusitis maxillaris

Entzündung der → *Kieferhöhle.*

Sinusknoten

natürlicher *“Schrittmacher”* des Herzens; wichtigstes → *Erregungsbildungszentrum.*

Sinus maxillaris

(auch: → *Antrum*), die → *Kieferhöhle*; auch Oberkieferhöhle.

Sinus sphenoidalis

die → *Keilbeinhöhle.*

Situation

augenblickliche Lage; Zustand; Stellung.

Situationsabformung

(auch: anatomische Abformung), Abformung mit Hilfe eines konfektionierten Abformlöffels.

Das Ergebnis der Situationsabformung ist das → *Situationsmodell.* Es dient der Planung von Behandlungen und als Arbeitsmodell.

sK

Abk. nach BEMA: Beseitigen *scharfer Zahnkanten*, störender Prothesenränder oder ähnliches, Ätzungen flächenhafter Milchzahn-Karies.

Skalpell

chirurgisches Messer.

Skelett

Knochengerüst; Knochengerippe; passiver → *Halte-* und *Bewegungsapparat.*

Skelettmuskeln

alle Muskeln, die der → *willkürlichen* Bewegung dienen; Beispiel: → *Kaumuskeln.* Die Skelettmuskulatur bildet den aktiven → *Halte-* und *Bewegungsapparat.*

Sklerose

“Verkalkung”; Verhärtung; Beispiel: *Arteriosklerose.*

Skorbut

Vitaminmangelkrankheit (→ *Avitaminose*) durch Fehlen von Vitamin C. Typische Symptome sind: Gingivitis, Zahnfleischbluten, Ausfallen der Zähne, verzögerte Wundheilung.

Slice-cut

(sprich: *slaiß-kat;* engl.), wörtlich: Scheibenschnitt; Beschleifen des Zahnes mit der → *Separierscheibe.*

Smearlayer

(sprich: *smia-leia*; von *to smear*, engl. = einschmieren, überstreichen, und *layer* = Schicht), auf dem → *Dentin* nach der Präparation zurückbleibende, mikroskopisch dünne Schicht; Zusammensetzung: Blut- und Speichelrückstände, koaguliertes Eiweiß sowie Teilchen von Schleifmitteln.

SMS

Abk. nach BEMA: Beseitigen störender Schleimhautbänder, Muskelansätze oder eines → *Schlotterkammes.*

SOH

Abk. für: → *Schmelzoberhäutchen.*

Sol

Abk. für:→ *Solutio.*

solitär

einzeln; vereinzelt vorkommend; Beispiel: solitäre → *Aphthe;* im Gegensatz zu → *Stomatitis aphthosa.*

Sollux-Lampe

Lampe für → *Infrarotbestrahlung.*

Solutio

(auch: *Solution;* Abk.: Sol.), Lösung fester oder flüssiger Stoffe; Beispiel: Salzlösung.

Soma

(griech.) der Körper (im Gegensatz zum Geist); → *somatisch.*

somatisch

(auch: physisch), den Körper betreffend; Gegensatz: → *psychisch;* → *Psychosomatik.*

Sonde

starres oder elastisches, stab- oder röhrenförmiges Instrument; Beispiele aus der Zhk.: Sonde zum Ertasten von Karies; Knopfsonde zum Ertasten einer möglichen Perforationsstelle (→ *Perforation*) in der Knochenwand zur Kieferhöhle *(→ MAV).*

Sondermüll

fester bzw. flüssiger Müll, der nicht zum Hausmüll bzw. nicht über den Abfluss in die Kanalisation gelangen darf; Beispiele: Röntgenchemikalien (Entwickler- und Fixierflüssigkeit), Amalgamreste.

Sondermüll muss in festen Behältern bzw. Kanistern gesammelt werden und darf nur durch behördlich zugelassene Entsorgungsbetriebe beseitigt werden. Über die Entsorgung von Sondermüll muss von dem für die Entsorgung zuständigen Betrieb ein Entsorgungsnachweis ausgestellt werden. Dieser Nachweis muss 5 Jahre aufbewahrt werden.

Soor

(*Soormykose*); eine Pilzerkrankung; → *Candidose*.

Sorbit

Zuckeraustauschstoff, z.B. zur Herstellung von zuckerfreiem Kaugummi; Sorbit ist weniger → *kariogen* als Zucker.

Sozialgesetzbuch

(Abk.: SGB), ein Gesetz des Sozialrechts; es regelt u.a. den Anspruch auf Sozialleistungen.

Im SGB V (fünf) ist beispielsweise die gesetzliche Krankenversicherung geregelt. Das SGB V ist also die gesetzliche Basis für die Abrechnung von zahnärztlichen und ärztlichen Leistungen.

Sozialversicherung

siehe folgende Seite.

Spasmolytikum

(Mehrzahl: *Spasmolytika*), krampflösendes Mittel; Spasmolytika vermindern den → *Tonus* der glatten Muskulatur, z.B. der Gebärmutter; Beispiel: Buscopan bei Regelschmerzen.

spasmolytisch

einen → *Spasmus* lösend; krampflösend.

Spasmus

(Mehrzahl: Spasmen), Krampf; Verkrampfung.

spastisch

krampfartig; krampfhaft (→ *Spasmus)*.

Speesche Kurve

nach dem deutschen Anatom *Graf Spee* (1855 bis 1937) benannte, gedachte bogenbörmige Kurve, die die → *Okklusionsflächen* aller Zähne in einem Kiefer (in → *sagittaler* Richtung) miteinander verbindet. Die Speesche Kurve ist ein Hilfsmittel beim Aufstellen von Prothesenzähnen.

Speichel

(Saliva), Absonderung der Mundspeicheldrüsen; tägliche Menge: 1 bis 2 Liter; → *pH-Wert* 6,2 bis 7,4; Bestandteile:

- *anorganische:* Wasser, Calcium, Kalium- und Natrium-Ionen,
- *organische:* Schleim (das *Muzin), Leukozyten* und *Lymphozyten* (sogenannte Speichelkörperchen) und das Verdauungs-Enzym → *Alpha-Amylase.*

Aufgabe: Speichel macht die Speisen gleitfähig, hat antibakterielle Wirkung und ist Lösungsmittel für die Geschmacksstoffe der Nahrung. *Alpha-Amylase spaltet* → *Kohlenhydrate.*

Speicheldrüsen

sind die → *Ohrspeicheldrüse,* die → *Unterkieferspeicheldrüse,* die → *Unterzungenspeicheldrüse* sowie zahlreiche kleinere Speicheldrüsen im Bereich der Mundhöhle.

Sozialversicherung (Stand: 1.1.1998)

	Arbeitslosen-versicherung (AV)	**Rentenversicherung (RV)**	**Krankenversicherung (KV)** und **Pflegeversicherung (PV)**	**Unfallver-sicherung (UV)**
Rechtsgrundlage	AFG	§§ 1226 - 1437 RVO	§§ 165 - 536a RVO	§§ 537 - 895 RVO
Träger	- Bundesanstalt für Arbeit in Nürnberg - Landesarbeitsämter - Arbeitsämter	- Bundesversicherungsanstalt für Angestellte (BfA) in Berlin - Landesversicherungsanstalten für Arbeiter (LVA)	- Allgemeine Ortskrankenkassen (AOK) - Ersatzkassen - Betriebskrankenkassen (BKK), Innungskrankenkassen, etc. (→ Krankenkassen)	- Berufsgenossenschaften
Leistungen	Berufsberatung Arbeitsvermittlung Arbeitsbeschaffungsmaßnahmen (ABM) Umschulung Fortbildung Kurzarbeitergeld Schlechtwettergeld Konkursausfallgeld Arbeitslosengeld Arbeitslosenhilfe - bezahlt der Bund	Renten - Berufsunfähigkeitsrente - Erwerbsunfähigkeitsrente - Altersrente - Witwen-/Waisenrente Rehabilitationsmaßnahmen - Heilbehandlungen und Kuren zur Wiederherstellung der Erwerbsfähigkeit	Vorsorgeuntersuchungen Vorsorgekuren ärztliche Behandlungen Arznei-, Heil- und Hilfsmittel Krankengeld Mutterschaftsgeld häusliche Pflege - Urlaubsvertretung - Pflegeeinheiten oder Pflegegeld	Leistungsansprüche bei - Arbeitsunfällen - Wegeunfällen - Berufskrankheiten Art der Leistungen - Heilbehandlungen - Verletztengeld - Berufshilfe - - Umschulung - - Wiedereingliederung - Unfallrente - Hinterbliebenenrente
Versicherungspflicht	• Angestellte bis 63 Jahre • Arbeiter bis 63 Jahre • alle Auszubildenden	• alle Angestellten • alle Arbeiter • alle Auszubildenden	• Angestellten und • Arbeiter bis 5.400/3.975 DM • alle Auszubildenden	alle Arbeitnehmer eines Betriebs
Leistender - Arbeitgeber - Arbeitnehmer	 50 % 50 %	 50 % 50 %	 50 % 50 %	 100 % —

Speichelstein

(Sialolith), in einer Speicheldrüse oder deren Ausführungsgang befindliches → *Konkrement,* meist aus phosphorsaurem Kalk. Der Speichelstein muss, wenn er nicht ausgeschieden wird, operativ entfernt werden.

Speiseröhre

(Ösophagus), etwa 40 cm langer Muskelschlauch, der den Rachen mit dem → *Magen* verbindet. Die Speiseröhre transportiert den Speisebrei durch Muskelbewegung zum Magen.

Spermien

→ *Samenzellen;* 1 ml Sperma (Samenflüssigkeit) enthält einige Millionen Spermien.

spezifisch

arteigen; kennzeichnend; Beispiel: spezifische → *Antikörper.*

spezifizieren

gliedern; unterscheiden; einzeln anführen; einzeln ausweisen; Beispiel: spezifizieren einzelner Abrechnungsleistungen und Gebührenziffern in einer → *Liquidation.*

Spirillen

starre, → *gramnegative* Schraubenbakterien; Beispiel: Erreger der Rattenbisskrankheit (eine → *Zoonose).*

Spirochäten

bewegliche, spiralförmige Bakterien; Beispiel: Erreger der Geschlechtskrankheit → *Syphilis.*

Splen

die → *Milz.*

spongiös

schwammig; schwammartig.

Spongiosa

schwammartige, innere Schicht des Knochens, z.B. in der → *Epiphyse.*

spontan

von selbst; ohne äußere Einwirkung entstehend; Beispiel: spontane Fraktur bei → *Osteogenesis imperfecta.*

Spontanfraktur

Knochenbruch ohne äußere Gewalteinwirkung, insbesondere bei älteren Menschen oder bei → *pathologischen* Knochenveränderungen, z.B. bei großen → *Zysten* im Unterkiefer.

sporadisch

vereinzelt; verstreut (vorkommend); hin und wieder; unregelmäßig; Beispiel: sporadisches Auftreten von → *Aphthen.*

Sporen

1. widerstandsfähige Dauerformen von → *Bazillen;* Sporen sind gegen Hitze, Kälte und Austrocknung → *resistent;*
2. Pilzsporen; Vermehrungszellen der → *Myzeten*;
3. Sporen der → *Aktinomyzeten.*

Sporenerde

→ *Sporenpäckchen.*

Sporenpäckchen

(auch: *Sporenerde)*; zur biologischen Sterilisationskontrolle werden zweimal jährlich verschlossene Päckchen mit (von einem Hygiene-Institut gelieferten) widerstandsfähigen → *Sporen* in den Sterilisator eingelegt, sterilisiert und anschließend an das Institut zur Untersuchung gegeben.

Die Untersuchung zeigt, ob die Sporen vorschriftsmäßig abgetötet wurden und damit nicht mehr vermehrungsfähig sind. In diesem Fall ist der Sterilisator funktionsfähig.

sporizid

→ *Sporen* abtötend; Sporen vernichtend.

Spurenelemente

nennt man Stoffe, die im menschlichen Körper nur in sehr geringer Menge vorhanden sind; Beispiele: *Fluor* (F), *Eisen* (Fe), *Jod* (J). Spurenelemente sind Bestandteile von → *Enzymen* und *Hormonen.*

Sputum

Auswurf; abgehustetes → *Sekret* aus den Atemwegen.

St

Abk. nach BEMA: → *Stiftverankerung* einer (drei- oder mehr als dreiflächigen) Füllung.

stabil

fest; dauerhaft; beständig; Gegensatz: → *labil.*

stabile Seitenlagerung

Lagerung, die bei bewusstlosen, selbständig atmenden und nicht intubierten Patienten angezeigt ist.

Ziel dieser Lagerung ist es, dass Erbrochenes, Blut oder Schleim nach außen abfließen können (Gefahr der → *Aspiration*). Durch die Überstreckung des Kopfes im Nacken werden die oberen Atemwege freigehalten.

Stadium

Zustand; Entwicklungsstand; Beispiel: Narkosestadium.

Stainton-Syndrom

(auch: Glaszähne), erbliche Zahnfehlbildung; → *Dentinogenesis imperfecta.*

Stammbronchus

eine der beiden Verzweigungen der Luftröhre. Jeder Stammbronchus belüftet einen Lungenflügel (→ *Lunge).*

Staphylokokken

→ *grampositive* kugelförmige Eitererreger, z.B. in → *Abszessen;* → *Kokken.*

Stärke

→ *Kohlenhydrate.*

starr

unbeweglich; unelastisch; Beispiel: starre Abformmaterialien wie Gips "federn" nach dem Aushärten nicht. Starre Werkstoffe reagieren auf Druck mit Bruch des Materials; Gegensatz: → *elastisch.*

Stat

Abk. nach BEMA: → *Status (→ Röntgenstatus)* bei mehr als acht Aufnahmen zur Röntgendiagnostik der Zähne (Mundfilme).

stationär

1. Behandlung in einem Krankenhaus; Gegensatz: → *ambulant;*
2. in der Zhk: unverändert (in seinem Zustand).

Status

1. allgemeiner Gesundheits- bzw. Krankheitszustand; aufgrund einer ärztlichen Untersuchung sich ergebender Allgemeinbefund;
2. in der Zhk.: Zahnstatus (derzeitiger Zustand des Gebisses); Beispiele: → *Mundhygienestatus;* → *Parodontal-Status;* → *Röntgen-Status.*

Steg

fest einzementiertes Zwischenstück, das überkronte Restzähne eines Gebisses starr miteinander verbindet. Der Steg ist Teil eines kombiniert festsitzend-herausnehmbaren Zahnersatzes auf dem Prinzip → *Matrize* und → *Patrize;* Beispiel: *Dolder-Steg.*

Stenose

Verengung; Beispiel: Aortenstenose.

Stents

thermoplastisches → *Abformmaterial.*

steril

1. keimfrei (auch: *aseptisch);*
2. unfruchtbar; nicht fortpflanzungsfähig.

Sterilisation

Maßnahme, um eine völlige Keimfreiheit (→ *Asepsis*) zu erzielen; Verfahren:

1. thermische Sterilisation:
- *mit trockener Hitze:* → *Heißluftsterilisator;* Verbrennen (z.B. von infektiösen Abfällen);
- *mit feuchter Hitze:* → *Autoklav;*

2. chemische Sterilisation: mit einem Gas, (z.B. mit Formaldehydgas oder Ethylenoxidgas);

3. Strahlensterilisation: mit energiereichen radioaktiven Strahlen (→ *Gammastrahlen)* zur Sterilisation von industriell hergestellten sterilen Einweg-Artikeln, z.B. Einwegspritzen, Nahtmaterial und Verbandmaterial.

Sterilisationsgut

(auch: Sterilisiergut), Gegenstände, die bei einem bestimmten Sterilisationsverfahren (→ *Sterilisation*) sterilisiert werden können. Die Sterilisierbarkeit richtet sich nach dem Material. *(Bedienungsanweisung des Sterilisators beachten!)*

Sterilisationszeit

(auch: Abtötungszeit), Zeit, in der alle Mikroorganismen abgetötet werden; → *Sterilisator.* Die Sterilisationszeit ist nach dem Deutschen Arzneimittelbuch (DAB) für die → *Heißluftsterilisatoren,* den → *Autoklav und* für die chemische → *Sterilisation* vorgeschrieben.

Sterilisator

Gerät zur Erzielung von Keimfreiheit, meist mit Hilfe von Hitze. In der zahnärztlichen Praxis wird vor allem der → *Heißluft-Sterilisator* und der → *Autoklav* eingesetzt.

Die Gesamtbetriebszeit eines Sterilisators gliedert sich in folgende Ablaufphasen:

1. Anheizzeit: Erhitzen der Luft (beim Heißluftsterilisator) bzw. des Wassers (beim Autoklav);

2. Ausgleichszeit: gleichmäßige Erhitzung des Sterilisationsgutes;

3. Sterilisationszeit (auch: → *Abtötungszeit);*

4. Fallzeit: Temperatur und Druck (beim Autoklav) sinken.

Für Sterilisatoren sind regelmäßige Funktionsprüfungen vorgeschrieben; → *Sporenpäckchen.*

Sternum

→ *Brustbein.*

Stethoskop

ärztliches Instrument zum Abhören von Körpergeräuschen, insbesondere von Herz und Lunge zur → *Diagnose* von Erkrankungen innerer Organe.

Stiftaufbau

(bzw. Schraubenaufbau), ein Stift oder eine Schraube, die im Wurzelkanal eines → *devitalen* Zahnes verankert wird; Maßnahme zur Vorbereitung eines zerstörten Zahnes vor Aufnahme einer Krone.

Man unterscheidet:

1. *Stiftaufbau mit gegossenem Stift,* z.B. bei totaler Fraktur oder Zerstörung der Zahnkrone;
2. *Stiftaufbau mit konfektioniertem Stift;*
3. *Schraubenaufbau* mit industriell hergestellten Schrauben; Beispiel: → *Radixanker.*

Stiftkrone

Krone mit → *Stiftaufbau*: Die Krone über der Wurzelstiftkappe kann als → *K*, → *KM* oder → *KV* gestaltet werden (s. Abb. Kronen).

Stiftverankerung

Maßnahme, bei der eine Füllung mit einem oder mehreren Stiften im Dentin (→ *parapulpär)* befestigt (verankert) wird.

Stillman-Spalten

schmale, kaum sichtbare → *Dehiszenzen* am → *marginalen* Zahnfleisch, insbes. bei → *Parodontose.*

Stimulans

(Mehrzahl: Stimulanzien, Stimulantien), Medikament, das anregend (stimulierend) wirkt; Beispiel: → *Analeptikum.*

stimulieren

reizen; anregen; Beispiel: die Herztätigkeit bzw. die Atemtätigkeit stimulieren.

Stirnbein

(Os frontale), vom Dach der Augenhöhle bis zu den → *Scheitelbeinen* reichender Knochen. Im Stirnbein befinden sich die beiden → *Stirnhöhlen.*

Stirnbeinfortsatz

(Processus frontalis), einer der vier Fortsätze des → *Oberkiefers*. Der Stirnbeinfortsatz verläuft entlang der Augenhöhle zum Stirnbein. Er bildet die seitliche Nasenwand.

Stirnhöhle

(auch: Stirnbeinhöhle; *Sinus frontalis*). Die beiden Stirnhöhlen liegen oberhalb der Augenhöhlen. Sie gehören zu den → *Nasennebenhöhlen*.

Stoffwechsel

(Metabolismus), Sammelbezeichnung für die mit Stoffaufnahme, Stoffverarbeitung und Stoffabgabe eines lebenden Organismus verbundenen chemischen Vorgänge.

Man unterscheidet → *Betriebsstoffwechsel* und → *Baustoffwechsel*. Das wichtigste Stoffwechselorgan ist die → *Leber*.

Stoma

(auch: *Os;* Mehrzahl: *Stomata*), der Mund, die Mundöffnung.

Stomatitis

(Mehrzahl: *Stomaitiden*), Entzündung der Mundschleimhaut; → *Stoma*.

Stomatitis aphthosa

Mundschleimhautentzündung mit Bildung vieler → *Aphthen*. Eine Stomatitis aphthosa ist sehr schmerzhaft; Dauer: bis zu 2 Wochen.

Stomatitis herpetica

→ *Herpangina*.

Stomatitis simplex

(auch: *Stomatitis catarrhalis*), leichte, oberflächliche Entzündung der Mundschleimhaut (→ *Mukosa)*, z.B. bei mangelhafter Mundpflege; sie kann in eine → *Stomatitis ulcerosa* übergehen.

Stomatitis ulcerosa

(auch: *Stomatitis gangränosa*), geschwürige Mundschleimhautentzündung (meist im Zusammenhang mit einer schweren Allgemeinerkrankung und damit verbundener Abwehrschwäche). Es bilden sich Geschwürflächen am Zahnfleischsaum und an der übrigen Mundschleimhaut sowie grünliche Beläge und → *Foetor ex ore*.

Stomatologie

Lehre von den Krankheiten der Mundhöhle und ihren Organen.

stomatologisch

die Mundhöhle betreffend; Beispiel: stomatologische Schwester.

Strahlen, ionisierende

→ *ionisierende Strahlen*.

Strahlenexposition

Vorgang, bei dem ein lebender → *Organismus* einer → *Dosis* → *ionisierender* Strahlen ausgesetzt ist; → *Exposition*.

Strahlenhärte

Fähigkeit von Strahlen, Materie zu durchdringen; man unterscheidet nach DIN 6814 Teil 2:

Strahlenhärte	Röhrenspannung in Volt
weich hart ultrahart	bis 100 000 100 000 bis 1 000 000 über 1 000 000

Strahlenqualität

andere Bezeichnung für → *Strahlenhärte.*

Strahlung

gerichtete, räumlich-zeitliche Ausbreitung von Energie, z.B. in Form von Wellen; Beispiele: Licht (→ *ultraviolette Strahlung,* Schall, elektromagnetische Wellen (→ *Röntgenstrahlen;* → *Gammastrahlen)* und → *Teilchenstrahlung* (Korpuskularstrahlung).

Strahlung geht aus von:

- *natürlichen* Strahlungsquellen, z.B. kosmische Strahlung (aus dem Weltall) und
- *künstlichen* Strahlungsquellen, z.B. in der Medizin von Röntgengeräten und von radioaktiven Stoffen *(→ Radioaktivität).*

Straight-wire-Technik

(sprich: *strait-waier-Technik;* engl.), wörtlich: "gerader-Draht-Technik"; festsitzende KfO-Technik mit vorgeformten geraden Drahtbögen.

Streptokokken

→ *grampositive* kettenbildende Eitererreger; kugelförmige Bakterien (→ *Kokken*); Beispiel: Erreger von Scharlach (eine Infektionskrankheit).

Streptomycin

→ *Antibiotikum.*

Stress

Gesamtveränderungen im Organismus (u.a. durch Ausschüttung von Hormonen wie → *Adrenalin)* nach Einwirkungen im Sinne einer physischen und/oder psychischen Belastung. Beispiele: Umweltbelastungen wie Hitze oder Lärm, psychische Belastung wie Angst vor einer Behandlung, Drohung oder bereits durch Ankündigung einer schlechten Nachricht können Stress auslösen.

Streustrahlen

(auch: *Sekundärstrahlen*), Röntgenstrahlen, die vom Raum und von Gegenständen zurückgeworfen werden.

Strip

(engl. = Streifen); Kunststoff-Folie zum Ausformen von plastischen Frontzahnfüllungen.

Stufenpräparation

(genau: zirkuläre Stufenpräparation); Technik beim Präparieren eines Kronenstumpfes, bei der der Übergang der Krone in den Zahnstumpf in Form einer rechtwinkligen Stufe präpariert wird. Die subgingival oder supragingival gelegene Stufe dient nicht nur dem nahtlosen Übergang der Krone in den Zahn, sondern auch zum Abfangen des Kaudrucks (rechtwinklige Schulter) und der Stabilität verschiedener Kronenmaterialien.

Stützgewebe

→ *Binde-* und *Stützgewebe.*

sub..., Sub...

Vorsilbe mit der Bedeutung von: unter, unterhalb, von unten; Beispiel: → *subgingival.*

subcutan

→ *subkutan.*

Subcutis

die → *Unterhaut.*

subgingival

unter dem Zahnfleisch(saum); Beispiel: subgingivaler Zahnstein; Gegensatz: → *supragingival.*

subjektiv

persönlich; nicht sachlich; Gegensatz: → *objektiv.*

subkutan

(Abk.: s.c.), unter die Haut (bei Injektionen); unter der Haut liegend; Beispiel: subkutane → *Injektion.*

Subkutis

Unterhaut; Unterhautzellgewebe.

sublingual

unter der Zunge (→ *Lingua)* liegend.

Sublingualbügel

Verbindung der → *Prothesensättel* bei Unterkiefer-Teilprothesen an der Zungenseite des → *Alveolarfortsatzes.*

submandibulär

unterhalb des Unterkiefers (→ *Mandibula*) gelegen.

submental

unter dem Kinn (→ *Mentum)* gelegen.

submucös

→ *submukös.*

submukös

unter der Schleimhaut, z.B. der Mundschleimhaut (→ *Mukosa*) gelegen; Beispiel: submuköser → *Abszess.*

Submukosa

lockeres Bindegewebe, das unter der → *Schleimhaut,* z.B. der Mundschleimhaut, liegt.

subperiostal

unter der Knochenhaut (→ *Periost)* gelegen; Beispiel: *subperiostaler* → *Abszess.*

Substantia

(lat.: Stoff); Substanz; Material, aus dem Organe oder Gewebe bestehen.

Substantia adamantina

(auch: *Enamelum),* der → *Zahnschmelz.*

Substantia corticalis

(kurz: → *Kortikalis*), harte, äußere Rinde des Knochens.

Sucht

(engl.: Drug addiction); nach → *WHO*: Überstarkes Verlangen (Zwang), eine → *Droge* (Beispiel: Heroin) fortgesetzt einzunehmen und die → *Dosis* zu erhöhen.

Sucht ist immer verbunden mit psychischer und physischer Abhängigkeit. Das Absetzen einer Droge führt zu Entzugserscheinungen.

Suizid

Selbsttötung; Selbstmord.

Sulcus

→ *Sulkus.*

Sulfonamid

→ *Chemotherapeutikum* auf Schwefelbasis mit → *bakteriostatischer* Wirkung; Anwendung in der Zhk. bei Antibiotika-Allergie.

Sulfur

das chemische Element Schwefel; chem. Zeichen: S.

Sulkus

(auch: *Sulcus)*, Furche, Rinne; hier: → *Zahnfleischfurche;* Beispiel*:* → *Sulkus gingivae.*

Sulkus-Blutungs-Index

(auch: Sulcus-Blutungs-Index; Abk.: SBI); eine Maßnahme zur Beurteilung der Mundhygiene; durch den SBI wird dokumentiert, ob die getestete → *Gingiva* im oralen oder vestibulären Bereich blutet oder nicht (Ja-Nein-Entscheidung).

Sulkus gingivae

(auch: *Sulcus gingivalis),* Zahnfleischfurche; rings um den Zahn verlaufende Vertiefung des Zahnfleischsaumes (physiologische Tiefe etwa 0,5 mm bis 2 mm).

super..., Super...

Vorsilbe mit der Bedeutung von: über, oberhalb; Beispie*l: superfizial.*

superfizial

(auch: *superficialis)*, oberflächlich, unter der Körperoberfläche liegend; Beispiel: → *Caries superfizialis;* Gegensatz*:* → *profundus.*

superior

höher gelegen, oben; Beispiel: *Vena cava superior;* Gegensatz*:* → *inferior (→ Hohlvene).*

superperiostal

über der Knochenhaut (→ *Periost);* Beispiel: superperiostales Implantat.

Supp.

Abk. für: → *Suppositorium.*

Suppositorium

(Abk.: Supp.), Zäpfchen (bei Arzneimitteln).

supra..., Supra...

Vorsilbe mit der Bedeutung von: über, oberhalb; Beispiel: → *supragingival.*

supraalveolär

über den Knochenfächern gelegen; Beispiel: supraalveoläre → *Zahnfleischtaschen* bei → *Parodontitis marginalis superficialis.*

supragingival

über dem Zahnfleisch(saum); Beispiel: supragingivaler Zahnstein; Gegensatz: → *subgingival.*

Suprakontakt

vorzeitiger Zahnkontakt; Frühkontakt.

Suspension

Aufschwemmung fester Teilchen in einer Flüssigkeit; Aussehen: trüb; → *Emulsion.*

Sutura

Knochennaht; unbewegliche Verbindung zwischen zwei Knochen; Beispiel: Knochennähte am Schädel.

Sutura coronaris

Kranznaht; Knochennaht zwischen dem Stirnbein und den beiden Scheitelbeinen.

Sutura incisiva

Zwischenkiefernaht; Knochennaht, die den → *Zwischenkiefer* mit den beiden Gaumenfortsätzen des Oberkiefers verbindet.

Sutura palatina mediana

mittlere Gaumennaht; Knochennaht, die die beiden Gaumenfortsätze der Oberkieferknochen miteinander verbindet.

Sutura palatina transversa

quer verlaufende Gaumennaht, die die beiden Gaumenfortsätze der Oberkieferknochen mit den beiden Gaumenbeinen verbindet.

Sutura sagittalis

Pfeilnaht; Knochennaht zwischen dem rechten und linken Scheitelbein.

Symbionten

Pflanzen oder Tiere, die mit anderen Lebewesen zum gegenseitigen Nutzen (→ *Symbiose*) zusammenleben; Beispiel: *Escherichia coli* im Darm; Gegensatz: → *Parasiten.*

Symbiose

Lebensgemeinschaft von Lebewesen verschiedener Art zum gegenseitigen Nutzen; Beispiel: Symbiose zwischen Mensch und den Bakterien in der Darmflora.

Symmetrie

Spiegelgleichheit; Gleichmaß; Gegensatz: → *Asymmetrie.*

symmetrisch

spiegelgleich; spiegelbildlich; Gegensatz: → *asymmetrisch.*

Sympathikus

der dem → *Parasympathikus*(-Nerv) entgegengesetzt wirkende Nerv. Der Sympathikus ist Teil des vegetativen (unwillkürlichen) → *Nervensystems.* Die Sympathikusnerven steigern die meisten Funktionen der Organe, z.B. Atemfrequenz, Herzfrequenz und Blutdruck.

Symptom

Krankheitszeichen; Krankheitserscheinung; Beispiele: Jedes der 5 klassischen → *Entzündungszeichen* ist das Symptom einer akuten Entzündung. Ein Symptom kann auch Krankheitszeichen für verschiedene Krankheiten sein ; → *Syndrom.*

symptomatisch

einzelne → *Symptome* betreffend; Beispiel: symptomatische Behandlung, die einzelne Krankheitserscheinungen, z.B. Fieber, jedoch nicht die Krankheitsursache bekämpft (→ *kausal).*

syn..., Syn...

Vorsilbe mit der Bedeutung von: zusammen; Beispiel: → *Synthese.*

Synapsen

Schaltstellen im Nervengewebe; Synapsen dienen der Erregungsübertragung, z.B. vom Nerv zum Muskel. Zur Übertragung sind chemische Stoffe, sogenannte Neurotransmitter, erforderlich.

Syndrom

Symptomenkomplex; Krankheitsbild mit mehreren, charakteristischen → *Symptomen.*

Synergie

Zusammenwirken; Energie für gemeinsame Aufgaben; z.B. von Muskeln oder Hormondrüsen.

Synovia

die → *Gelenkschmiere.*

Synthese

Zusammenfügen von Teilen; Beispiele: Aufbau einer chemischen Verbindung; Synthese von Vitamin K durch Bakterien des Dickdarms; Gegensatz: → *Analyse.*

synthetisch

künstlich hergestellt; zusammengesetzt; → *Synthese.*

Syphilis

(auch: *Lues*); eine bakterielle Geschlechtskrankheit. Syphilis ist nach dem Gesetz zur Bekämpfung von Geschlechtskrankheiten meldepflichtig. Sie kann auf das ungeborene Kind übertragen werden.

System

in sich geschlossenes, aus Teilen zusammengesetztes Ganzes.

systematisch

nach einem → *System* (d.h. sinnvoll) vorgehen; Beispiel: systematische Zahnpflege.

Systole

Zusammenziehung des Herzmuskels mit Entleerung der Herzkammern. Die Systole besteht aus der *Anspannungszeit* und der *Austreibungszeit.* Die Systole ist Teil der → *Herzperiode.*

systolischer Druck

höchster arterieller Druck (während der → *Systole* gemessen); “oberer” Wert des → *Blutdrucks.*

t

Abk. für: vorhandene → *Teleskopkrone* (im HKP).

T

Abk. für: geplante → *Teleskopkrone* (im → *HKP)*.

Tachyarrhythmie

→ *Tachykardie*.

Tachykardie

Anstieg der Herzfrequenz auf über 100 je Minute (beim Erwachsenen), z.B. pathologisch bei → *Herzinsuffizienz*. Eine Tachykardie mit unregelmäßiger Schlagfolge nennt man *Tachyarrhythmie*; Übergang zum → *Kammerflimmern* ist möglich.

Tagesmaximaldosis

(Abk.: TMD), Maximalwert (Höchstmenge) für eine Arznei pro Tag; → *Maximaldosis;* → *Einzelmaximaldosis.*

Tampon

Watte- oder Gazebausch, z.B. für die Wundtamponade; → *Tamponade.*

Tamponade

in der Zhk.: Versorgung einer Wunde mit (lockeren) Gazestreifen oder festes Ausstopfen mit Tupfern; Beispiel: zur Blutstillung; → *Tampon.*

Tangentialpräparation

Technik beim Präparieren eines Kronenstumpfes, bei der der Kronenabschluss nicht in den Zahnstumpf integriert wird (sogenannte "linienberührende" Präparation). Der Kronenabschluss liegt später subgingival auf dem Zahnstumpf auf.

Taschenklappen

halbmondförmige Herzklappen am Ursprung der → *Aorta* (Aortenklappe) und am Ursprung der → *Lungenarterie* (Pulmonalklappe) sowie → *Venenklappen.*

Tb

→ *Tbc.*

TbB

Abk. für: → *Tuberkelbakterien* (bzw. Tuberkelbakterium).

Tbc

(auch: Tb, auch: Tbk), Abk. für: → *Tuberkulose.*

Team

Mannschaft; Arbeitsgemeinschaft; Beispiel: Praxisteam.

Teilchenstrahlung

(auch: Korpuskularstrahlung oder Partikelstrahlung), energiereiche → *Strahlung*, z.B. *Beta*-Strahlung zur Therapie von → *malignen* Tumoren.

Teilkrone

Bei der Präparation für die Teilkrone wird ein großer Anteil der natürlichen Zahnsubstanz erhalten, z.B. die Labialwand. Die beiden → *Approximalflächen* sind in die Krone einbezogen. Man untscheidet je nach Zahl der durch die Teilkrone bedeckten

Zahnflächen Halbkronen, Dreiviertelkronen, Vierfünftelkronen und → *Pinledge*; → *Halbkrone*; → *Dreiviertelkrone*; → *Vierfünftelkrone*.

Teilprothese

(auch: partielle Prothese), ein Zahnersatz, der in ein Lückengebiss eingegliedert wird. Mit der Teilprothese wird ein teilbezahnter Kiefer versorgt: Gegensatz: *Totalprothese* (zur Versorgung eines zahnlosen Kiefers).

Bestandteile einer Teilprothese:

1. → *Prothesensättel* mit den künstlichen Zähnen;

2. Verbindungselemente zwischen den Prothesensätteln, z.B. → *Transversalbügel* und → *Sublingualbügel*;

3. → *Verankerungselemente*, die den Zahnersatz am Restgebiss verankern und meist auch abstützen.

Prothesensättel und Verbindungselemente bilden zusammen die → *Prothesenbasis*.

Teleskop

in der Zhk.: Kurzbezeichnung für → *Teleskopkrone*.

Teleskopkrone

(auch: Doppelkrone), Verankerung von Zahnersatz durch zwei ineinander passende Kronen (s. Abb. Kronen).

Teile: Pfeilerzahn mit einzementierter Primärkrone (Primäranker oder Innenteleskop) und Sekundärkrone (Sekundäranker oder Außenteleskop), die in den herausnehmbaren Brückenkörper eingearbeitet ist.

temporär

(auch: provisorisch), zeitweise; zeitweilig, vorübergehend; auf (eine gewisse) Zeit; Beispiel: → *temporäre* Füllung; Gegensatz: → *definitiv*.

temporäre Füllung

(auch: provisorische Füllung; auch temporärer oder provisorischer Verschluss), verschließt vorübergehend eine Kavität, z.B. bis zur Fertigstellung eines Inlays und wird ersetzt durch die → *definitive* Füllung. Materialien für die provisorische Füllung sind z.B. *Guttapercha* oder → *Fletscher*.

Tenside

(früher: Detergenzien), Netzmittel; Stoffe, die die Oberflächenspannung des Wassers herabsetzen und dadurch die Benetzungsfähigkeit des Wassers erhöhen.

Tenside sind in Desinfektionsmitteln und Waschmitteln enthalten.

teratogen

→ Fehlbildungen auslösend; Beispiel: Röntgenstrahlen.

Teratogenese

Entstehung von → *Fehlbildungen*.

Teratogenität

Eigenschaft von Strahlen, Mikroorganismen oder manchen Stoffen wie Arzneimittelwirkstoffen → *embryonale* Fehlbildungen hervorzurufen; Beispiel: Teratogenität von Thalidomid (Contergan).

Teratologie

Lehre von den körperlichen oder organischen → *Fehlbildungen.*

Teratom

angeborener, → *embryonal* entstandener Tumor, der häufig → *maligne* entartet.

terminal

zum Ende gehörend; die Grenze betreffend; z.B. die Nervenenden betreffend; Beispiel: terminale → *Anästhesie.*

Terminologie

Gesamtheit der in einem Fachgebiet üblichen Fachbegriffe; Beispiel: zahnmedizinische Terminologie.

Test

Probe; Untersuchung; Beispiel: → *Quick-Test.*

Testosteron

Hormon der männlichen → *Keimdrüsen.*

Tetanie

schmerzhafte Muskelkrämpfe; Symptom: "Pfötchenstellung" der Hände. Ursachen: (1) Störung des Calciumstoffwechsels durch Erkrankung der Nebenschilddrüse, (2) aufgrund einer Verschiebung des Säuren-Basen-Gleichgewichts im Blut durch CO_2-Verlust bei gleichmäßig gesteigerter Atmung (→ *Hyperventilation);* → *Hyperventilations-Tetanie* .

Tetanus

Wundstarrkrampf; lebensgefährliche Wund-Infektionskrankheit, hervorgerufen durch sporenbildende → *Bazillen.* Die → *Toxine* der Tetanusbazillen führen zu einer krampfhaften Starre der Skelettmuskulatur, beginnend mit der Kiefermuskulatur (→ *Trismus).*

T-Gedächtniszellen

bei der → *Immunabwehr* entstandene → *T-Lymphozyten,* die die Fähigkeit besitzen, bei erneutem Kontakt mit dem betreffenden Antigen Abwehrreaktionen hervorzurufen.

TGN

Abk. für: → *Trigeminusneuralgie.*

T-Helferzellen

→ *T-Lymphozyten.*

therapeutisch

die Behandlung (→ *Therapie)* betreffend.

Therapie

Behandlung von Krankheiten; Summe der Heilmaßnahmen.

thermisch

auf Wärme beruhend; Wärme betreffend; Beispiel: thermische Reize.

Thermodesinfektion

Verfahren zur chemisch-thermischen Instrumenten-Desinfektion bei mindestens 93° C und 15 Minuten Dauer.

Thermodesinfektor

(Instrumentenspülmaschine), Gerät zur → *Thermodesinfektion.*

Thermokauter

→ *Elektrokauter.*

thermolabil

hitzeempfindlich; Beispiel: Gummi; thermolabile Materialien sind nicht geeignet zur Sterilisation im → *Heißluftsterilisator;* Gegensatz: → *thermostabil.*

thermoplastisch

unter Wärme verformbar, eine Eigenschaft von Abformmaterialien; Präparate: *Stents* sowie Schellack.

Thermoregulation

selbsttätige Anpassung an eine bestimmte Temperatur; Beispiel: steigt die Körpertemperatur eines Menschen, z.B. bei Aufenthalt in warmen Räumen, wird vermehrt Schweiß produziert und Wärme an der Hautoberfläche abgegeben. Dadurch wird verhindert, dass der Körper überwärmt wird.

thermostabil

hitzeunempfindlich; Beispiel: Materialien und Instrumente, die im → *Heißluftsterilisator*; sterilisiert werden, müssen thermostabil sein; Gegensatz: → *thermolabil.*

Thorax

der → *Brustkorb.*

Thrombin

Gerinnungsstoff, der bei der → *Blutgerinnung* aus → *Prothrombin* entsteht. Thrombin bewirkt die Umwandlung von → *Fibrinogen* in Fibrin.

Thrombokinase

Enzym in den → Thrombozyten. Die Thrombokinase leitet die → *Blutgerinnung* ein.

Thrombose

Strömungsbehinderung in der Blutbahn bei teilweisem oder völligem Verschluss eines Gefäßquerschnitts. Prophylaxe und Behandlung einer Thrombose erfolgt mit → *Antikoagulanzien.*

Thrombozyten

die → *Blutplättchen.*

Thrombus

der sich bei einer → *Thrombose* bildende Blutpfropf, z.B. durch → *Blutgerinnung.* Ein Thrombus entsteht an der Innenwand von Blutgefäßen oder im Herz. Er kann sich lösen und zu einer → *Embolie* führen.

Thymus

(auch: → *Thymusdrüse*), Organ mit Lage hinter dem → *Brustbein.* Die Thymusdrüse wächst bis zur Pubertät und bildet sich dann zurück; Aufgaben: Einfluss auf das Körperwachstum und auf den Knochenstoffwechsel sowie Reifung der → *T-Lymphozyten.*

Thyreoidea

die → *Schilddrüse.*

Tiefer Biss

→ *Bissanomalie,* bei der die oberen Frontzähne die unteren zu weit überschneiden.

Tinktur

dünnflüssiger Auszug aus (chemisch reinen) Arzneistoffen; Beispiel: Jodtinktur.

TK

Abk. für: Technikerkrankenkasse; eine VdAK-Ersatzkasse; → *VdAK*; → *Krankenkassen.*

T-Killerzellen

→ *T-Lymphozyten,* die andere Zellen abtöten können, wenn diese mit spezifischen → *Antikörpern* beladen sind.

T-Lymphozyten

thymusabhängige *Lymphozyten* (auch: T-Helferzellen); T-Lymphozyten haben "Helferfunktion" für die Antikörperbildung, geben "Signale" an die → *Plasmazellen* und an die → *T-Killerzellen.*

TM

Abk. für (geplante) → *Teleskopkrone* metallkeramisch verblendet.

Tofflemire-Matrize

(sprich: *toffelmaier-matrize;* engl.), → *Matrize,* deren Bänder zur Formung der Füllung konturiert (vorgeformt) sind.

Toleranz

1. Duldsamkeit;

2. in der Medizin: Fähigkeit des → *Organismus,* schädigende Einflüsse, z.B. Strahlen, zu ertragen; Widerstandsfähigkeit gegen Medikamente;

3. in der Technik: zulässige Abweichung; Beispiel: Toleranz der Bohrerdurchmesser.

Toleranzstadium

→ *Narkosestadien.*

Tomessche Fasern

andere Bezeichnung für: → *Odontoblastenfortsätze*; benannt nach dem englischen Kieferchirurgen *John T. Tomes* (1815 bis 1895).

Tonsilla palatina

die → *Gaumenmandel.*

Tonsille

Mandel (→ *lymphatischer* Rachenring).

Tonsillektomie

chirurgische Entfernung der Gaumenmandeln (→ *Tonsilla palatina).*

Tonsillitis

Entzündung der Gaumenmandeln (→ *Tonsilla palatina).*

Tonus

Spannungszustand; Aktivitätszustand, insbesondere der Muskeln.

Torus

Wulst; Hautwulst; Schleimhautwulst; → *Torus palatinus.*

Torus palatinus

Gaumenwulst längs der Mittellinie des harten Gaumens.

total

ganz; vollständig; Beispiel: → *Pulpitis acutis totalis.*

Total-Etch-Technik

(von *to etch*, engl. = ätzen), eine (neue) Technik, bei der nicht nur das → *Dentin*, sondern auch der → *Zahnschmelz* mit Ortho-Phosphorsäure (H_3PO_4) total (vollständig) angeätzt wird.

Vorteil: das gleichzeitige Anätzen von Dentin und Schmelz erhöht den Haftwert: das Füllungsmaterial haftet besser. Gleichzeitig werden die Dentinkanälchen *(Tubuli)* eröffnet und durch das sog. Dentin-Adhäsiv verschlossen.

touchieren

(sprich: *tuschieren*), berühren; in der Zhk.: bepinseln; lackieren; Beispiel: mit Fluoridlack (→ *fluoridieren).*

Touchierung

→ *touchieren;* → *Fluoridierung.*

Toxin

(Mehrzahl: *Toxine*), Bezeichnung für Giftstoffe, die z.B. von Bakterien, Pflanzen oder Tieren ausgeschieden werden. Nicht zu verwechseln mit chemischen Giftstoffen, z.B. giftige Salze. Man unterscheidet → *Endotoxine* und → *Ektotoxine.*

toxisch

giftig; auf einer Vergiftung beruhend; → *Toxin.*

Toxizität

Giftigkeit einer Substanz.

Toxoplasmose

→ *Infektionskrankheit,* die meist durch Katzen auf Menschen übertragen wird. Die Erreger der Toxoplasmose gehören zur Gruppe der → *Protozoen.*

Toxoplasmose ist vor allem während der Schwangerschaft gefährlich, da kindliche Fehlbildungen entstehen können.

TPZ-Test

Abk. für: *Thromboplastinzeit;* → *Quick-Test.*

Trachea

(Mehrzahl: Tracheen), die → *Luftröhre.*

tracheal

die Luftröhre *(Trachea)* betreffend.

Trachealtubus

(auch: → *Endotrachealtubus*).

Tracheotomie

Luftröhrenschnitt.

Tränenbein

(Os lacrimale), Teil der Augenhöhlenwand; das Tränenbein bildet die knöcherne Rinne für den Tränenkanal zur Nasenhöhle.

Tranquilizer

(sprich: tränkwilaiser), beruhigendes Medikament; Tranquilizer gehören zur Gruppe der → *Psychopharmaka;* Präpate: z.B. *Valium, Librium.*

trans..., Trans...

Vorsilbe mit der Bedeutung: hindurch, hinüber; an der Oberfläche; Beispiel: → *Transplantation.*

transdental

über den Zahn hinaus; Beispiel: transdentale Fixation (*Transfixation).*

Transfusion

die Blutübertragung.

Transmitter

(auch: Neurotransmitter), erregungsübertragende Substanz; Beispiel: Acetylcholin überträgt in der → *Synapse* den Nervenimpuls auf die Muskelzelle.

transparent

(auch: transluzent); durchscheinend; durchschimmernd; Beispiel: der Schneidekantenanteil einer Porzellanmantelkrone ist transparent; Gegensatz: → *opak.*

Transpiration

Schweißabsonderung; Schwitzen.

transpirieren

schwitzen.

Transplantat

bei einer → *Transplantation* übertragenes Teil; Beispiele: Hautgewebe, Schleimhautgewebe, Blutgefäße, Nerven, Knochen, Knochenmark, Zähne.

Transplantation

Verpflanzung von lebendem Gewebe bzw. von Organen; Arten:

- Transplantation von körpereigenem Gewebe (*autogene Transplantation*): Beispiele: Haut, Schleimhaut, Zähne;
- Transplantation eines Organs von einem Organspender auf einen Organempfänger *(homogene Transplantation*); Beispiel: Transplantation von Knochenmark bei Leukämie des Empfängers.

transversal

quer verlaufend; Beispiel: → *Transversalbügel.*

Transversalachse

waagrechte, horizontale Achse eines Organs, z.B. des Kopfes; → *transversal.*

Transversalbügel

Verbindung der Prothesensättel bei Oberkiefer-Teilprothesen. Der Transversalbügel verläuft quer über den Gaumen.

Transversalebene

Horizontalebene eines Organes, z.B. des Kopfes; eine Bezugsebene zur räumlichen Orientierung; → *transversal.*

Traubenzucker

(Glukose) → *Kohlenhydrate.*

Trauma

Verletzung durch äußere Gewalteinwirkung; man unterscheidet körperliches (→ *physisches)* und seelisches → *psychisches)* Trauma.

traumatisch

durch ein → *Trauma* entstanden; Gegensatz: → *atraumatisch.*

Tray

(sprich: *trei;* engl.; das Tray), Tablett; Behälter; → *Tray-System.*

Tray-System

Zusammenstellung von Instrumenten für verschiedene, wiederkehrende Eingriffe. Die Instrumente befinden sich in verschließbaren Metallkassetten (→ *Tray);* Beispiel: Trays für *Endodontie, Extraktion* oder *Osteotomie.*

Tremor

Zittern durch eine unwillkürlich auftretende Kontraktion von Skelettmuskeln, z.B. bei → *Parkinson-Krankheit.*

Trep

Abk. nach BEMA: *Trepanation* eines pulpatoten Zahnes (Trep 1); Trepanation des Knochens (Trep 2).

Trepan

Spezialbohrer zur Durchführung einer → *Trepanation* des Knochens; → *Schrödersche Lüftung.*

Trepanation

Aufbohrung; Eröffnung; Beispiele: Trepanation des → *Pulpakavums* oder Trepanation des Knochens *(→ Schrödersche Lüftung).*

trepanieren

aufbohren, eröffnen; Beispiel: Trepanieren des Pulpakavums.

tri..., Tri...,

Vorsilbe mit der Bedeutung von: drei-, dreiteilig; Beispiel: → *Trifurkation.*

Tricuspidalklappe

→ *Trikuspidalklappe.*

Trifurkation

Gabelung der Zahnwurzel bei dreiwurzeligen Zähnen.

Trigeminus

Kurzform für: → *Nervus trigeminus;* Trigeminusnerv; Drillingsnerv (V. Hirnnerv).

Trigeminusneuralgie

Erkrankung des → *Trigeminus;* anfallsweise, kurzdauernde und heftige Schmerzen, einseitig in einem oder mehreren Ästen des → *Nervus trigeminus;* → *Neuralgie.*

Trigger

auslösender Reiz; Beispiel: Berührungsreiz (beim Waschen des Gesichts) löst einen Schmerzanfall bei der → *Trigeminusneuralgie* aus.

Trigonum

dreieckförmiger Bezirk am Körper; Beispiel: → *Trigonum retromolare.*

Trigonum retromolare

dreieckförmige Fläche hinter den → *Molaren* im Unterkiefer.

Trikuspidalklappe

(auch: *Tricuspidalklappe),* (dreizipfelige) → *Segelklappe* zwischen rechtem Herzvorhof und rechter Herzkammer.

Trinkwasserfluoridierung

(Abk.: TWF); zur Kariesprophylaxe werden dem Trinkwasser Fluorpräparate zugegeben, z.B. Natriumfluorid.

Trismus

Krampf der Kaumuskeln; Kieferkrampf; Kieferklemme; der Trismus ist ein erstes Zeichen einer Tetanuserkrankung (→ *Tetanus).*

Trisomie

→ *genetische Krankheit,* verursacht durch ein Chromosom, das dreifach vorhanden ist; Beispiel: *Triosomie 21* (auch: *Mongolismus* oder → *Down-Syndrom* genannt).

Trituration

1. feinstes Zerreiben eines (festen) Stoffes mit Hilfe eines → *Pistills* im Mörser zu Pulver (Pulverisierung);

2. in der Zhk.: Anmischen der → *Amalgame* aus Quecksilber und → *Feilung.*

Tröpfchen-Infektion

direkte → *Infektion;* beim Sprechen, Husten, Niesen sowie beim Bohren und Schleifen geraten Krankheitserreger mit Flüssigkeitströpfchen in die umgebende Luft und können von anderen Personen eingeatmet werden; Beispiel: Grippe-Viren; → *Infektionswege.*

trophisch

den Ernährungs- und Stoffwechselzustand eines Gewebes betreffend; → *hypertrophisch;* → *hypotrophisch.*

Trypsin

eiweißspaltendes → *Enzym* der Bauchspeicheldrüse.

T-Suppressorzellen

(von lat.: supprimere = hemmen, unterdrücken) sind → *T-Lymphozyten,* die zu starke Immunreaktionen unterdrücken. Nehmen sie überhand, führt dies zur Immunschwäche.

Tuba

(Mehrzahl: Tuben oder *Tubae),* Röhre; längliches Hohlorgan; Beispiel: → *Tuba auditiva.*

Tuba auditiva

(auch: *Tuba euchstachii)*, Ohrtrompete; Verbindung zwischen Mund- und Mittelohr (→ *Ohr)*.

Tuba eustachii

Eustachische Röhre; andere Bezeichnung für: → *Tuba auditiva*.

Tuber

Höcker; Vorsprung; Erhebung; Knoten; Beispiel: *Tuber maxillae*.

Tuberanästhesie

→ *Leitungsanästhesie* am → *Tuber maxillae;* mit der Tuberanästhesie werden die → *Prämolaren* und → *Molaren* sowie die → *bukkale* Schleimhautregion betäubt.

Tuberculum

kleiner Höcker; Vorsprung; Beispiel: → *Tuberculum articulare*.

Tuberculum articulare

der → *Gelenkhöcker*.

Tuberkelbakterien

(Abk.: TbB; Einzahl: das Tuberkelbakterium) → *aerobe* Stäbchenbakterien, übertragen durch Tröpfcheninfektion; Erreger der → *Tuberkulose*.

Tuberkulose

(Abk.: Tbc, Tbk oder Tb), durch → *Tuberkelbakterien* (TbB) hervorgerufene → *Infektionskrankheit*, insbesondere der Lunge.

Tuberkulostatika

→ *Chemotherapeutika* mit → *bakteriostatischer* Wirkung auf → *Tuberkelbakterien*.

tuberkulozid

Tuberkelbakterien (TbB) tötend; TbB vernichtend; TbB-wirksam; Beispiel: tuberkulozides Desinfektionsmittel.

Tuber maxillae

der → *Oberkieferhöcker*.

Tuberplastik

→ *präprothetisch-chirurgischer* Eingriff, um den Halt der → *Prothese* am → *Tuber maxillae* zu verbessern; Beispiel: durch Schaffung eines → *Sulcus* hinter dem → *Tuber;* → *Pla*.

Tubus

(Mehrzahl: Tuben oder Tubusse):
1. Röhre aus Gummi oder Kunststoff zum Einführen in die Luftröhre zur → *Intubation;* (→ *Endotrachealtubus*)

2. röhrenförmiger Aufsatz auf das Röntgengerät zum Bündeln der Strahlen.

Tumor

(Mehrzahl: *Tumore* oder *Tumoren)*, Sammelname für Geschwülste aller Art. Tumoren kommen durch überschießendes Zellwachstum zustande, das zu einer sichtbaren Schwellung führt. Man unterscheidet → *benigne*, → *maligne* und → *semaligne* Tumoren.

Tunica

Haut; Gewebsschicht; äußere Bedeckung von Hohlorganen;
Beispiel: → *Tunica mucosa.*

Tunica intima

→ *Intima.*

Tunica mucosa

Mundschleimhaut; → *Mukosa.*

TV

Abk. für (geplante) → *Teleskopkrone* kunststoffverblendet (im → *HKP*); → *Verblendkrone.*

TWF

Abk. für: → *Trinkwasserfluoridierung.*

Two-Digit-System

(sprich: *tu-ditschit-sistm;* engl.), Zweizeichen-Zahnschema; → *FDI-System.*

Typ

Urbild; Grundform; Modell; Beispiel: kontitutionelle Typen nach Kretschmer; → *Konstitution.*

typisch

vom → *Typ* (Typus), vom Durchschnitt nicht abweichend; dem normalen Verlauf entsprechend; Gegensatz: → *atypisch.*

U

Abk. nach BEMA: Eingehende Untersuchung zur Feststellung von Zahn-, Mund- und Kieferkrankheiten einschließlich Beratung.

Überbiss

→ *Bissanomalie;* → *Scherenbiss;* → *Progenie.*

Überkappung

→ *Pulpaüberkappung;* → *Endodontie.*

ubiquitär

überall vorkommend; überall verbreitet; Beispiel: Bakterien.

UF

1. Abk. für: → *Unterfüllung;*
2. Abk. für: → *Unterfütterung.*

UK

Abk. für: Unterkiefer.

ulcerös

→ *ulzerös;* → *Ulkus.*

Ulcus

→ *Ulkus.*

Ulkus

(Mehrzahl: Ulzera), Geschwür; Beispiel: Magenulkus.

ultra..., Ultra...

Vorsilbe mit der Bedeutung von: jenseits von; über ... hinaus; Beispiel: → *Ultraschall.*

Ultraschall

(Abk.: US), Schallschwingungen oberhalb der Hörgrenze (über 16 000 Hz).

ultraviolette Strahlung

(Abk.: UV; umgangsprachlich: UV-Licht), sehr kurzwelliger unsichtbarer Teil der Lichtstrahlung: Wellenlänge: 200 bis 400 nm (1 nm = 1 Nanometer = 10^{-9} m = 0,000 001 mm).

Arten:

UV-A-Strahlung bewirkt Hautbräunung;

UV-B-Strahlung bewirkt Hautbräunung und fördert die Bildung von Vitamin D (antirachitische Wirkung; → *Rachitis);*

UV-C-Strahlung wirkt → *bakterizid* (Desinfektion der Raumluft), bewirkt Sonnenbrand, Entzündung der Bindehäute des → *Auges,* Bildung von → *Ozon.*

Intensive UV-Strahlung verursacht Schädigung der Haut (→ *Melanom).*

Ulzeration

Geschwürbildung.

ulzerös

geschwürig; in der Art eines → *Ulkus.*

Umschlagfalte

(Fornix), im Mundvorhof liegender Bereich, in dem das Zahnfleisch in die Schleimhaut der Wangen bzw. der Lippen übergeht.

Im Bereich der Umschlagfalte kann man die → *Wangenbändchen* (in der Gegend der Prämolaren) und das → *Lippenbändchen* (in der Höhe der mittleren Schneidezähne) fühlen.

Umweltschutz

umfasst alle Maßnahmen zum Schutz der natürlichen Lebensgrundlagen von Menschen, Tieren und Pflanzen. Wichtigste Maßnahme des Umweltschutzes ist die Verhinderung bzw. Beseitigung von Störungen der Ökosysteme; → *Ökologie*;

Beispiele:

- Aufklärung über Umweltgefahren,
- Kennzeichnung umweltfreundlicher Produkte,
- Festlegung und Überwachung von Schadstoff- und Lärmgrenzwerten, z.B. → *MAK*,
- Verbot von gesundheitsgefährdenden Stoffen, z.B. Asbest,
- Gewässerschutz,
- Luftreinhaltung,
- Recycling (Abfallvermeidung und Wiederverwertung von Abfallstoffen).

Unfallverhütungsvorschrift

(Abk.: UVV); für den Gesundheitsdienst ist die UVV 103 (von 1982) mit Durchführungsanweisungen maßgebend. Die UVV hat Gesetzescharakter und regelt z.B. → *Hygienepläne*, Maßnahmen zur → *Immunisierung* sowie Schutzkleidung für medizinisches Personal.

Unfallversicherung

→ *Sozialversicherung.*

Unikat

Urschrift; einzige Ausfertigung (eines Schriftstücks oder eines Gegenstandes); Gegensatz: Duplikat.

Unit

(sprich: *junit*; engl.), Einheit; Arbeitsplatz des Zahnarztes mit allen erforderlichen Einrichtungen wie Licht, Absaugung und Turbine.

Unteraugenhöhlenloch

→ *Foramen infraorbitale.*

Unterfüllung

(Abk.: UF), Füllung, die die Pulpa gegen chemische oder thermische Reize schützt;

Werkstoffe für Unterfüllungen:

→ *Phosphat-Zemente,* → *ZnO-Zemente,* → *Carboxylat-Zemente,* → *Glasionomer-Zemente,* → *Calciumhydroxid-Präparate.*

Unterfütterung

(Abk.: UF), Maßnahme, bei der durch Auftragen von Kunststoff eine schlecht sitzende Prothese (→ *Prothesenbasis) wieder an das Prothesenlager angepasst wird:*

Arten:
- *direkte Unterfütterung:* im Mund des Patienten, z.B. mit einem Kaltpolymerisat (→ *Kunststoff);*
- *indirekte Unterfütterung:* im Zahnlabor (anhand des Modells).

Unterhaut

(Subcutis), sie enthält traubenförmig zusammenliegende Haufen von Fettzellen und dient als Fettspeicher.

Unterkiefer

(Abk.: UK; *Mandibula*), Teil des Gesichtsschädels; einzelner, beweglicher Knochen. Der Unterkiefer-Gelenkkopf bildet beidseitig mit dem Schläfenbein das → *Kiefergelenk.*

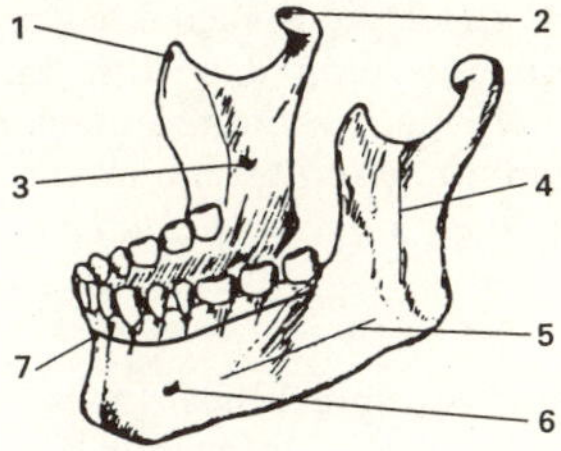

Abb.: Unterkiefer

1 = Muskelfortsatz *(Processus muscularis)*
2 = Gelenkfortsatz *(Processus articularis)* mit Gelenkkopf *(Condylus)*
3 = Unterkieferloch *(Foramen mandibulae)*
4 = Unterkieferast *(Ramus mandibulae)*
5 = Unterkieferkörper *(Corpus mandibulae)*
6 = Kinnloch *(Foramen mentale)*
7 = Alveolarfortsatz *(Processus alveolaris)*

Unterkieferast

(Ramus mandibulae),vom → *Unterkieferkörper* beidseitig aufsteigend; jeder Unterkieferast hat nach oben zwei Fortsätze. Nach mesial liegt der → *Muskelfortsatz* nach distal der → *Gelenkfortsatz.*

Unterkieferkanal

(Canalis mandibularis), Gefäß- und Nervenkanal zwischen → *Foramen mandibulae* und → *Foramen mentale.*

Unterkieferkörper

(Corpus mandibulae), Teil des Unterkiefers (ohne die aufsteigenden → *Unterkieferäste)*. Über dem Unterkieferkörper liegt der → *Alveolarfortsatz.*

Unterkieferspeicheldrüse

(Glandula submandibularis), am Unterkieferwinkel innen liegende, paarig angelegte Speicheldrüse. Der Ausführungsgang der Unterkieferspeicheldrüse mündet neben dem Zungenbändchen gemeinsam mit der → *Unterzungenspeicheldrüse.*

unterminieren

langsam (unmerklich) zerstören; Beispiel: unterminierende Karies, die Teile des → *Zahnschmelzes* stehen lässt und das darunter liegende → *Dentin* zerstört.

Unterzungenspeicheldrüse

(Glandula sublingualis), seitlich unter der Zunge liegende, paarig angelegte Speicheldrüse. Der Ausführungsgang der Unterzungenspeicheldrüse mündet neben dem Zungenbändchen gemeinsam mit der → *Unterkieferspeicheldrüse.*

Ureter

der → *Harnleiter.*

Urin

→ *Harn.*

Urologe

Facharzt für Erkrankungen des Harnsystems.

Urologie

Lehre von den Krankheiten des Harnsystems.

Uterus

→ *Gebärmutter.*

UV

1. Abk. für: → *ultraviolett.*
2. Abk. für Unfallversicherung; → *Sozialversicherung.*

UV-Licht

→ *ultraviolette Strahlung.*

Uvula

(auch: *Uvula palatina),* das → *Zäpfchen*; Gaumenzäpfchen.

Uvula bifida

gespaltenes Gaumenzäpfchen.

UVV

Abk. für: → *Unfallverhütungsvorschrift.*

üZ

Abk. nach BEMA: Behandlung *überempfindlicher Zahnflächen.*

v

Abk. für: → *vestibulär.*

V

1. Abk. für: → *Vena;* Beispiel: → *Vena facialis;*
2. Abk. für: Kunststoffverblendung (im → *HKP).*

Vagus

Kurzbezeichnung für: → *Nervus vagus;* Vagusnerv.

Vakuole

Hohlraum im → *Zellplasma* oder im Kern von Zellen; Beispiel: Fettvakuole.

Vakuum

luftleerer (oder luftverdünnter) Raum.

Vakzination

Impfung; Schutzimpfung; → *Vakzine.*

Vakzine

Impfstoff für die aktive Immunisierung (→ *Impfung).*

variabel

wandelbar; veränderlich; Gegensatz: → *konstant.*

Varizellen

Windpocken; durch Viren hervorgerufene → *Infektionskrankheit.*

Varizen

→ *Krampfadern.*

Vas

(sprich: *waas;* Mehrzahl: *Vasa),* Blutgefäß; Beispiel: *Vas capillare* (Kapillargefäß).

Vasodilatation

Erweiterung von Blutgefäßen; Beispiel: Vasodilatation durch blutdrucksenkende Medikamente; Gegensatz: → *Vasokonstriktion.*

Vasodilatatoren

1. vegetative Nerven für die → *Vasodilatation;*
2. Medikamente, die eine Gefäßerweiterung und damit Blutdrucksenkung (→ *Blutdruck)* bewirken; Beispiel: Reserpin; Gegensatz: → *Vasokonstringenzien.*

Vasokonstriktion

Verengung von Blutgefäßen, z.B. durch Anwendung von → *Vasokonstringenzien*; Gegensatz: → *Vasodilatation.*

Vasokonstringenzien

(Einzahl: das *Vasokonstringens),* gefäßverengendes Mittel; Beispiel: → *Adrenalin.* Vasokonstringenzien werden z.B. als Zusatz in → *Lokalanästhetika* verwendet; Gegensatz: → *Vasodilatatoren.*

VdAK

Abk. für: Verband der Angestelltenkrankenkassen; eine (der zwei Gruppen) der → *Ersatzkassen*; → *Krankenkassen.*

VDE

Abk. für: Verband Deutscher Elektrotechniker. Der VDE ist Herausgeber der VDE-Vorschriften (Normen der Elektrotechnik). Er ist z.B. verantwortlich für die Vergabe des → *VDE-Zeichens.*

VDE-Zeichen

Prüfzeichen für Installationsmaterial der Elektrotechnik sowie für Geräte als technische Arbeitsmittel im Sinne des → *Gerätesicherheitsgesetzes.*

vegetativ

1. das → *vegetative Nervensystem* betreffend;

2. vermehrungsfähige → *Mikroorganismen;* Beispiel: vegetative Keime in → *Sporenpäckchen* vor der Sterilisation.

vegetatives Nervensystem

(Abk.: VNS; auch: *autonomes Nervensystem)*; selbständig, unwillkürlich arbeitender (d.h. nicht der willentlichen Steuerung unterworfener) Anteil des → *Nervensystems.*
Übergeordnetes Zentrum für das vegetative Nervensystem ist das Zwischenhirn. Es beeinflusst durch seine Verbindung zur → *Hirnanhangsdrüse* das Hormonsystem und regelt die Organfunktionen (Atmung, Verdauung, Stoffwechsel, Wasserhaushalt). Die Regelung erfolgt über den → *Sympathikus* und den → *Parasympathikus.*

Velum palatinum

das → *Gaumensegel.*

Velumplastik

operativer Verschluss einer → *Velumspalte.*

Velumspalte

angeborene Spaltung des → *Velum palatinum* (Gaumensegel).

Vena

→ *Vene* (Abk.: V., z.B. *Vena lingualis).*

Vena cava inferior

untere → *Hohlvene.*

Vena cava superior

obere → *Hohlvene.*

Vena facialis

Gesichtsvene; sie leitet das Blut von Oberkiefer und Unterkiefer, von der Haut und Schleimhaut des Gesichts und der Mundhöhle, von den Speicheldrüsen und aus dem oberen Rachenraum über die Halsvene zur oberen → *Hohlvene.*

Vene

(Vena; Abk.: V; Mehrzahl: *Venae;* Abk.: Vv.), Blutader, Blutgefäß, das zum Herz hin führt; Beispiele: *Vena cava* (Hohlvene), *Vena facialis* (Gesichtsvene). In den Venen der unteren und oberen Extremitäten befinden sich → *Venenklappen.*

Venenklappen

taschenförmige Klappen, die den Rückfluss des Blutes in die Peripherie verhindern.

Venole

kleinste Vene; Venolen sammeln das Blut aus den → *Kapillaren.*

venös

zu den Venen gehörend; Beispiel: venöses Blut.

venöser Zugang

durch Venenpunktion (→ *Punktion*), z.B. am Handrücken, an den Venen der Ellenbeuge oder des Vorderarms, wird eine Plastik-Verweilkanüle, z.B. Braunüle, gelegt, über die → *Infusionen* und Medikamente in den Körper eingebracht werden. Ein venöser Zugang muss bei → *Notfallpatienten* und bei → *Narkose* gelegt werden.

Ventilation

Belüftung der Lunge; Luftbewegung durch die Atemwege.

ventral

(von *venter,* lat. = der Bauch), zum Bauch gehörend; den Bauch betreffend; bauchwärts gelegen; Gegensatz; → *dorsal.*

Ventriculus

der → *Magen.*

Ventrikel

die → *Kammer* des Herzens.

Verankerungselemente

verbinden bei → *Teilprothesen* den Zahnersatz mit den Restzähnen (Halte- und Stützelemente); Beispiel: Die Gussklammer "umklammert" den Ankerzahn und stabilisiert ihn. Einwirkende Schub-, Kipp- und Drehbewegungen werden über die Prothesenbasis auf andere Ankerzähne abgeleitet.

Nach der Form der Verankerungselemente unterscheidet man → *Klammern,* → *Geschiebe,* → *Stege,* → *Anker,* → *Teleskopkronen,* → *Riegel* und → *Gelenke.*

Verarbeitungsbreite

Zeit zwischen dem Ende der Anrührzeit und dem Beginn der Erhärtung bei Abformmaterial, Gips, Amalgam oder Kunststoff. Innerhalb dieser Zeit muss die Verarbeitung erfolgen.

Verbindungselement

nennt man die Konstruktionselemente einer → *Teilprothese*; mit Verbindungselementen werden → *Prothesensättel* miteinander verbunden.

Verblendkrone

Krone, die den beschliffenen Zahn mit einem Metallgerüst umfasst, das nach vestibulär eine Verblendung (Verkleidung) aus Kunststoff oder einer keramischen Masse trägt (s. Abb. Kronen).
Arten (Abk. im → *HKP*): → *KV,* → *KM,* → *TV,* → *TM.*

Verdauung

(Digestion), Vorgang im → *Verdauungssystem:*

- Aufnahme der Nahrung;
- *mechanische Zerkleinerung* der Nahrung;
- *chemische Aufspaltung* der Nahrung in kleinste Nährstoffbausteine sowie deren Aufnahme (Resorption) ins Blut und
- *Ausscheidung* von Restprodukten, z.B. von Ballaststoffen.

Verdauungssystem

(auch: Verdauungstrakt), Organe des Verdauungssystems sind: → *Mundhöhle,* → *Rachen,* → *Speiseröhre,* → *Magen,* → *Dünndarm* und → *Dickdarm* (siehe Abb. folgende Seite).

verdrängend

das Gewebe wegdrückend; Beispiel: Zellen benigner Tumoren; Gegensatz: → *infiltrierend.*

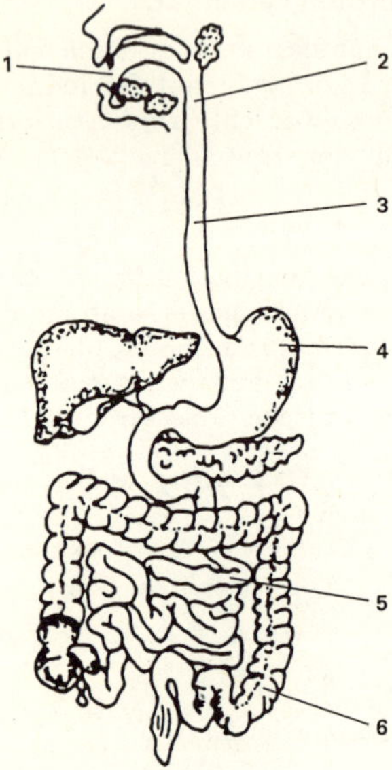

Abb.: Verdauungssystem

1 = Mundhöhle *(Cavum oris)*
2 = Rachen *(Pharynx)*
3 = Speiseröhre *(Ösophagus)*
4 = Magen *(Gaster)*
5 = Dünndarm *(Enteron, Intestinum tenue)*
6 = Dickdarm *(Colon)*

Vereisung

Kälteanästhesie; nur noch selten angewendete Methode der Lokalanästhesie. Bei der Vereisung wird die Oberfläche der Haut bzw. der Schleimhaut mit Kohlensäureschnee oder mit Chloräthyl kurzfristig empfindungslos gemacht.

Verlagerung

in der Zhk.: Abweichung eines Zahnes von der normalen Lage; Beispiele: Verlagerung eines Weisheitszahnes, eines Eckzahnes oder eines Prämolaren. Die genaue Lage des Zahnes im Kiefer ist aus dem Röntgenbild ersichtlich.

Verordnungsblatt

andere Bezeichnung für: → *Rezept.*

Verschiebelappen

breitgestielter Schleimhaut- oder Hautlappen, der bei einem chirurgischen Eingriff zur Deckung eines Defektes verschoben und über dem Defekt fixiert wird, z.B. in der Parodontologie zur Deckung einer parodontalen → *Rezession*; Voraussetzung: In der Nachbarschaft des Defektes muß ausreichend Gewebe vorhanden sein.

Verschlussmittel

Materialien für den provisorischen Verschluß (→ *temporäre* Füllung).

Versiegelung

→ *Fissurenversiegelung.*

vertikal

senkrecht, lotrecht; Beispiel: vertikal offener Biss; Gegensatz: → *horizontal* (waagrecht).

Vertikalachse

senkrechte Achse eines Organs, z.B. des Kopfes; → *vertikal.*

Vertikalebene

senkrechte Ebene eines Organs, z.B. des Kopfes; eine Bezugsebene zur räumlichen Orientierung; → *vertikal.*

vestibulär

zum Mundvorhof → *(Vestibulum)* gehörend, in Richtung des Mundvorhofs; Beispiel: Die *labialen* und die *buccalen* Flächen der Zähne können auch als *vestibuläre* Fläche bezeichnet werden.

vestibulär-oral

in Richtung des Mundvorhofs und dann in der Gegenrichtung zur Mundhöhle; Beispiel: vestibulär-orales Luxieren eines Zahnes bei der Extraktion.

Vestibulum

der → *Vorhof;* Beispiele: → *Vestibulum oris;* → *Vestibulum nasi.*

Vestibulum nasi

der Nasenvorhof.

Vestibulum oris

der → *Mundvorhof.*

Vestibulumplastik

Mundvorhofplastik (→ *plastische Operation);* → *präprothetischer,* chirurgischer Eingriff zur Tieferlegung der Umschlagfalte; dadurch indirekte Erhöhung des → *Alveolarkamms;* → *Pla.*

Via falsa

(auch: → *Fausse route*), wörtlich: "falscher Weg"; → *Perforation.*

Vibration

Erschütterung; Schwingung.

Vielfachzucker

(Polysaccharide) entstehen, wenn sich sehr viele → *Einfachzucker* zusammenschließen. Wichtige Vielfachzucker sind → *Stärke* (Amylose) und → *Zellulose.* Im menschlichen Darm kann Zellulose nicht verdaut (chemisch gespalten) werden. Deshalb wird Zellulose als → *Ballaststoff* bezeichnet.

Vierfünftelkrone

eine Teilkrone im Seitenzahnbereich, die von approximal her (zusätzlich) geringe Teile der bukkalen Fläche bedeckt.

ViPr

Abk. nach BEMA: *Vitalitätsprüfung* der Zähne oder eines einzelnen Zahnes.

viral

durch → *Viren* hervorgerufen; virusbedingt; Beispiel: viraler Infekt.

Virämie

Vorhandensein von → *Viren* (im Blut).

Viren

(Einzahl: *Virus),* kleinste → *Mikroorganismen* (0,02 bis 0,2 µm).

Unterschied zu anderen Mikroorganismen:

Viren

- bestehen aus → *DNS* oder → *RNS* in einer Eiweißhülle;
- brauchen zu ihrer Vermehrung eine Wirtszelle; Beispiel: das HB-

Virus hat als Wirtszelle die Leberzelle, das HI-Virus die → *T-Lymphozyten;*
- können als kleinste Krankheitserreger über die → *Plazenta* in den Embryo eindringen und verursachen dort → *Embryopathien;*
- bestimmte Viren (→ *onkogene Viren)* können → *Tumoren* verursachen;
- sind immer → *pathogen.*

virulent

krankmachend; schädlich; aggressiv; heftig; Beispiel: virulente Krankheitserreger.

Virulenz

Grad der Gefährlichkeit → *virulenter* Keime.

Virus

Einzahl von → *Viren.*

Virushepatitis

→ *Hepatitis.*

viruzid

→ *Viren* zerstörend.

viskös

zäh; zähflüssig; Beispiel: visköser Speichel (zieht Fäden); Gegensatz: dünnflüssig; → *Viskosität.*

Viskosität

Zähflüssigkeit; Eigenschaft eines fließfähigen Werkstoffs, z.B. bei → *Silikonen.* Je höher die Viskosität eines Stoffes ist, desto geringer ist seine Fließfähigkeit.

visuell

das Sehen betreffend; durch das Sehen hervorgerufen.

Vita

das Leben; die Lebensgeschichte eines Menschen.

VitA

Abk. nach BEMA: Amputation und Versorgung der *vitalen* Pulpa einschließlich des temporären Verschlusses der *Kavität.*

vital

lebend; funktionstüchtig; Beispiel; vitale Pulpa; Gegensatz: → *devital.*

Vitalamputation

Entfernung des lebenden Zahnmarks im Bereich der Kronenpulpa, wobei die Wurzelpulpa → *vital* bleibt; → *Amputation.*

Vitalexstirpation

vollständiges Entfernen des lebenden Zahnmarks der → *vitalen* → *Pulpa;* → *Exstirpation.*

Vitalfunktionen

Sammelbegriff für die Funktion von Herz, Kreislauf und Atmungsorganen.

Bei der → *Reanimation* werden die Vitalfunktionen wieder hergestellt.

Vitalität

Lebenskraft; Lebensfähigkeit.

Vitamine

lebensnotwendige Bestandteile der Nahrung. Man unterscheidet die fettlöslichen Vitamine (A, D, E und K) sowie die wasserlöslichen (B_1, B_2, B_6, B_{12} und C). Der Vitaminbedarf ist abhängig vom Lebensalter, der körperlichen Belastung und dem Gesundheitszustand des Menschen. Vitaminmangelkrankheiten sind → *Avitaminose* und → *Hypovitaminose.*

Vitamine und ihre Wirkung:

- *Vitamin A (Retinol):* Hautschutz, Hell-Dunkel-Sehen (→ *Adaptation*); bei Avitaminose von Vit. A: verringerter Hautschutz sowie Nachtblindheit;
- *Vitamin D (Calciferol):* → *Mineralisation* von Knochen und Zahnhartsubstanzen; bei Avitaminose von Vit. D: → *Rachitis;*
- *Vitamin E (Tocopherol):* ein Stoffwechsel-Vitamin;
- *Vitamin K (Phyllochinon):* → Gerinnungsfaktor, der von den Darmbakterien *(→ Escherichia coli)* gebildet wird; Hypovitaminose: Störung der → *Blutgerinnung.*
- *Vitamin B_1 (Thiamin):* Bestandteil von → *Enzymen;* wichtig für die Funktion der Nerven; Avitaminose von Vit. B_1: Nervenentzündung, Muskelschwäche, Störungen der Herztätigkeit;
- *Vitamin B_2 (Riboflavin):* Bestandteil von → *Enzymen;* Hypovitaminose von Vit. B_2: → *Rhagaden,* Rötung der Mundschleimhaut, Brüchigkeit der Fingernägel;
- *Vitamin B_6 (Pyridoxin):* Bestandteil von → *Enzymen;* Avitaminose von Vit. B_6: Wachstumsstörungen, Entzündungen der Schleimhäute, Muskelkrämpfe, → *Anämie;*
- *Vitamin B_{12} (Cyanocobalamin):* Bestandteil von → *Enzymen;* Avitaminose von Vit. B_{12}: → *Anämie;*
- *Vitamin C (Ascorbinsäure):* Stoffwechselvitamin und für die Bildung von → *Zwischenzellsubstanz;* Avitaminose von Vit. C: Skorbut; Hypovitaminose: Infektionsanfälligkeit, Neigung zu Blutungen der Schleimhäute.

VitE

Abk. nach BEMA: → *Exstirpation* der *vitalen* Pulpa.

VMK

Abk. für: Verblendmetallkeramik; → *Verblendkrone* mit einer Verblendung aus keramischer Masse.

VNS

Abk. für: vegetatives → *Nervensystem.*

Vollgusskrone

→ *Krone*, bei der Kronenring und Kaufläche aus einem Stück gegossen sind. Der Kronenring kann dünn auslaufen oder stufig gestaltet sein; → *Hohlkehlpräparation* (siehe Abb. Kronen).

Volumen

Rauminhalt.

Vomer

das → *Pflugscharbein.*

Vorhof

(Atrium); im Vorhof der rechten Herzhälfte münden die beiden → *Hohlvenen.* Im Vorhof der linken Herzhälfte münden die beiden → *Lungenvenen.* Das Blut aus den Vorhöfen fließt durch → *Segelklappen* in die → *Kammern.*

Vorsorge-Untersuchungen

Untersuchungen zur Früherkennung von:

1. *Krebserkrankungen:* Frauen ab dem 20. Lj., Männer ab dem 45. Lj.;

2. Krankheiten bei *Kindern:* 9 Vorsorge-Untersuchungen zwischen dem 1. Lebenstag und dem 6. Lj.;

3. *schwangerschaftsbedingten Erkrankungen* der Mutter: Schwangerschaftsvorsorge und Überwachung des Embryo bzw. des Fetus;

4. durch die *Berufstätigkeit* entstehenden Krankheiten: arbeitsmedizinische Vorsorge.

Vorthrombin

→ *Prothrombin.*

Vv.

Abk. für: → *Venen* (Mehrzahl von *Vena).*

w

Abk. für: erkrankter, aber erhaltungswürdiger Zahn (im → *HKP).*

Wachs

organischer, thermoplastischer und reversibler Werkstoff; Verwendung in der Zhk.: zur Bissnahme, zum Modellieren von Guss-Stücken, z.B. für Inlays oder Kronen und zum Kleben (Klebewachs).

Wange

(Bucca), seitliche Begrenzung des Mundvorhofs. Sie wird gebildet durch den Wangenmuskel *(M. buccinatorius)* und ist außen von Haut, innen von Schleimhaut bedeckt.

Wangenbändchen

(Frenulum labii), die von der Wangenschleimhaut zum → *Zahnfleisch* ziehenden Schleimhautbändchen; → *Umschlagfalte.*

Wärmetherapie

eine → *physikalische Therapie;* Anwendung von feuchter Wärme (z.B. heiße Umschläge) oder trockener Wärme (→ *Infrarotbestrahlung* oder → *Hochfrequenztherapie*), z.B. nach chirurgischen Eingriffen, bei Kiefergelenks-Schmerzen oder bei → *Kieferklemme.*

Warzenfortsatz

(Processus mastoideus), hinter dem Ohrläppchen liegender Teil des → *Schläfenbeins.*

Wasserstoff

gasförmiges chemisches Element; chem. Zeichen: H *(Hydrogenium).*

Wasserstoff ist Bestandteil aller → *organischen* Verbindungen und vieler anorganischer Verbindungen.

Sauerstoff und Wasserstoff verbinden sich in der Knallgasreaktion.

Wasserstoffionenkonzentration

→ *pH-Wert.*

Wasserstoffperoxid

(chemische Formel: H_2O_2), sauerstofffreisetzende Verbindung (Oxidationsmittel) mit → *bakterizider* Wirkung (3prozentige Lösung); Verwendung: z.B. zur Spülung des Wurzelkanals und zur Blutstillung.

Wasser- und Nahrungsmittel-Infektion

indirekte → *Infektion;* Krankheitserreger gelangen über Wasser und Nahrungsmittel in den Verdauungskanal; Beispiel: Salmonellen; → *Infektionswege.*

Wechselgebiss

Übergang vom Milchgebiss zum bleibenden Gebiss, also die Zeit, in der sowohl (noch) Zähne des Milchgebisses als auch (bereits) bleibende Zähne vorhanden sind.

Die Zeit des Übergangs nennt man *Wechselgebissperiode* (WGP).

Weisheitszähne

→ *Molaren;* nach → *FDI* die Zähne 18, 28, 38 und 48.

WF

Abk. nach BEMA: Wurzelkanalfüllung einschließlich eines evtl. provisorischen Verschlusses.

WGP

Abk. für: *Wechselgebissperiode*; → *Wechselgebiss.*

WHO

Abk. für: *World Health Organization* (engl.) = Weltgesundheitsorganisation.

Wiederbelebung

(auch: Reanimation), → *Herz-Lungen-Wiederbelebung;* → *Herzmassage;* → *Notfall.*

Wipla

Abk. für: *"Wie Platin";* Handelsname für eine nicht gussfähige → *NEM-Legierung;* Verwendung: z.B. für Klammern.

Wirbel

die einzelnen Knochen der → *Wirbelsäule.*

Wirbelsäule

besteht aus Wirbeln: den 7 Halswirbeln, 12 Brustwirbeln, 5 Lendenwirbeln, 5 Kreuzbeinwirbeln und 4 oder 5 Steißbeinwirbeln.

Wirkungsspektrum

Anforderungen, die ein → *Desinfektionsmittel* in Bezug auf die Bekämpfung der Mikroorganismen erfüllen muss; Beispiel: breites Wirkungsspektrum heißt: Die Wirkstoffe sollen alle Mikroorganismen und deren Dauerformen (Sporen) unschädlich machen.

Wirt

(Wirtsorganismus), Lebewesen (Zelle, sog. Wirtszelle), die von → *Parasiten* befallen ist; Beispiel: der Mensch ist "Wirt" für Spulwürmer, die in seinem Darm leben. Seine Leberzellen sind Wirtszellen für das HIV-Virus.

WK

Abk. nach BEMA: Aufbereiten des *Wurzelkanalsystems.*

Wolfsrachen

→ *Lippen-Kiefer-Gaumen-Spalte.*

WR

Abk. nach BEMA: Wurzelspitzenresektion (→ *Apektomie);* (auch: WSR).

WSR

(auch: WR), Abk. für: Wurzelspitzenresektion (→ *Apektomie).*

Wunde

Gewebedurchtrennung, Gewebeverletzung;

Nach der Entstehungsursache unterscheidet man:

1. *operativ gesetzte* Wunde; Beispiele: Operationswunde, Extraktionswunde;

2. durch *gewaltsame Einwirkung* entstandene Wunde; Beispiele:

- *mechanische Wunde:* Schnitt- und Bisswunde;
- *chemische Wunde:* Verätzung durch Säuren bzw. Laugen;
- *thermische Wunde:* Verbrennung;
- *Wunde durch Strahlung:* Sonnenbrand.

Wunden können offen sein (z.B. Extraktionswunde) oder geschlossen (z.B. → *Hämatom).*

Wundeiterung

→ *Sekundärheilung.*

Wundheilung

Schließen einer → *Wunde* in verschiedenen Stadien:

1. → *Blutgerinnung* und Einsprießen von *Fibroblasten* und *Kapillaren* in die Wunde (am 1.Tag);

2. Einwanderung von epithelialen Zellen vom Wundrand aus (am 2. bis 7. Tag);

3. Bildung von neuem Gewebe (am 5. bis 15. Tag).

Wundinfektion

→ *Infektion, chirurgische.*

Wundstarrkrampf

→ *Tetanus.*

Würgreflex

(auch: Gaumenreflex), Auslösung durch Berühren der hinteren Rachenwand, z.B. bei der Abdrucknahme.

Wurmfortsatz

(Appendix), lymphatisches Organ, das sich am Blinddarm, dem Anfang des → *Dickdarms,* befindet.

Wurzel

Zahnwurzel *(Radix dentis),* der im Alveolarknochen befestigte Teil des Zahnes.

Wurzelbehandlung

(richtig: Wurzelkanalbehandlung), → *Exstirpation* der Pulpa; → *Endodontie.*

Wurzelhaut

(Periodontium; auch: Desmodont); die Wurzelhaut überzieht die Oberfläche der Zahnwurzel. Sie enthält Nerven, Blutgefäße und kollagene (straffe) Fasern, die sog. → *Sharpeyschen Fasern.* Die Wurzelhaut gehört also zum → *Zahnhalteapparat.*

Wurzelkanal

Hohlraum im Bereich der Wurzeln. Der Wurzelkanal endet am → *Wurzelspitzenloch.*

Wurzelkanalinstrumente

Arten:

- zur *Entfernung* der Pulpa; Beispiel: Exstirpationsnadel;
- zur *Aufbereitung* des Wurzelkanals; Beispiel: Feilen;
- zum *Auswaschen* und *Austrocknen* des Wurzelkanalsystems; Beispiel: Millernadel;
- zum *Füllen* des Wurzelkanalsystems: Beispiel: Lentulo.

Wurzelkappe

Abdeckung eines Wurzelstumpfes. Die Wurzelkappe entspricht dem Unterteil einer → Stiftkrone.

Wurzelpulpa

der Teil der → *Pulpa,* der sich in den → *Wurzelkanälen befindet.*

Wurzelspitzenloch

(Foramen apicale; auch: *Foramen apicis dentis),* Öffnung an der Wurzelspitze zum Durchtritt von Nerven und Blutgefäßen.

Wurzelspitzenresektion

(Abk.: WSR oder WR; auch: → *Apektomie*); nach Aufklappung der Schleimhaut und *Trepanation* des Knochens Freilegung und Abtragung der Wurzelspitze(n). Die Wurzelfüllung kann vor dem Eingriff durchgeführt werden oder während des Eingriffs (*retrograde* WF).

Das Wurzelfüllmaterial muss *biokompatibel* (gewebeverträglich) sein. Für den Verschluss des Wurzelstumpfes werden meist Titanstifte verwendet.

Stifte, die über den Wurzelstumpf in den Knochen verankert werden, geben dem Zahn zusätzlichen Halt (*transdentale* Fixation).

Wurzelstiftkappe

Abdeckung eines Wurzelstumpfes. An die Wurzelkappe ist ein gegossener oder ein aus Stiftzahndraht gefertigter Wurzelstift angelötet, der im Wurzelkanal des devitalen Zahnes verankert wird.

Die Wurzelstiftkappe entspricht dem Unterteil einer → *Stiftkrone.*

Wurzelzement

(Cementum), knochenähnliche Substanz, die das Dentin im Wurzelbereich bedeckt. Das Wurzelzement wird von den → *Zementoblasten* gebildet.

x

Abk. für: nicht erhaltungswürdiger Zahn (im → *HKP).*

X

Abk. nach BEMA: *Entfernung* eines Zahnes durch Extraktion.

X-Chromosom

Geschlechts-Chromosom (XX = weiblich; Zeichen: ♀;→ *Chromosomen.*

Xeroradiographie

Fernröntgenverfahren mit gleichzeitiger Darstellung von Hart- und Weichgeweben (sogenannte Röntgenfotografie);

Anwendung: Schädeldiagnostik (Darstellung der Knochen und der angrenzenden Weichteile), z.B. vor plastischen Operationen. Ausgewertet wird das Xeroradiogramm (ein Papierbild).

XN

Abk. nach BEMA: Chirurgische Wundrevision (Glätten des Knochens, Auskratzen, Naht) als selbständige Leistung (nach einem chirurgischen Eingriff).

X-Rays

(sprich: *eksrais;* engl.), englischsprachiger Ausdruck für: → *Röntgenstrahlen.*

Xylit

Ersatzstoff für Zucker; Xylit ist weniger → *kariogen.*

Y-Chromosom

Geschlechts-Chromosom (XY = männlich; Zeichen: ♂); → *Chromosomen.*

Y-Platte

→ *aktive* Oberkiefer-Platte; die Y-Form entsteht durch zwei schräggestellte Schrauben, die nach → *mesial* und → *disto-bukkal* wirken.

Z

Abk. für: Zahn (allgemein).

ZA

Abk. für: Zahnarzt.

zä

Abk. für: zahnärztlich.

ZÄ

Abk. für: Zahnärztin.

ZAH

(auch: ZH), Abk. für: Zahnarzthelferin.

Zahn

(Dens; Mehrzahl: *Dentes*); die Zähne dienen der Zerkleinerung der Nah-

rung sowie der Lautbildung. Die Summe der Zähne nennt man das → *Gebiss.*

Jeder Zahn (Abb. 1) besteht aus → *Zahnkrone* (1), → *Zahnhals* (2) und → *Zahnwurzel* (3), mit Wurzelspitze (4) und → *Wurzelspitzenloch.*

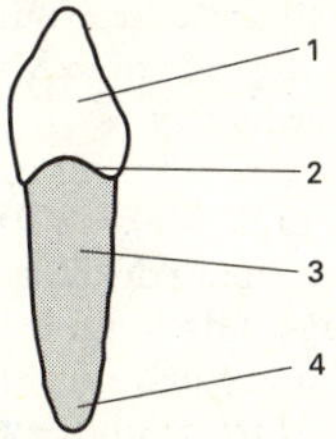

Abb. 1: Zahn

1 = Zahnkrone *(Corona dentis)*
2 = Zahnhals (*Collum* oder *Cervix dentis*)
3 = Zahnwurzel *(Radis dentis)*
4 = Wurzelspitze *(Apex dentis)* und Wurzelspitzenloch *(Foramen apikale)*

Histologisch (Abb. 2) besteht der Zahn aus den Hartgeweben → *Zahnschmelz* (5), → *Zahnbein* (6), → *Wurzelzement* (7) sowie aus dem Weichgewebe des → *Zahnmarks* (8 + 9).

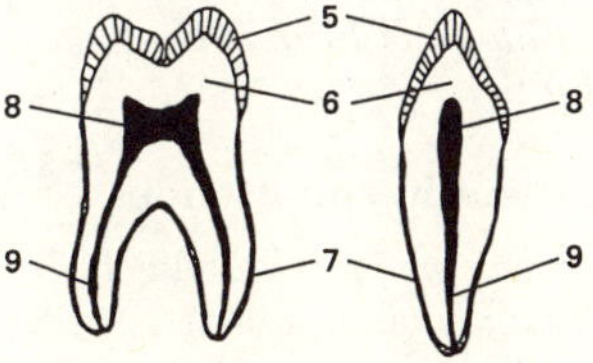

Abb. 2: Histologischer Zahnaufbau

5 = Zahnschmelz *(Enamelum)*
6 = Zahnbein *(Dentinum)*
7 = Wurzelzement (*Cementum)*
8 = Zahnmark (Pulpahöhle mit Kronen-*pulpa*)
9 = Zahnmark (Wurzelkänale mit Wurzel-*pulpa*)

Zahnäquator

größter Umfang eines Zahnes senkrecht zur Zahnachse.

Zahnarzthelferin

(ZH), moderner Frauenberuf (auch für Männer) mit dreijähriger Ausbildung; Schwerpunkte der Ausbildung:

- Betreuung der Patienten,
- Assistenz am Behandlungsstuhl,
- Büro- und Verwaltungstätigkeiten;

Fortbildungsmöglichkeiten: → *Zahnmedizinische Fachhelferin* (ZMF), → *Dentalhygienikerin* (DH) und *Zahnmedizinische Verwaltungshelferin* (ZMV).

Zahnbein

(Dentin, Dentinum), knochenähnliche Hartsubstanz des Zahnes. Das Dentin wird durch die Dentinbildnerzellen *(→ Odontoblasten)* lebenslang nachgebildet. Es wird im Bereich der Krone vom Zahnschmelz, im Bereich der Wurzel vom Wurzelzement bedeckt. Das Zahnbein ist → *opak,* weicher als der Zahnschmelz und schmerzempfindlich.

Die mineralisierte Grundsubstanz des Zahnbeins ist von → *Dentinkanälchen* durchzogen. Die Dentinkanälchen verlaufen von der Wand der Pulpahöhle zur Schmelz-Dentin-Grenze. In ihnen befinden sich - im Dentinliquor schwimmend - die → *Ondotoblastenfortsätze* (auch → *Tomes'sche Fasern* genannt), zusammen mit sensiblen Nervenfasern.

Zahnbeläge

- *weiche:* → *Plaque;*
- harte: → *Zahnstein* und → *Konkremente.*

Zahnbett

→ *Zahnhalteapparat (Parodontium).*

Zahndysplasie

erbliche oder durch Wachstumsstörung verursachte Zahnmissbildung; → *Dysplasie.*

Zahnentfernung

Entfernung von Zähnen bzw. Zahnkeimen; man unterscheidet → *Extraktion,* → *Osteotomie* und → *Germektomie.*

Zahnentwicklung

Beginn in der 6.Schwangerschaftswoche (Anlage der Zahnleisten aus dem → *Epithelgewebe).* Die daraus entstehenden glockenförmigen Auftreibungen (Zahnanlagen oder Zahnkeime genannt) lösen sich von den Zahnleisten und werden vom → *Zahnsäckchen* umhüllt. Innerhalb des Zahnsäckchens werden Schmelz, Dentin und Pulpa gebildet.

Zum Zeitpunkt der Geburt sind alle Milchzahnkronen sowie ein Teil der Kronen der bleibenden Zähne angelegt, aber noch nicht fertig mineralisiert *(→ Mineralisation).*

Wurzeln und Zahnhalteapparat entstehen unmittelbar vor und während des → *Zahndurchbruchs.*

Zahnersatz

(Abk.: ZE), Ersatz von fehlenden Zähnen; man unterscheidet:

- *festsitzender Zahnersatz:* Beispiel: im Mund des Patienten fest einzementierte Brücken;
- *herausnehmbarer Zahnersatz:* kann vom Patienten zur Reinigung regelmäßig aus dem Mund genommen werden;
- *kombinierter Zahnersatz* (Kombinationsprothese): ein Teil des Zahnersatzes ist auf der Restbezahnung befestigt, der andere herausnehmbar. Verbindungselemente sind → *Matrize* und → *Patrize.*

Zahnfleisch

(Gingiva) ist der zum Zahnhalteapparat gehörende Teil der Mundschleimhaut. Die Gingiva erstreckt sich von der → *Mukogingivalgrenze* bis zum Zahnhals, wo sie die Zähne girlandenförmig umschließt. Man unterscheidet:

- → *Zahnfleisch, anhaftendes* (*Gingiva propria*; auch: *Attached Gingiva*) und
- → *Zahnfleischrand (Gingiva marginalis).*

Zahnfleisch, anhaftendes

(Gingiva propria; auch*: attached Gingiva);* straffe, mit dem → *Periost* verwachsene, d.h. "anhaftende", nicht verschiebbare Schleimhaut. Das Zahnfleisch bedeckt den Alveolarknochen. Kollagene Fasern (straffe Bindegewebsfasern) dienen der Befestigung des Zahnfleischs am Zahnhals im Bereich der Schmelz-Zement-Grenze.

Zahnfleischfurche

(Sulkus gingivae; auch: *Gingivalsulcus),* die rings um den Zahn verlaufende, etwa 1 bis 2 mm tiefe Furche unter dem Zahnfleischsaum.

Zahnfleischrand

(Gingiva marginalis; auch: Zahnfleischsaum), etwa 2 mm breiter Rand am Zahnfleisch. Er wird auch als *freie Gingiva* bezeichnet, weil sich zwischen Zahn und *Gingiva marginalis* eine rillenförmige Vertiefung (→ *Sulkus gingivae)* befindet.

Die Innenauskleidung der *Gingiva marginalis* wird als inneres → Saumepithel bezeichnet. Das Saumepithel produziert die Sulkusflüssigkeit (Sulkusfluid); → *Sulkus.*

Zahnfleischtaschen

entstehen durch Ablösen des Zahnfleisches von seiner Verwachsungsstelle am Zahnhals. In den Taschen lagern sich schwer zu entfernende Zahnbeläge ab; Beispiel: bei → *Parodontitis marginalis.*

Zahnfleischverband

Verband zur intraoralen Wundabdeckung nach chirurgischen Eingriffen wie z.B. nach einer → Gingivektomie oder → *Lappenoperation.*

Man unterscheidet:

- Parodontalschutzlack, z.B. aus Mastix (Harz des Mastixbaumes), Kopalharz (Harz eines mittelamerikanischen Baumes) und Kollodium (Lösung aus Nitrozellulose in Alkohol und Äther),
- Wachsverband,
- adhäsiver Zinnfolienverband,
- Zinkoxid-Eugenol-Verband (→ *Zinkoxid-Eugenol),*
- Pektin-Gelatine-Verband; → *Adhäsiv-Verband.*

Zahnhals

(Collum; auch: *Cervix dentis),* der vom Zahnfleisch bedeckte Teil eines Zahns.

Zahnhalteapparat

(Parodontium; auch: *Zahnbett),* zusammenfassende Bezeichnung für alle Gewebe, die den Zahn elastisch im Knochen verankern; das sind (Abb.):

→ *Zahnfleisch* (1), → *Wurzelhaut* (2), → *Wurzelzement* (3) und → *Alveole* (4).

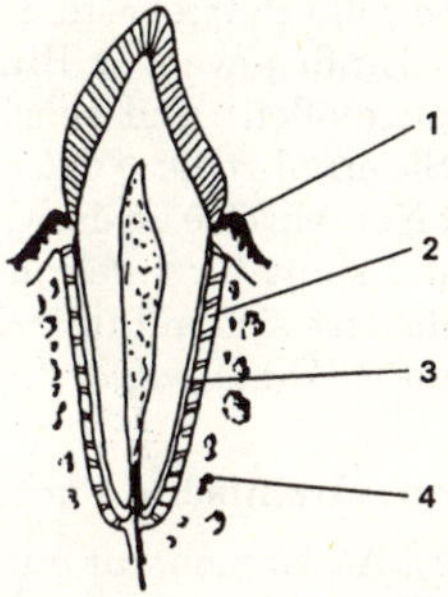

Abb.: Zahnhalteapparat

1 = Zahnfleisch *(Gingiva)*
2 = Wurzelhaut *(Desmondont, Periodontium)*
3 = Wurzelzement *(Cementum)*
4 = knöchernes Zahnfach *(Alveole)*

Zahnheilkunde

(Abk.: Zhk.; *Odontologie);* Teilgebiete der Zhk.:

- *Zahnerhaltungskunde* (konservierende Zhk.);
- *Zahnersatzkunde* (Prothetik);
- chirurgische Zahnheilkunde;
- → *Kieferorthopädie* und
- → *Parodontologie.*

Zahnkeim

Zahnanlage; der Zahnkeim ist umgeben vom → *Zahnsäckchen.* Er entsteht bei der → *Zahnentwicklung;* Entfernung: → *Germektomie.*

Zahnkrone

(Corona dentis), der in die Mundhöhle hineinragende Teil des Zahnes.

Zahnmark

(Pulpa); die Pulpa besteht aus lockerem Bindegewebe, Blutgefäßen, Lymphgefäßen und sensiblen Nerven. Sie ernährt die → *Odontoblasten*, leitet Nervenreize an das Gehirn weiter und sorgt für Infektionsabwehr. Sie gliedert sich auf in →*Kronenpulpa* und → *Wurzelpulpa.*

Zahnmedizinische Fachhelferin

(ZMF), Assistenzberuf auf der Basis einer Fortbildung;

Voraussetzung: abgeschlossene Ausbildung als → *Zahnarzthelferin.*

Zahnputzmethoden

Die Zähne müssen möglichst nach jedem Essen, mindestens aber nach dem Frühstück und vor dem Zubettgehen vollständig geputzt werden. Um keine Zahnfläche zu vergessen, muss man dabei systematisch vorgehen. Empfehlenswert ist es, immer an derselben Stelle damit zu beginnen und zuerst die Außenflächen, danach die Innenflächen und abschließend die Kauflächen zu reinigen. Es gibt verschiedene Methoden der Zahnreinigung (mit Hilfe der Zahnbürste); die wichtigsten sind:

- *Rüttelmethode* nach *Bass*: Die Bürste wird *vestibulär* und *oral* im Winkel von 45° von *koronal* in Richtung Zahnfleisch auf die Zahnoberfläche gesetzt. Die Borsten werden mit kleinen Kreisbewegungen über Zähne und Zahnfleisch geführt;
- *Rotationsmethode* nach *Fones*: Das Borstenfeld wird senkrecht auf die *vestibulären* Flächen gedrückt, wobei die Frontzähne in Schneidekantenkontakt stehen. Anschließend wird die Zahnbürste in Kreisbewegungen über Zahnfleisch und vestibuläre Flächen geführt. Die oralen und okkusalen Flächen werden bei geöffnetem Mund in kleinen Kreisbewegungen gereingt. Diese Technik ist für Kinder leicht erlernbar; Problem: → *Sulkus* und → *Approximalraum* werden nicht ausreichend gereinigt:
- *Vertikale Rot-Weiß-Methode*: Die Bürste wird in der Nähe der *Gingiva propria* angesetzt und in einer Bewegung senkrecht zur Zahnreihe nach *inzisal* geführt (Regel: von Rot nach Weiß);
- *Vibrationsmethode* nach *Charters*: Die Bürste wird im Winkel von 45° an die *Gingiva propria* gelegt und kreisende (und rüttelnde) Massage-

bewegungen durchgeführt (Zahnfleischmassage); die Borsten werden zur Reinigung zusätzlich in die Interdentalräume gestoßen;

- *Rollmethode* nach *Stillmann*: Das Borstenfeld wird schräg im Winkel von 45° zur Zahnachse auf die Gingiva aufgesetzt, so dass diese leicht blass wird. Nun wird das Borstenfeld mit leichten Rüttelbewegungen nach *okklusal* bzw. *inzisal* geführt.

Zahnsäckchen

(Follikel), Bindegewebsschicht um den → *Zahnkeim* im Kieferknochen.

Zahnschema

systematische Aufteilung der Zähne in → *Quadranten* zur schriftlichen → *Fixierung* des Gebisszustandes; Beispiele: → *Haderup-System* und → *FDI-System.*

Zahnschmelz

(Enamelum, auch: *Substantia adamantina),* dient als Schutzschicht gegen mechanische, thermische und chemische Reize und wird durch die → *Ameloblasten* gebildet. Der Zahnschmelz ist die härteste Substanz des menschlichen Körpers und besteht aus → *Schmelzprismen,* die durch mineralisierte Kittsubstanzen verbunden sind. Er überzieht als → *transparente* Schicht die → *Zahnkrone* und ist überdeckt vom → *Schmelzoberhäutchen.*

Zahnstatus

derzeitiger Zustand des Gebisses; → *Status.*

Zahnstein

gelblich-brauner, harter Zahnbelag; ein durch Mineralstoffe des Speichels gehärteter, ursprünglich weicher Belag (→ *subgingival* oder *supragingival).*

Zahnwechsel

→ *Wechselgebiss;* → *Durchbruchszeiten der Zähne;* → *Dentition.*

Zahnwurzel

(Radix dentis), der im Alveolarknochen *(→ Alveole)* befestigte Teil des Zahnes.

Zahnzement

(Cementum), das → *Wurzelzement.*

Zahnzwischenraumbürste

→ *Interdentalbürste.*

Zangen

zahnärztliche Instrumente zum Entfernen von Zähnen (Vollzahnzangen) oder deren Wurzeln (Wurzelzangen). Die Form der Zange ist abhängig von der Lage des Zahnes und der Anzahl seiner Wurzeln. Man unterscheidet daher Oberkiefer- und Unterkiefer-Zangen sowie Frontzahn-Zangen und Seitenzahn-Zangen.
Die beiden → *Branchen* des Zangenmauls sind abgerundet (für Frontzähne und Prämolaren), haben zwei Spitzen (sogenannte *"Zacken"* für die Unterkiefer-Molaren) oder eine Spitze und eine abgerundete Branche (für OK-Molaren). Wurzelzangen haben ein schmales, geschlossenes Zangenmaul.

Zäpfchen

(Uvula), zwischen den beiden Gaumensegeln liegender Schleimhautwulst.

Zapfenzahn

Anomalie der Zahnform; ein verkümmerter Zahn; Beispiel: verkümmerter oberer seitlicher Schneidezahn.

ZD

Abk. für: Zivildienst; ein "Sonstiger Kostenträger"; → *Krankenkassen.*

ZE

Abk. für: Zahnersatz.

Zelle

ist der kleinste Baustein des menschlichen Körpers. Alle Zellen haben einen einheitlichen Grundbau. Sie bestehen aus dem *Zelleib (Zytoplasma)* mit den → *Zellorganellen* und dem Zellkern (→ *Nukleus).*

Zellorganellen

"Organe" (Teile) einer Zelle, z.B. Mitochondrien mit bestimmter Aufgabe.

Zellplasma

→ *Zytoplasma.*

Zellteilung

Vorgang, der zur Vermehrung von Zellen führt; Arten: → *Amitose,* → *Mitose* und → *Meiose.*

zelluläre Abwehr

Abwehrvorgänge im Gewebe durch → *Phagozytose* und → *Immunabwehr.*

Zement

in der Zhk.:
1. Sammelbezeichnung für Unterfüllungs- und Füllungswerkstoffe verschiedener Zusammensetzung; Beispiele: → *Phosphat-Zement,* → *Carboxylat-Zement,* → *Silikat-Zement;*
2. Kurzbezeichnung für: → *Wurzelzement.*

Zementoblasten

(Einzahl: der Zementoblast), wurzelzementbildende Zellen. Sie stammen aus den Bindegewebszellen des → *Zahnsäckchens.*

zentral

in der Mitte gelegen, den Mittelpunkt bildend; Beispiel: zentrale Füllung in der Mitte der → *okklusalen Fläche; Gegensatz:* → *peripher.*

Zentralanästhesie

→ *Anästhesie.*

Zentralnervensystem

(Abk.: ZNS); reizaufnehmender (sensorischer) und reizverarbeitender (motorischer) Anteil des → *Nervensystems.* Dazu gehören das in der Schädelhöhle liegende → *Gehirn* (Großhirn, Kleinhirn, Zwischenhirn und Nachhirn) und das sich im Wirbelkanal der Wirbelsäule befindliche → *Rückenmark.* Beide sind von → *Hirnhäuten* umgeben und durch Hirnflüssigkeit *(Liquor)* geschützt.

Zentralstrahl

Strahl im Zentrum (Mitte) des von der Röntgenröhre ausgesandten Strahlenbündels.

Der Zentralstrahl kann bei intraoralen Röntgenaufnahmen mit Mundfilmen → *orthoradial* (1) oder → *exzentrisch (distal-exzentrisch)* (2) bzw. *mesial-exzentrisch* (3) verlaufen (Abb.).

Bei der exzentrischen Einstellung des Zentralstrahles kann man z.B. die Zahnwurzeln getrennt darstellten. Bei der orthoradialen Einstellung würden sie sich gegenseitig überlagern.

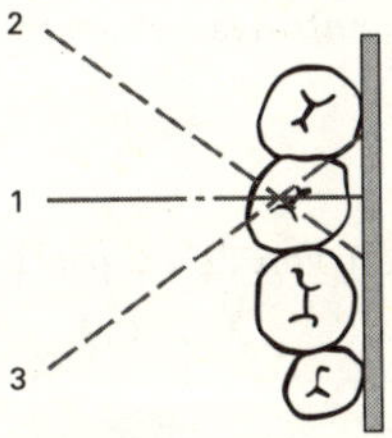

Abb.: Zentralstrahl

1 = orthoradial
2 = distal-exzentrisch
3 = mesial-exzentrisch

Zentriol

(auch: *Zentrosom),* sogenanntes "Zentralkörperchen", Zellorganell, das für die Bildung der Zentralspindel bei der Mitose verantwortlich ist.

zentrisch

im Mittelpunkt (Zentrum) befindlich; auf die Mitte orientiert.

Zentrosom

→ *Zentriol.*

zerebral

das Gehirn *(Cerebrum)* betreffend; vom Gehirn ausgehend.

Zerebrum

(auch: *Cerebrum),* das → *Gehirn.*

zervikal

(auch: *cervikal),* am Zahnhals gelegen.

Zervix

→ *Cervix.*

ZH

(auch: ZAH), Abk. für: Zahnarzthelferin.

ZHeilkG

Abk. für: Zahnheilkundegesetz (Gesetz über die Ausübung der Zahnheilkunde).

Zhk.

Abk. für: Zahnheilkunde.

-zid

Endsilbe mit der Bedeutung von: vernichtend; tötend; Beispiel: → *bakterizid.*

Zinkoxid-Eugenol

Gemisch aus Zinkoxid ZnO (als Trägersubstanz) und → *Eugenol* oder → *Nelkenöl* (als Wirksubstanz); Heilmittel mit anästhesierender Wirkung (→ *Anästhesie*); Verwendung: als provisorische Füllung, zur → *Cp-Behandlung,* als Zahnfleischverband und als Zinkoxid-Eugenol-Paste zur Funktionsabformung (→ *Abformung).*

Zirbeldrüse

(auch: *Epiphyse*), in der Schädelmitte liegende Drüse. Sie hemmt die Geschlechtsentwicklung beim Kind und verkalkt beim jungen Erwachsenen.

zirkulär

kreisförmig; ringsum; immer wiederkehrend; Beispiel: zirkuläre → *Stufenpräparation.*

Zirkulation

in der Medizin: Kreislauf; → *Blutkreislauf.*

zirkulieren

im Umlauf sein; kreisen; Beispiel: Zirkulieren des Blutes.

Zirkumferenz

älterer Ausdruck für: Umkreis; Umfang; Beispiel: Zirkumferenz eines Kreises oder einer Zahnkrone.

zirkumskript

umgrenzt; abgegrenzt; umschrieben; Beispiel: → *Aphthe;* Gegensatz: → *diffus.*

ZK

Abk. für: Zahnärztekammer.

ZM

Abk. für: Zahnärztliche Mitteilungen.

ZMF

Abk. für: Zahnmedizinische Fachhelferin.

ZMV

Abk. für: Zahnmedizinische Verwaltungshelferin.

ZnO-Zemente

Abk. für: → *Zinkoxid-Eugenol* enthaltendes Material für → *Unterfüllungen;* Beispiel: *Kalsogen.*

ZNS

Abk. für: → *zentrales Nervensystem;* → *Nervensystem.*

Zoologie

Wissenschaft von den tierischen Lebewesen.

Zoonose

(sprich: *zo-onose*); Definition nach WHO: "Krankheiten und Infektionen, die natürlicherweise zwischen Wirbeltieren und Menschen übertragen werden"; Beispiele: *Salmonellose (→ Salmonellen)* und → *Toxoplasmose.*

Zoster

Kurzform für: → *Herpes zoster.*

Zst

Abk. nach BEMA: Entfernen harter Zahnbeläge.

ZTM

Abk. für: Zahntechnikermeister.

Zu

Abk. nach BEMA: *Zuschlag* für Leistungen außerhalb der Sprechstunde, bei Nacht (20 Uhr bis 8 Uhr) oder an Sonn- und Feiertagen.

Zuckerkrankheit

→ *Diabetes mellitus.*

Zugang

→ venöser Zugang.

Zunge

(Lingua, Glossa), zum Kauen, Schlukken, Saugen und Sprechen notwendiges Muskelorgan. Die Schleimhaut der Zunge dient als Organ des Tastsinns und des Geschmacksinns. Die Schleimhaut der Zunge hat kleine Erhebungen (= Zungenpapillen). Die Zungenpapillen des vorderen, seitlichen und hinteren Zungenrandes können gelöste Stoffe wahrnehmen und zwar folgende Geschmacksqualitäten: *süß, salzig, bitter, sauer.*

Zungenbändchen

(Frenulum linguae), das von der Zunge zum Mundboden ziehende Schleimhautband. Die Beweglichkeit des Zungenbändchens darf durch Zahnersatz nicht behindert werden.

Zungenbein

(Os hyoideum), hufeisenförmiger Knochen zwischen Unterkiefer und Kehlkopf.

Zungenbrennen

→ *Glossodynie.*

Zwei-Helfer-Methode

(auch: 2-Helfer-Methode), eine Methode der → *Reanimation,* die von zwei Helfern durchgeführt wird. Bei dieser Methode führt der erste Helfer die Herzdruckmassage, der zweite Helfer die Atemspende durch. Auf eine Atemspende folgen 5 Herzmassage-Stöße (1:5); → *Ein-Helfer-Methode.*

Zwerchfell

wichtigster → *Atemmuskel;* wenn das Zwerchfell → *kontrahiert* wird (kontrahieren = zusammenziehen eines Muskels, anspannen), flacht das Zwerchfell ab und vergrößert dadurch den Brustkorb (→ *Einatmung).* Erschlafft das Zwerchfell, so wölbt es sich nach oben und verkleinert den Brustkorb (→ *Ausatmung).*

Zwischenfälle

lebensbedrohliche Notfälle, die bei der Behandlung auftreten können; Beispiele: → *Schock* (Kollaps) oder → *Ohnmacht.*

Zwischenkiefer

(Os incisivum; auch: *Os intermaxillare);* der Zwischenkiefer trägt die oberen Schneidezähne. Er ist ab dem 4.Lebensjahr mit dem Oberkiefer fest verwachsen; → *Gaumen, harter.*

Zwischenwirbelscheiben

→ *Bandscheiben.*

Zwölffingerdarm

(Duodenum), etwa 20 cm langer Anfangsteil des → *Dünndarms.* Der Zwölffingerdarm ist hufeisenförmig und beginnt am Magenausgang. In den Zwölffingerdarm münden der Ausführungsgang der Leber für die

→ *Galle* und der Ausführungsgang der → *Bauchspeicheldrüse* für den Bauchspeichel. Die Bezeichnung Zwölffingerdarm gibt an, dass dieses Darmstück so lang ist wie "12 Fingerbreiten".

Zy

Abk. nach BEMA: Operation einer → *Zyste* durch → *Zystektomie* oder → *Zystostomie.*

Zyanose

bläuliche Verfärbung der Haut und der Schleimhäute als Folge von Sauerstoffmangel im Blut; Beispiel: Zyanose ist Kennzeichen einer → *Asphyxie.*

zyanotisch

durch Sauerstoffmangel bläulich verfärbt; → *Zyanose.*

Zyklus

Kreislauf; periodisch wiederkehrender Vorgang; Beispiel: Menstruationszyklus.

Zylinderampulle

Glasröhrchen mit einer Anästhesielösung zur Verwendung mit einer Zylinderampullenspritze. Die Zylinderampulle ist auf der einen Seite mit einem Gummistopfen verschlossen, auf der anderen Seite mit einer dünnen → *Membran.*

Zylinderepithel

→ *Epithelgewebe* mit zylindrisch geformten Zellen.

Zyste

mit (dick- oder dünnflüssigem) Inhalt gefüllter Hohlraum im Gewebe. Die Zyste besteht aus dem Zystenbalg und der Zystenflüssigkeit. Man unterscheidet *echte und unechte Zysten;*

- *echte Zysten* sind mit → *Epithel* ausgekleidet; Beispiele: → *follikuläre* und → *radikuläre* Zysten.
- *unechte Zysten* besitzen nur eine Bindegewebsschicht als Wand; Beispiel: → *parasitäre* Zyste des Hundebandwurms in der Leber eines Menschen.

Zystektomie

(sprich: *Zyst-ektomie;* auch: → *Partsch II),* operative Entfernung (Ausschneiden) einer (meist kleinen) Zyste.

Zystostomie

(sprich: *Zyst-os-tomie;* auch: → *Partsch I),* Eröffnung (Fensterung) einer → *Zyste;* Operationsmethode bei großen Zysten, um → *Komplikationen* des großen Knochendefektes, z.B. eine → *Fraktur,* zu vermeiden.

zyto..., Zyto...

(auch: -zyten); Vor- bzw. Nachsilbe mit der Bedeutung von: Zelle; Beispiele: → *Zytologie;* → *Erythrozyten.*

Zytologie

Lehre vom Aufbau der Zellen und ihren Funktionen (Aufgaben).

zytologisch

die → *Zytologie* betreffend; Beispiel: zytologische Untersuchung.

Zytoplasma

(auch: *Protoplasma, Zellplasma),* von der Zellmembran umschlossenes Grundplasma einer Zelle (halbflüssig).

Zytostatikum

(Mehrzahl: *Zytostatika),* Mittel zur Hemmung der Zellteilung und des Zellwachstums; Anwendung: bei → *malignen* Tumoren. Die Zytostatika gehören zur Gruppe der → *Chemotherapeutika.*

zytostatisch

die Zellteilung hemmend; → *Zytostatikum.*